AUTOPERFECCIÓN

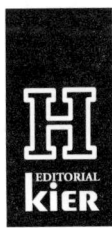

OBRAS DEL MISMO AUTOR

YOGA

Autoperfección con Hatha Yoga. - 28 ediciones en Brasil; 3 en español.

Yoga para Nerviosos. - 19 ediciones en Brasil; 2 en Portugal; 1 en español.

Mergulho na Paz - 17a. edición.

Paz, Amor e Saúde - 15a. edición.

Yoga, Caminho para Deus - 8a. edición.

Yoga, Paz com a Vida - 5a. edición.

Canção Universal - 3a. edición.

Silêncio, Tranqüilidade e Luz - agotado.

Presença da Realidade - agotado.

Superação - 3a. edición.

Convite à Não-Violência - 1a. edición.

Colhei e Multiplicai - (en preparación).

DIDACTICOS

Organização Social e Política Brasileira - 21a. edición.

Programa de Saúde - 12a. edición.

Faixa F (Moral e Cívica; 1º grau) - 5a. edición.

Juventude Verdade (Moral e Cívica; 2º grau) - 4a. edición.

Programa de História - agotado.

Pergunta que Ensina - agotado.

Iniciação à Nossa História - agotado.

Saltando Obstáculos - agotado.

TRABAJOS PARA CONGRESOS

Yoga Dhârshana (IV Congreso Nacional de Filosofía, Fortaleza).

Excelência da Yoga como Método de Educação Física (II Congresso Luso-Brasileiro de Educação Física, Rio).

Ginástica para Adultos (Congresso Mundial de Educação Física, Madri).

Yoga em Geriatria e Gerontologia (I Congresso Nacional de Geriatria e Gerontologia, Rio).

Psicotropismo Não-Químico (IX Congresso Nacional de Psiquiatria, Neurologia e Higiene Mental, Rio).

Yoga para Atletas (Congresso Sud-Americano y Primier Congresso Colombiano del Deporto, Cali).

Relax no Treinamento Desportivo (VI Congresso Pan-Americano y Ibero-Americano de Medicina del Deporto, Cali).

A Juventude nos Caminhos do Espírito Oriental (I Congresso Brasileiro de Higiene Mental do Adolescente, Rio).

Yogaterapia (I Congresso Brasileiro de Assistência Médico-Social, Rio)

Visão Sintética do Hinduísmo e o Mundo Atual (VIII Congresso Interamericano de Filosofía, Brasília).

Uma Possível Didática para a Educação para a Saúde (III Congresso Latino-Americano de Naturismo, Santiago do Chile).

Yoga para Nervosos (IX Congresso de Parapsicología, Psicotrônica e Psiquiatria, Milão).

A Nova Medicina da Alma (Simpósio sobre "A Saúde no Mundo", na sede do Rearmamento Moral, em Caux, Suíça.

Yoga, Auto-Educação (I Simpósio Brasileiro de Auto-Realização Humana, Belo Horizonte).

Yoga, a Terapia Excelente (IV Congresso Internacional de Psicotrônica, Sao Paulo).

A Tecnologia da Paz (Congresso Internacional "Yoga para a Paz", Marbela - Espanha; 83).

Os Militares e a Não-Violência (Seminário Internacional Sobre *Ahimsa*, Nova Delhi - India; 83).

Treinamento Anti-Stress (Primeiro Congresso Internacional de Terapias Alternativas; S. Paulo, 85).

Yoga For Nervous Persons (World Congress of the World Association for Dynamic Psychiatry; Munich, 85).

Correspondência para: Rua Uruguaiana 118/cobertura - 20050 - Rio - Brasil; Fone 021. 2249189.

SOBRE EL AUTOR

- Pionero de la Medicina Holística, en el Brasil. • Miembro de la Unión Europea de Profesores de Yoga, de la Asociación Brasileña de Profesores de Yoga, y de la Asociación Brasileña de Parapsicología. • Creador del método **Yoga para Nerviosos.** • Ex Colaborador (en Yogaterapia) del Servicio de Dolencias del Tórax, de la Santa Casa de Misericordia de Río de Janeiro. • Pionero del magisterio del Yoga y Yogaterapia, en Brasil. • Medalla de Integración Nacional de las Ciencias de la Salud. • Diploma de Honor en el IX Congreso Internacional de Parapsicología, Psicotrónica y Psiquiatría (Milán, 1977). • Miembro de la Comisión Ministerial encargada de estudiar la viabilidad de la implantación del Yoga en el sistema educativo brasileño. • Ex Vicepresidente de la Sociedad Teosófica del Brasil. • Ex Coordinador de Filosofía en el Colegio Militar de Río de Janeiro. • Ex Orientador Educacional en el mismo colegio. • Profesor de Meditación e Interiorización del Centro de Espiritualización Marista. • Editor de la colección **Libertaçao Humana** (Editora Record). • Colaborador de las revistas: **Sabedoria** (Río de Janeiro), **Planeta** (Sao Paulo) y **Conocimiento de la Nueva Era** (Buenos Aires). • Miembro de la Asociación Internacional de Profesores de Yoga, del Instituto Histórico y Geográfico de Río Grande del Norte. • Director Técnico de la Academia Hermógenes. • Del Consejo Superior de la Asociación Brasileña de Investigación Parapsicológica. • Presidente del Primer Congreso Nacional de Yoga. • Promotor y director del I Encuentro Nacional de "Entrenamiento Anti-Stress". • Miembro de "International Society of Researchers" (India). • Ciudadano Honorario de Río de Janeiro.

Hermógenes

AUTOPERFECCIÓN
CON
HATHA YOGA

OCTAVA EDICIÓN

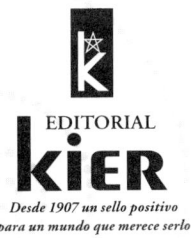

EDITORIAL
kiER
Desde 1907 un sello positivo
para un mundo que merece serlo

Hermógenes, José
   Autoperfección con hatha yoga. - 1ª. ed. 8º reimp. - Buenos Aires:
   K ier, 2004. 304 p. ; 20x14 cm.- (Horus)

   Traducción de: Gustavo Flavio Proto

   ISBN 950-17-0059-3

   1. Yoga I. Título
   CDD 181.45

Diseño de tapa:
Graciela Goldsmidt
Título original en portugués:
Autoperfeicão com Hatha Yoga
28 ediciones en portugués. Última edición por:
Distribuidora Record de Servicios de Imprensa S.A.
Av. Erasmo Braga, 255, 8° andar, Rio de Janeiro, Brasil
Ilustraciones:
Iván W. Rodríguez
Fotos de Estudio:
J.B., gentilmente cedidas por
Distribuidora Record, Río de Janeiro, Brasil
LIBRO DE EDICION ARGENTINA
Queda hecho el depósito que marca la ley 11.723
© 2004 by Editorial Kier S.A.
Av. Santa Fe 1260 (C 1059 ABT), Buenos Aires, Argentina.
Tel: (54-11) 4811-0507   Fax: (54-11) 4811-3395
http://www.kier.com.ar - E-mail: info@kier.com.ar
Impreso en la Argentina
Printed in Argentina

A María,

la esposa que Dios

me reservó para cuando hubiese

atravesado el desierto.

Pero realiza tus ejercicios diariamente con la serie-
dad de un ritual y con la inflexibilidad y el celo
de un artista auténtico interesado en producir una
obra genial. La obra genial eres tú mismo, y el ar-
tista también.

MAESTRO UNIVERSAL KUUT HUME

AUTOPERFECCION CON HATHA YOGA

- Es el primer libro escrito en lengua portuguesa tratando el tema. Y ya está considerado como uno de los más perfectos y completos hasta hoy escritos en todo el mundo.
- Es de carácter ecuménico. El encanto de su estilo, la sinceridad y amplia visión filosófica de su autor, ha conquistado lectores de las más diversas corrientes de pensamiento. Sacerdotes, religiosas, monjes católicos, pastores protestantes y líderes espiritistas, hasta ateos y agnósticos han leído y seguido sus enseñanzas.
- Cada lector, espontáneamente ante su propia experiencia, se convierte en un entusiasta propagandista de la obra.
- Es de adopción obligatoria por todos los que, con sinceridad y autenticidad, enseñan Yoga.
- En pocos años, dio al autor un archivo elocuente de declaraciones voluntarias de personas que, por medio del método que enseña, transformaron y enriquecieron sus vidas con salud y paz.
- A la segunda semana del lanzamiento de la primera edición, la Asamblea Legislativa del Estado de Guanabara envió a su autor, los votos de congratulaciones.
- La vida que más se transformó fue la de su propio autor. Por medio de conferencias y cursos en Universidades del país, por medio de cartas, entrevistas en diarios, radio y televisión, a través de sus clases particulares, incansablemente ha difundido sus ideas y métodos. Hoy, inclusive, atendiendo un pedido, aplica Yoga en el tratamiento de enfermos en la Santa Casa de Misericordia, el mayor centro de estudios médicos del país. Su nombre es hoy conocido internacionalmente.

"En portugués sólo merece calurosa recomendación el libro AUTO-PERFECCION CON HATHA YOGA, del Profesor José Hermógenes

9

de Andrade, por el conocimiento exacto, por su valor espiritual y por ser un libro práctico. El autor tiene autoridad por ser practicante de lo que enseña".

JEAN PIERRE BASTIOU
(Profesor de Yoga, GB)

"... su forma de tratar el tema es directa y transparente como su espíritu. Lo felicito por la valiosa contribución para el equilibrio del ser humano..."

OFELIA BOISSON CARDOSO
(Psicóloga)

"Fue a través de su libro que entré en contacto con el Yoga, me abrió nuevos horizontes y me reveló una dimensión más de la fe cristiana".

Profesor EURIPIDES CARDOSO DE MENESES
(Presidente de la Comisión de Educación de la
Cámara Federal)

"Además, la verdad y la justicia obligan a decir que el servicio no fue prestado solamente a mí, una vez que, en esta parte de la Kaliyuga en que tantos hablan de paz, preparándose para otra guerra, teniéndola ya en el corazón como odio desbordante, su libro constituye "sui generis" el predilecto para cuantos caminan por el valle de la sombra y de la muerte alentados por la Esperanza de algún día, guiados por Manos Divinas, transponiendo umbrales del Gran Templo de la LIBERACION y disfrutar la inefable Gracia de iniciarse en la Eterna Religión del BIEN y de la VERDAD!!!..."

JOAO SIMPLICIO DE SOUSA
(Abogado y Economista)

"Acabo de leer, con placer y provecho, su Hatha Yoga. Aprendí mucho... esos bellos caminos de la autoperfección, que su hermoso libro me revelan."

Dr. PEREGRINO JUNIOR
(Médico y Escritor)

PREFACIO

Años atrás, convencido de que "la felicidad no compartida, si no fuera un mito, sería hurto o parasitismo, yo, un ex tuberculoso, ex obeso, ex abatido, ex angustiado, ex fatigado, rescatado de la infeliz "normalidad" de nuestros días, rejuvenecido, fuerte, en armonía conmigo mismo, habiendo aprendido a amar a Dios, y con el deseo de servirlo en mis semejantes, lancé la primera edición de este libro, que, en dos meses, quedó agotada. Las ediciones subsiguientes fueron conquistando cientos de millones de personas, dando nueva dirección y dimensiones nuevas a sus vidas. El "milagro" que se diera en mí, con la gracia de Dios, se multiplicó. Y se multiplicará —estoy seguro.

El libro fue destinado a ayudar. Y lo consiguió. Mucho más de lo que razonablemente se podía esperar. Una señora en Olinda, hasta entonces neurótica porque tenía una hija retardada, hizo las paces con el mundo y con Dios. Logró ver en la hija, no un obstáculo, sino un elemento que la Divinidad le diera para, a través del amor materno y de la resignación, andar por el camino luminoso del espíritu. Una monja brasileña, beneficiada por el libro, lo usa ahora como guía para enseñar yoga a sus hermanas, en una comunidad de Bélgica. Un joven monje franciscano alcanzó vivencias espirituales más profundas. Una señora de Porto Alegre que, debido a una antigua fobia, no salía sola de su casa, se liberó. Un señor de 75 años, obeso y reumático, redujo 20 cm de cintura, y curado, hoy se pone cabeza abajo con una facilidad envidiable. Un adolescente cuyo padre recientemente se suicidara, recobró el gusto por la vida. Un humilde empleado de Correos, en Natal, venció la timidez neurótica y comenzó a vivir. También en Natal, un empleado del Banco do Brasil, después de muchos años de sufrir una diabetes que parecía invencible, se encuentra radicalmente curado. Un viajante de laboratorio farmacéutico, des-

11

pués de liberarse de un vivir enfermizo, al lado de su valija de muestras, hoy lleva, para mostrar a los médicos, un nuevo medicamento: un ejemplar de este libro. En Porto Alegre, un locutor deportivo mejoró sensiblemente la voz, y hoy no siente fatiga al relatar un partido. En Guanabara, una joven incapacitada por la polio, restableció considerablemente algunos movimientos de las piernas. En Recife, una señora, madre de cuatro hijos consiguió evitar una intervención pulmonar con fecha marcada y reequilibró su psiquis. En Campinas, un abogado neurótico reencontró la armonía perdida. En la misma ciudad, un compañero suyo de profesión se recuperó de una poliartritis. En Río, una señora se liberó de un dolor de cabeza que la torturaba hacía ocho años, y un ingeniero jubilado se curó de una jaqueca que lo atormentaba hacía cincuenta. En Río Grande del Norte, un viejo ateo se volcó a Dios. Un funcionario del Ministerio de Marina preso durante años de una obsesión erótica, triunfó sobre su debilidad. Es hoy un hombre libre. No sé el número de los que vencieron el insomnio, el estreñimiento, el asma, las arritmias cardíacas, la inercia hepática... y cuántos dejaron de ser martirizados por malformaciones óseas (osteófitos) y cuántos pudieron abandonar fajas y corsés.

No sé cuántos recobraron la vida-sonrisa, la vida-coraje, la vida-luz?! Millares, no sé cuántos, dejaron el cigarrillo, el alcohol, las drogas. Muchos, realmente muchos, o casi todos los que leyeron y practicaron este método experimentaron paz, conquistaron ecuanimidad, crearon coraje para vivir, luchar y vencer.

Hoy millones de personas bendicen el día en que se iniciaron en el yoga, como lectores y como investigadores de su filosofía, donde encontraron un rumbo para la existencia, una solución, un abrigo para la desesperación, un antídoto contra el miedo, un camino para el amor, para la luz, para el bien, y para Dios.

Meses después de lanzada la primera edición, considerable cantidad de correspondencia fue creciendo. Eran noticias, agradecimientos, relatos llenos de entusiasmo. Llovieron experiencias, algunas documentadas [1]. .Hoy dispongo de un archivo precioso de pruebas escri-

---

[1]   Agradezco anticipadamente, a todos los que me enviaron sus experiencias, a los que me dieron la alegría de saber que triunfaron. Si es posible, envíen documentos (recetas, diagnósticos médicos, radiografías, exámenes clínicos, cardio y encefalogramas...). A todos los que ya lo hicieron, que el cielo los bendiga.

Correspondencia para: Academia Hermógenes - Rua Uruguaiana 118 - Cob. Rio - GB - 20.000.

tas y grabadas. Cartas de cerca. Otras de muy lejos: Angola, Argentina, Uruguay, Perú, Portugal, España, Alemania, Estados Unidos.

Ante tan elocuente evidencia, con gente creyendo cosas grandiosas que no merezco, pido a Dios que "no me deje caer en la tentación" de la vanidad, pues sería mi ruina espiritual. Atribuyo tantas victorias, tantos casos emocionantes y lindos, a la gracia omniactuante de Dios. Ella operó todas las liberaciones, todas las transformaciones y curas. Todos aquellos que armonizaron con el Todo, por medio del yoga, consiguieron reorganizar sus vidas, sanear sus mentes e instalar salud en sus nervios, vísceras, glándulas, músculos. . .

Lo mismo va a suceder con usted. Esté seguro.

Yoga no es superstición. Es ciencia. Ciencia de la buena, que la medicina acata y utiliza. Los médicos bien informados recetan Yoga. Si no fuese el Yoga merecedor del apoyo de la clase médica no habría asistido yo, un lego, con trabajos a tantos congresos médicos. Si hubiese sospecha de charlatanería, si no tuviese bases austeras, si no fuese una ciencia, mi esposa y yo no hubiésemos tenido la gran alegría de aplicar yogaterapia a internos en la Santa Casa de Misericordia de Río, no tendría yo tantas oportunidades de dar conferencias para médicos en facultades de medicina.

Si los hechos no valen como prueba entonces usted debe tener su experiencia personal. Lea todo el libro y, respetando sus instrucciones, practique. Practique realmente para que tenga valor. No crea que sin profesor es imposible. Si no cuenta con un profesor de absoluta confianza, comience a practicar por las instrucciones del libro. No tenga recelo. Sólo le pido que respete las instrucciones. No se arriesgue a innovar. El libro es autosuficiente, le basta como instructor. Si está enfermo, si siente recelo, consulte a un médico, pero por favor que tenga nociones de yoga.

Lo que este libro hizo por tantos otros también lo va a hacer por usted. Es la misma didáctica, el mismo estilo de exposición, el mismo esquema, la misma técnica. Los pequeños cambios y agregados de esta edición se hicieron con la intención de dar mayor claridad, precisión y actualidad.

Hablando de actualidad, recuerdo que, hace más de una década, la primera edición sugirió pioneramente muchas cosas que hoy están sucediendo: mayor consumo de cereales integrales; la reducción del consumo de azúcar refinado; el yogur en la dieta de todos; campaña contra el cigarrillo, alcohol, refrescos y drogas. Tratamiento de la obesidad partiendo de la psicoterapia. . . Parece que esta obra será siempre actual. Es posible, pues trata de una ciencia y una técnica de actualidad eterna — El Yoga Hindú.

Escribo este prefacio, no digo en estado de sufrimiento, pues quien se entrega a Dios no siente abatimiento ni preocupación, ¿pero cómo no tener compasión por el mundo que nos muestran los periódicos y que oímos en la voz nerviosa de los locutores? Es un mundo agónico. Una civilización en ritmo de devastación, donde la dependencia a los psicotrópicos no respeta siquiera el área sagrada de la infancia, donde el arte se erotizó para convertirse en industria, donde el homosexualismo se considera saludable, donde literatura, teatro, cine, diversiones corrompen el gusto y la moral explotando lo morboso, lo asqueroso, lo teratológico, según la rentable fórmula sado-erótica. Escribo este prefacio oyendo la risa de multitudes neuróticas en desesperada y placentera fuga. Tengo pena del ser humano en este fin de ciclo, viendo el sufrimiento en el rostro ansioso y enfermo de muchos que me buscan pidiendo lenitivo para sus almas ulceradas, frustradas, arrepentidas, buscando remedio contra el tedio, el vacío y el miedo. Oigo a las legiones gimiendo bajo los escombros de esta civilización moribunda. Escribo compadecido de los inmediatistas que recogen del suelo árido, las tristes cosechas de sus desvaríos.

Pero no todo está perdido. Los jóvenes son la esperanza. Parte de la juventud comienza a descubrir la Ley Suprema, el Amor Divino, la Luz Redentora, la Paz Inefable, la Belleza, la Justicia y la Verdad de Dios, en los mensajes antiquísimos, pero milagrosos y eternamente actuales, traídos a los hombres por los Avatares de la Divinidad. Este es el hecho más auspicioso del momento actual. Los jóvenes están en condiciones de comprender y valorar lo que ellos dijeron y tienen el suficiente y santo coraje de convertirse en sus discípulos sinceros, sin egoísmo y sin hipocresía. Legiones de jóvenes neocristianos, neohinduístas, neobudistas mueven las calles de las grandes ciudades estudiando el Evangelio y el Gita, entonando Sutras de Gautama. Las prácticas psicosomáticas del Yoga, iguales a las que este libro enseña, están rescatando a muchos jóvenes de las drogas alucinantes. Las filosofías Cristiana, Hinduísta y Budista están redimiendo, despertando, santificando... La prensa internacional hace lugar en el gris oscuro de sus noticias, para informar que los jóvenes están cambiando Marx por Krishna, Marcuse por Jesús, Mao por Buda, Lenin por Gandhi y Luther King. Muchos están dejando el vivir egoísta por la generosidad del Karma Yoga, el erotismo extremo por el Bhakti Yoga (amor devoto), las demostraciones destructivas de protesta por el Ahimsa (no violencia), la desvastación física y moral por el Hatha Yoga, los manuales de subversión por el Gita, por el Evangelio o por el Danmapadha. ¡Ahora sí! ¡Hay esperanza!

¡Qué bueno es ver a los jóvenes enamorados por la realización espiritual, por las filosofías profundas, por la moral, por la disciplina del Yoga!

Espero que este libro continúe siendo lo que ha sido, una convocación, una ruta, un instrumento redentor para todos, no importa la edad. Deseo que millones de personas más puedan transformarse, enriquecer sus personalidades, armonizar sus conflictos, vencer la enfermedad e irradiar amor y alegría al mundo. Deseo que este libro pueda ofrecerle una pequeña ventana hacia la Luz Perenne, un camino abierto para su tesoro íntimo — El Omnipresente, El Cristo Cósmico.

El tiempo ha pasado, ¡cuántas deudas de gratitud!

Agradezco a todos aquellos que me comunicaron sus experiencias. A los médicos, que me incentivaron. A los que me ayudaron a corregir y mejorar las anteriores ediciones. A los que me desafiaron con sus problemas. A los compañeros profesores que hicieron de éste y de mis otros libros lectura obligatoria para sus alumnos.

Esta es una edición verdaderamente actualizada. Las pesquisas científicas, principalmente las relacionadas a la moderna psicotrónica y a la parapsicología, que en estos ultimos años avanzaron vertiginosamente.

Como no podía dejar de ser, ellas corroboran la ciencia Yoga. Experiencias con electroencefalógrafos, "detectores de mentiras", instrumentos de "Biofreedback", kirliógrafos, y otros no podrían dejar de ser referidos y comentados en este libro, que desea darle a usted la convicción de que está comenzando a recorrer un camino seguro, sin embustes, sin fantasías, sin supersticiones, al contrario, está absolutamente comprobado como lo más actual e incuestionable en la ciencia internacional.

Agradezco a los amados maestros de la India multimilenaria, a los Doctos de occidente, a mis fieles colaboradores, a mi amada esposa —María— infalible en el apoyo, rigurosa en la crítica, compañera de estudio y meditación. Deseo a todos la luz, el amor, la paz, el poder, la gloria, la verdad y la buenaventura del Señor Supremo.

Agradezco a Dios el haberme permitido transmitir a los que sufren éste, su Recado.

HERMOGENES

INTRODUCCION

Con los ejercicios de Hatha Yoga enseñados en este libro preparamos el cuerpo físico para que, en perfecta y armoniosa salud, el ego pueda sentirse bien y obedezca así a las leyes que nos conducirán a la felicidad.

El ser humano puede perder sus bienes y recuperarlos nuevamente, pero hay cierta forma de perder la salud que es definitiva, irrecuperable. De allí en adelante el ser humano no tiene cómo ser feliz. La condición absoluta de la felicidad, de la felicidad absoluta, se halla en la unión con Dios. El que la realiza deja de estar sometido a las alternativas de la ventura y la desventura.

Debemos recordar siempre que todo cuanto el hombre haga únicamente en pro de su propia persona tiene poco valor para el Eterno. Nuestra unión con Dios por medio del Yoga exige que sean extirpados de nuestro corazón todos los motivos que fortalecen al ego.

El objetivo de nuestra jornada por este planeta es la perfección y para lograrla es menester seguir, en primer lugar, el *recto pensar*, y después, el *recto proceder*. Es necesario cumplir de la mejor manera nuestras tareas, sintiéndonos preferentemente activos, nunca ociosos. Nuestra actividad, perfeccionada por las prácticas que enseña este libro, fortalecerá por cierto la mente y el cuerpo, proporcionándonos larga vida normal. La inactividad conduce a la debilidad del cuerpo y de la mente, determinando una vida incierta, impotente, anormal. Todo ser vivo se alimenta. El alimento crece por la acción natural de la lluvia, de la tierra y del sol. Dios —la Vida Una que es todo en el Todo y penetra en todos— atiende a las súplicas que, bajo la forma de *acción recta*, le hacen los hombres. El los alimenta con su manantial infinito, donde nada se cría y nada se pierde.

Así, la buena acción produce buenos efectos, en tanto que la mala provoca malos efectos.

En este libro podemos vislumbrar, por detrás de la acción humana, la silenciosa e infalible *Ley del Karma*, la que nos alerta enseñándonos que jamás huiremos de las buenas o malas consecuencias de nuestro proceder. También nos avisa que nunca nos debemos dejar dominar por los objetos sensuales; que debemos situarnos por sobre la sumisión afectiva, sea deseando, sea detestando; que necesitamos escapar de las pasiones, pues éstas nos impiden alcanzar la verdadera sabiduría; que precisamos hurtarnos a los enemigos de nuestra alma, o sea a nuestros sentidos sin gobierno. Ellos deben atender al control de la razón, si es que aspiramos a la Divina Luz del Yo Real.

El libro del profesor Hermógenes nos ayuda a distinguir el ego del Yo Real. Una vez hecha esta distinción, el alma humana —bajo el *recto pensar* y la *recta acción* en función del Yo Real, que todo lo penetra— domina al pequeño ego, el que así subyugado, se transformará en el alma del alma, chispa divina a imagen y semejanza de Dios. Esto es el *Yo Soy Él.*

Autoperfección con Hatha Yoga nos muestra cómo solamente a través del conocimiento interno de nosotros mismos podemos iluminarnos con el Espíritu, esa vibración que anima todas las formas del Universo, desde los millones de átomos de un grano de arena hasta el recóndito abrasar del sol. La obra del profesor Hermógenes nos conduce a la meditación en *AUM*, a conectarnos con Dios Padre, Dios Hijo y Dios Espíritu Santo. Las débiles vibraciones iniciales irán en aumento a medida que la práctica se perfeccione y nos perfeccionemos en nuestra vida ética.

Hermes Trismegisto (el Tres Veces Grande) enunció los principios universales, los que estructuran el cosmos y que encuentran eco en el Yoga, cuatro milenios antes de Cristo:

1. Principio del mentalismo.
2. Principio de la correspondencia.
3. Principio de la vibración.
4. Principio de la polaridad.
5. Principio del ritmo.
6. Principio de causa-efecto.
7. Principio de generación.

Aconsejamos el estudio del *Kybalión,* donde estos principios se hallan explicados. En él, el aspirante a la verdad puede aprender los siete principios, como así también su aplicación. Por la transmutación de la mente, de grado en grado, de condición en condición, de polo en polo, de vibración en vibración, el discípulo llega a la autorrealización.

Según el principio de mentalidad, para que nuestra disposición o estado mental se transforme, es indispensable que la vibración también se transforme. Por el principio de polaridad conseguimos distinguir una vibración mental desagradable y así mudar su polaridad, mediante una fuerte concentración en el polo antagónico o deseable. De ese modo el coraje puede sustituir al miedo.

Hay un plano superior de conciencia y, también, hay un polo inferior. Los herméticos, como asimismo los yoguis avanzados, polarizándose en el Polo Positivo de su ser —el Polo Yo Soy—, se elevan a un plano superior de conciencia librándose del polo opuesto, el negativo de retraimiento o de negatividad donde reside su pequeño ego. En esto consiste la aplicación del principio del ritmo, en pro de nuestra elevación del polo inferior al superior.

Sólo podemos neutralizar un principio con la sabia aplicación de otro, sin por ello dejar de atender aquel primero. En el principio de causa-efecto que se expresa en la Ley del Karma, sabemos que, entre tanto ente inteligente, nadie escapa a las consecuencias de sus acciones. Pero mientras tanto es necesario considerar los distintos planos de causalidad, para tener así la facultad de emplear las leyes del plano superior por sobre las del inferior y lograr vencer a estas últimas.

Dice el *Kybalión:* "Los sabios se sirven de las leyes del plano superior con el fin de gobernar el plano inferior. Consideran las leyes que se encuentran por sobre ellos, pero gobiernan y ordenan en sus propios planos y en los inferiores. Al proceder así, se integran con los principios sin que ellos se les opongan. El sabio concuerda con la Ley y al conocerla opera a través de ella, sin ser jamás su esclavo. Al igual que el nadador hábil, nada hacia donde quiere conforme con su voluntad y no como el barco que es llevado de aquí para allá; ésta es una comparación factible entre el sabio y el hombre vulgar. Con todo, el sabio y el ignorante, el nadador y el barco, están sujetos a la Ley. Quien comprenda esto se halla bien ubicado en el Camino del Dominio".

La verdadera *transmutación hermética* es un arte mental. Esto se debe a que, por ser el Universo esencialmente mental, únicamente puede ser gobernado por medio de la mente. El Todo es Mente.

En un libro que enseña Hatha Yoga (como éste) el aspirante encuentra cómo, al aplicar los principios, consigue controlar sus músculos y órganos, sus sentidos y su mente, sin violar las leyes, sin frustraciones o represiones. Con la lectura y principalmente con la práctica de este libro, los occidentales, procediendo a la perfección del cuerpo y al mismo tiempo retardando la vejez, crearán las condiciones para dirigirse hacia la Verdad mediante la autorrealización.

Nunca podré juzgar al profesor Hermógenes. Pero estoy seguro de que la gracia y las bendiciones de Dios le han ofrecido ya el gozo interno de su unión con el Infinito.

No pretendo hablar de mí, pero *dada mi condición de médico puedo atestiguar la pura verdad de todo el contenido de este libro.*

Tengo los años de un abuelo y diariamente practico Hatha Yoga, con vistas a mi autorrealización. Todos los días practico de 25 a 30 minutos de *shirshana* (postura de cabeza) y puedo certificar que gracias a esta *reina de las asanas* uno puede obtener el máximo de beneficios físicos y espirituales. Es una de las más indicadas para el rejuvenecimiento. Yo mismo rejuvenecí unos treinta años con las continuas prácticas del Yoga.

Como médico puedo afirmar el valor terapéutico de los ejercicios de Hatha Yoga. Y estoy en un todo de acuerdo con el autor de este libro en cuanto a alertar a los lectores ante los casos de contraindicaciones.

La práctica del Hatha Yoga nos abre la puerta de la *Raja Yoga* y de la *Kriya Yoga*. Ella nos conduce a la superación de la ignorancia, del egoísmo, del odio y de todo cuanto en esta vida agrada a nuestro ego. *Sin pureza y devoción absolutas, resulta innocua la práctica de Yoga.* los miembros de la "Self Realization Fellowship", institución creada por el Paramahansa Yogananda —autor de *Autobiografía de un yogui contemporáneo*—, consideran como indispensables para los practicantes de Yoga los siguientes aspectos:

1. Cumplimiento de los preceptos del Evangelio de Nuestro Señor Jesucristo y de los maestros orientales que lograban el Ser Verdadero.
2. Superioridad de la mente sobre el cuerpo.
3. Armonía de la ciencia con la religión.
4. Difusión de la fraternidad espiritual entre los pueblos.
5. Practicar la autocuración a través del poder mental.
6. Llegar a Dios por cualquier vía, intentando que armonice con otras dentro de un trecho común. .
7. Vencer al mal con el bien, a la tristeza con el gozo inefable, a la crueldad con la bondad, al odio con el amor.
8. Realizar el desenvolvimiento integral: cuerpo, mente y alma.
9. Servir a la humanidad con espíritu de renunciamiento.
10. Aprender a perdonar y a compadecerse.

Con tolerancia, fe y persistencia destruiremos en nosotros el egoísmo y, así, alcanzaremos la meta. Llegaremos a penetrar en el sistema vibratorio *OM*. Mientras tanto, preparemos nuestro cuerpo. Afinemos el instrumento con el fin de que las notas vibratorias, hasta ahora desconocidas, puedan transformarnos la mente que, entonces, comenzará a servir al Alma Eterna.

Para lograr los objetivos soñados indicaremos la lectura y la práctica de esta obra, asociada con el Kriya Yoga de la Self Realization. ¡OM!

Dr. AMARO AZEVEDO

(Presidente del Congreso Médico Mundial de Homeopatía, presidente del Instituto Hahnemanniano del Brasil; presidente de la Federación Brasileña de Homeopatía, y diplomado en los cursos de Nutrición, Alimentación y Endocrinología en la Columbia University, USA.)

GENERALIDADES

QUIENES PRACTICAN HATHA YOGA

Hace algunos meses, el diario "O Globo" informó que la prensa de
París, perpleja, indagó la razón de la resistencia aparentemente ili-
mitada con que el cantor Belafonte, imperturbable, atendía sus com-
promisos contractuales. El joven artista se declaró practicante de
Hatha Yoga, agregando que "cuando permanezco cabeza abajo, la
sangre desciende a la cabeza y destruye las telas de araña de la fatiga y la preocupación". Innumerables artistas de cine hacen lo mismo.
Si bien el Hatha Yoga no pretende dirigirse al desarrollo de apti-
tudes atléticas, no deja por ello de prestar gran ayuda a los deportis-
tas. "El yoguismo me señaló una introducción enteramente nueva
al problema del entrenamiento y me capacitó para dar de mí lo máximo con el mínimo de presión física... Quien busque una auténtica aptitud mental y física, puede seguirlo..." declara Laurie Buxton,
presidente de la Asociación de Boxeadores Profesionales de Londres
(cit. por Desmond Dunne en *Yoga al alcance de todos*).
Un monje católico de Bélgica escribió —ante los frutos de su experiencia personal— uno de los más hermosos libros sobre Hatha Yoga:
Yoguin du Christ —La Voie du Silence— L'Experience d'un Moine. Se
trata de un documento válido para demostrar que, sin ninguna contraindicación sectaria, el Yoga es el *camino real para el auténtico hombre
religioso*. He aquí el testimonio de este autor: "Escasos son los hombres verdaderamente sensibles a la presencia de Dios en su corazón...
dada la dificultad de hallar calma propicia a su diálogo con Dios...
En el Oriente hay todo un conjunto de prácticas de una técnica experimental que podría llamarse la vía, el camino del silencio. Desde
épocas antiquísimas, sabios de la India han enseñado al hombre a dirigir sus pensamientos, a dominar su psique, a mantenerse en una atmósfera de reposo, de profunda paz, lejos de todo lo que perturba
al hombre y se encuentra alrededor del hombre..." Y más adelante

describe el estado de euforia que el Yoga proporciona al religioso:
... "se trata de una euforia muy real que dura, se prolonga, se extiende a los distintos estados, físicos, psíquico y espiritual de nuestra vida cotidiana. No es una ilusión, algo irreal... Es un estado concreto, psicológico, pero físico también. Es un estado de salud, diríamos voluntario, que posibilita lo más y lo mejor, en el plano humano, primero, y en el plano cristiano, religioso y espiritual después. Es un "contentamiento" que se instala en el alma y en el cuerpo, favoreciendo no esta experiencia de Dios a que se hace referencia, sino la propia vida espiritual que la motiva y que ella corrobora. Sin duda, la práctica del Yoga hace más accesible la vida espiritual, y por lo tanto más abierta al intercambio de Dios con el alma y al de ésta con Dios... estimula la vida de la fe, el amor a Dios y al prójimo; agudiza el sentido del deber y el de la responsabilidad..." ¿Qué más decir?...

El Primer Ministro de la India, J. Nehru, encontraba fuerzas y paz en el Yoga; Ben Gurión, líder del Estado de Israel durante mucho tiempo, también practicaba técnicas yogas. El estadista necesita realmente fuerzas, tranquilidad y coraje sereno para el cumplimiento eficaz de sus responsabilidades históricas, y el Yoga puede ayudarlo. La respiración profunda (técnica yogui) forma parte del régimen terapéutico que restauró la salud alterada del ex presidente Eisenhower.

En el libro *Hatha Yoga, paz y salud*, de Indra Devi, puede leerse: "El gran violinista Yehudi Menuhin considera al Yoga —y a un sueño tranquilo— más importante para su arte que el estudio diario de su instrumento. Su maestro de Yoga, B. K. Iyengar, de Poona, India, exhibe orgullosamente un reloj pulsera con la siguiente inscripción: 'A mi mejor profesor de violín... de Yehudi Menuhin' ".

Parto sin dolor, terapia por *relax*, muchos tratamientos psicosomáticos hoy tan en boga en la medicina occidental, no son más que técnicas de Hatha Yoga, tan reconocida actualmente que forma parte de la preparación psicofísica de los cosmonautas.

Tengo la seguridad de que también usted, lector, va a bendecir el día en que inicie su tratamiento yogui. Su vida, cambiando sin cesar a partir de ese día, lo llevará a los tesoros de su *verdadero Yo*. Usted volverá a ser el *heredero de la divinidad*.

QUE ES EL HATHA YOGA

En los últimos tiempos el hombre occidental se ha visto asaltado por una ola de curiosidad acerca del Yoga. Tal como si el Occidente descubriera el Oriente. Ese descubrimiento es muy rico en consecuencias: nuevos horizontes, nuevas perspectivas, nuevas técnicas de vida, esperanzas nuevas, remedios nuevos. Nuevos para nosotros. Pero viejísimos para los pueblos de Oriente. El Yoga es milenario.

Jesús nos relató cómo un hijo, ansioso por *conocer* el mundo, solicitó a su padre su herencia y partió de viaje. Al principio, la *ilusión* y *la atracción* de lo mundano *lo alejaron* cada vez más de aquel lugar —*la casa paterna*— en el que había disfrutado de seguridad, alegría, amor, paz, belleza y verdad. Tiempo después, se fueron agotando sus recursos. Los placeres y los amigos, hasta entonces comprados con dinero, se fueron haciendo más raros, hasta desaparecer del todo. El dolor sustituyó los placeres; la soledad, a los amigos. La intranquilidad ocupó el lugar de la seguridad. En su desgraciada vida, el miedo, la miseria física y moral se volvieron todopoderosos. Entonces tenue, casi inconscientemente, el *hijo pródigo* comenzó a *sentir* que sólo podría salvarse en caso de volver y *unirse a su hogar paterno*.

La parábola termina con el reencuentro de la *felicidad*. Es el *happy end* que le deseo, mi querido hermano que, tal como yo, ya comenzó a *sentir que necesita unirse*. El Yoga es una filosofía, una ciencia, una técnica de vida que desde hace millares de años viene sirviendo de *cambio de vuelta para quienes ansían poder, nuevamente, fundirse en la plenitud de donde hubieren dimanado*.

Usted, que lee este libro, está ahora más cerca de la *Casa del Padre* que muchos de otros hermanos de la humanidad. ¿Sabe por qué digo esto? Porque usted ya siente el *deseo de volver*. Su interés en esta obra me dice que usted ya comenzó su glorioso viaje de retorno. Usted comienza a *religarse,* a *unirse,* a *juntarse,* a *comulgar,* a *integrarse,* a *unificarse en sí mismo*. . . Tengo razón. ¿No es verdad?

La palabra Yoga proviene de la raíz sánscrita *yuj,* cuyo significado es *yugo, conjunción, unión, integración*. . . . Exactamente lo que usted desea.

Por más destacado que sea nuestro lugar en la sociedad; por mayores que sean nuestros haberes y poderes; por más intenso que sean nuestros placeres, continuamos *sintiendo* que nos falta algo. Hay una indeterminada *necesidad de tranquilizarnos,* necesidad que no es sexo, depósito bancario, puesto de mando, ni una mención en las columnas sociales, ni siquiera la belleza o una buena familia, y que tampoco es cariño ni afecto. Y por el contrario, es la perenne sensación de ser *desterrados*. Esto nos inquieta. De ahí la ansiedad por retornar. La filosofía existencialista lo demuestra.

Usted debe estar de acuerdo conmigo. Sabe, por experiencia propia, que todo lo que ha *hecho y poseído* no le ha dado perfecta tranquilidad y satisfacción. Otras personas, millones en todo el mundo, estarán en desacuerdo y, todavía *ilusionadas y obcecadas* por lo mundano, se reirán, vanidosas, y continuarán su viaje de ida. Ya llegará su hora. Algún día el dolor amigo les abrirá los ojos. Esta es la ley natural. Yoga también quiere decir *unificación de sí mismo*. Lo que implica llevar al hombre vulgar a trascender el actual estado en que vive: "Una casa dividida contra sí misma". El hombre común es un incoherente e inarmónico amontonamiento de deseos, pensamientos, pasiones, hábitos, emociones, prejuicios, sentimientos, ideas e ideales, recuerdos, actitudes conscientes e inconscientes. Por desgracia el hombre no es una unidad en sí, y sí un permanente conflicto, una guerra civil incesante. No tiene paz. No tiene fuerza. Su destino superior es unificarse, *tornándose un todo armónico. En otras palabras, lo que le falta es* Yoga.

Cuando a través de los años de práctica diligente y de aspiración consciente, el hombre fuere realizando su Yoga, llegará el día en que podrá decir gloriosamente con Jesús: "Yo y el Padre somos Uno".

Hasta este punto intenté explicarle el más elevado objetivo del Yoga, a la luz de su concepción más trascendente. Se trata de un objetivo lejano que hasta puede parecer inalcanzable. Trataremos de otros más cercanos, más accesibles, que no son sino intermedios que es preciso conquistar antes. El objetivo *unión con lo Inefable* permanecerá haciendo las veces de estrella guía. Continuaremos deseándolo permanente y silenciosamente. Por ahora nos contentaremos con realizaciones más modestas aunque indispensables. Una de ellas consiste en la educación psicosomática, conocida como Hatha Yoga, objeto primordial de este libro.

Ahora que tenemos una noción del Yoga, se vuelve más fácil de explicar en qué consiste esta clase especial llamada Hatha Yoga, que etimológicamente significa Yoga del *sol* y de la *luna;* tiene por finalidad el *perfeccionamiento del cuerpo y de la mente y la actualización* de las inmensas potencialidades que duermen en el hombre y que él *desconoce.*

Así como en este momento hay ondas hertzianas que me traspasan en todos los sentidos sin que yo las pueda percibir, pues carezco de las válvulas y resistencias de un receptor, así también la Divina Presencia me envuelve, me penetra, me alimenta y anima, pero, desgraciadamente, no soy capaz de *sentirla, de experimentarla...* Dios está aquí, en mí, ¡y yo tan *lejos de Él!... ¿*Por qué?

Porque me falta algo --determinadas *perfecciones*. Porque me sobra algo —determinadas *imperfecciones*. Urge que conquiste aquéllas y me libre de éstas. Mi aparato receptor consiste en el sistema psicosomático (mente y cuerpo) que el Hatha Yoga se encarga de elevar a un alto grado de perfeccionamiento.

En este sentido, el Hatha Yoga es la antítesis del ascetismo masoquista practicado por místicos orientales y occidentales, que se flagelaban el cuerpo con miras a alcanzar así el desarrollo espiritual. El Hatha Yoga, al admitir que "el cuerpo es el templo del Espíritu Santo", se preocupa, por el contrario, de corregir, purificar y embellecer el templo para recibir al Huésped tan deseado. Cuando Buddha sintió que con ayunos prolongados y tormentos físicos estaba casi "por quebrar la cuerda tensa de la cítara", y que el instrumento quedaría dañado e ineficaz para ejecutar la "música divina", abandonó el ascetismo.

De las varias modalidades del Yoga, el Hatha Yoga es la que, puliendo la taza del cuerpo, la coloca boca arriba en espera de que el Licor Divino venga a llenarla; la que, limpiando las ventanas del cuerpo, permite que la Luz lo penetre; la que, lavando el barro de las enfermedades y de la debilidad, hace que el diamante del espíritu refleje el Sol Infinito. El monismo hindú, fundamento filosófico del Hatha Yoga, enseña que espíritu y cuerpo no son más que aspectos diferentes de una misma unidad esencial; por eso no es el cuerpo menos digno de cuidados y reverencia. No constituye materialismo, por lo tanto, el cuidado del vehículo físico, el cuerpo. Materialismo, y aun narcisismo, es el cuidar exclusiva y vanidosamente del físico. El *pecado* consiste en tomar como fin lo que no es más que un medio.

El término Hatha está compuesto por las letras sánscritas *Ha* y *Tha. Ha* significa el Sol y *tha*, la Luna, símbolos de los dos polos, por el equilibrio e interacción de los cuales el universo se mantiene. Estos dos polos están presentes desde la más grandiosa y remota galaxia hasta el menor de los vermes, desde el átomo hasta las más simples expresiones de la inteligencia humana. En una flor, en un gesto, en la lluvia, en la trayectoria de un astro, en cualquier forma de materia y de energía, Ha y Tha son respectivamente el polo positivo y el polo negativo, el órgano y la función, el sí y el no, la luz y la oscuridad, lo caliente y lo frío, el principio masculino y el femenino, el protón y el electrón, la inspiración y la espiración, la actividad y la pasividad, la atracción y la repulsión, el sístole y el diástole, el amor y la ira, la risa y el llanto, la creación y la destrucción, el evolucionar y el involucionar, el día y la noche, la vida y la muerte, la resistencia y la fragilidad, el *prana* y el *apana, Purusha* y *Prakriti*, el *Yang* y el *Yin* (del taoísmo chino).

En todas partes hállase presente la dicotomía, realizando el milagro de *dos en uno.*

Estas fuerzas o aspectos opuestos, cuando están en equilibrio, generan el *cosmos*, esto es, el orden; en desequilibrio crean el *caos*, o sea el desorden.

El cuerpo humano tiene vida porque está *animado* por esas dos corrientes energéticas, semejantes a la corriente eléctrica, que se oponen: la del Sol, o *Ha*, y la de la Luna o *Tha*. Se dice que reina salud cuando ellas se mantienen equilibradas, entonces el cuerpo es un *cosmos*. La enfermedad se produce cuando una de ellas predomina, o sea cuando reina el *caos orgánico*. Lo mismo se puede decir con relación a la salud o a la enfermedad mental. El Hatha Yoga es una forma de terapéutica porque a manera de un *demiurgo* (creador) introduce el orden donde imperaba la desarmonía, por esto es que corrige desequilibrios, y transforma el *caos* en *cosmos*.

Con el lenguaje de la fisiología podemos ser más explícitos. La de cada persona depende del equilibrio entre el impulso nervioso ortosimpático, que es estimulante (Ha), y el vagosimpático, frenador (*Tha*); entre el anabolismo y el catabolismo; entre la excitación y la depresión nerviosa; entre la acidez y la alcalinidad; entre la hiperfunción y la hipofunción de las glándulas; entre la alta y la baja temperatura; entre la hipertensión y la hipotensión. . .

Afectando enérgicamente el sistema nervioso y el sistema endócrino, vitalizando las vísceras y estimulando los tejidos , el Hatha Yoga es un método de medicina natural, de rejuvenecimiento y de reposo. Proporcionando salud y resistencia al cuerpo transfórmalo en instrumento adecuado de sintonía con los planos más sutiles del Universo, permitiendo así al hombre una creciente liberación, la superación de sus debilidades físicas y mentales, llevando en *sí un medio eficaz de transformación.*

El rejuvenecimiento general, el adelagazamiento saludable, el embellecimiento de la figura, el aclaramiento de la voz, la mayor resistencia a las molestias y a la fatiga, un estado permanente de energía o de levedad física son, en el plano material, los primeros resultados que el practicante nota en sí mismo. También en lo psíquico, progresivamente se van manifestando los adelantos. Serenidad, autoconfianza, equilibrio emocional, tranquilidad, claridad mental, resistencia a la fatiga, tolerancia y paciencia, sustituyen, seguramente, ansiedades, fobias, conflictos y conductas neuróticas.

Las demás personas parece que notan la transformación que en el practicante se produce. Lo demuestran por una admiración que tiene mucho de afecto y no es raro que pasen a confiarle sus más afligentes e íntimos problemas, como si reconociesen en él un ser capaz de ayudar. En su habitual, y natural humildad, el yoguin (practicante) no deja de atraer la atención de las personas que se le aproximan y que en él buscan un poco de paz, orientación, calor humano y comprensión. Los llamados *sidhis* o poderes parapsicológicos, tales como leer el pensamiento, telepatía, transporte, premonición, videncia. . . son otros tantos frutos que el practicante puede adquirir. Invertir el sentido de los procesos fisiológicos, paralizar el corazón o los movimientos peristálticos del estómago, así como otros muchos *milagros* han sido exhibidos al público y a los auditorios universitarios por yoguins avanzados.

Espero que mi lector no desee tales resultados. Son excentricidades que no llevan a fines saludables. Pueden conquistar admiración, pero engendran el *faquirismo*, que es una deformación del Yoga. Tentar la conquista de los *sidhis* es peligrosísimo para aquellos que lo hacen sin la asistencia de un maestro, un *guru* como dicen en la India. Toda forma de disturbio mental o físico puede resultar de tentativas imprudentes. El practicante occidental, en las condiciones sociales, culturales y económicas en que vive, trabajando en una profesión y manteniendo una familia, no podrá someterse a los rigores de disciplina, por demás austera, que un *guru* debe solicitarle. Usted y yo buscamos el Hatha Yoga como un medio de subir otros grados más nobles del *Yoga Real* o *Raja Yoga*, y no para volvernos idólatras del cuerpo y de poderes extraordinarios.

El *Gheranda Samhita*, uno de los textos Originales de la India, recuerda que el Hatha Yoga es apenas un medio y no un fin. "Así como por el aprendizaje del alfabeto se puede, a través de la práctica, dominar las ciencias todas, así también, mediante el entrenamiento físico Hatha Yoga, se puede adquirir el conocimiento de la verdad".

HATHA YOGA — UNA GIMNASIA. . .

Practicar gimnasia es cada día más necesario, principalmente para aquellos que viven en una gran ciudad, desempeñando ocupaciones sedentarias. Cada uno vive en un régimen de sobrecarga para la mente, provocado por las preocupaciones y problemas de toda especie, desde la falta de empleadas domésticas hasta la inminencia de un conflicto nuclear, desde la dificultad del transporte al alza incesante del costo de la vida. . . Por otro lado, se produce también una sobrecarga para el pobre organismo (nervios, músculos. . .) porque es necesario trabajar en más de un empleo para no sucumbir a las condiciones aflictivas del presupuesto. El excesivo desgaste físico y mental conduce al hombre a llenar la casa con aparatos que la técnica fabrica para darle más comodidad de vida y también lo lleva a correr a la caza de múltiples diversiones excitantes. Las ocupaciones rutinarias y sedentarias lo aniquilan. La eferverscencia político-social lo neurotiza. Las *comodidades* lo deterioran. Las *diversiones* casi siempre lo fatigan. Raramente consigue el hombre moderno *descansar y recuperarse*. Esto es cosa que solamente durante las vacaciones anuales pocos consiguen

El Hatha Yoga le dará reposo y recuperación diarios. Como gimnasia, puede ayudar a usted más que cualquier otro sistema. Con su práctica, conseguirá restaurar sus fuerzas agotadas, proporcionando esa sensación de vacaciones bien aprovechadas. Como gimnasia, mejor que cualquier otra, será una garantía contra el envejecimiento precoz, que se está tornando algo general en la época actual. Mejor que cualquier gimnasia lo mantendrá en buen estado físico libre de fatiga, de irritación, de desánimo, de neurastenia, de la sensación de que no tiene fuerza para vivir.

Sea cual fuere su profesión, le aseguro que usted pasará a tener mucho más *rendimiento* con mucho menos *desgaste*. Su creatividad será bien mayor.

¿Qué otra cosa se acostumbra esperar de la práctica de cualquier gimnasia?

El Hatha Yoga ataca al enemigo, la obesidad, en el punto exacto: en la raíz del mal. El ingerir remedios para adelgazar, tomar sauna, someterse a regímenes desagradables, practicar gimnasia común, agotadora, han conseguido hacer adelgazar, es verdad, pero temporariamente. La antigua grasa vuelve a acumularse después que la "víctima" suspende el "remedio". Un buen número de contemporáneos míos, que hicieran cursos de educación física —por demás excelentes— y fueran atletas de siluetas armoniosas y jóvenes, hoy a los treinta y pocos años traban ardua y desalentadora batalla contra la obesidad. La transpiración de la sauna deshidrata el cuerpo. Este, deshidratado, pide más agua, y el agua va nuevamente a aumentar el peso. Lo mismo acontece con individuos de menos edad que, por más que se maten en la cancha de tenis, no tienen la alegría de ver desaparecer aquella fea barriga derrengada.

Una persona, alimentándose racionalmente, no debería engordar. Mientras tanto, todos conocemos hombres y mujeres que, no obstante comer como pajaritos, engordan en demasía. La causa principal del fenómeno es el desequilibrio hormonal, perturbando el metabolismo. Es ahí donde eficazmente, mejor que en cualquier otra forma de tratamiento, la gimnasia- yogui actúa. No hay otro remedio mejor que las *asanas* (posiciones) y *respiración completa*.

Es generalmente pasados los treinta años cuando se manifiesta una de las más odiosas enfermedades, la que los médicos denominan *viceroptosis*. Consiste en una dilatación de las vísceras, principalmente del estómago, que cae dislocándose de la posición natural. Los que sufren de viceroptosis se incomodan principalmente porque los órganos desplazados hacia abajo en el vientre les producen una prominencia que roba vestigios de belleza al cuerpo fláccido. Mientras tanto, las peores consecuencias de la viceroptosis no son las estéticas. Son las fisiológicas. Las vísceras, pesadas y grandes, (fig. 2) caen y aplastan los intestinos, perjudicando sus movimientos peristálticos. Estos, a su vez, incapacitados por este aplastamiento, no pueden funcionar, lo que significa sequedad de vientre, o si se quiere, constipación. ¿Qué terribles consecuencias no surgen de la sequedad de vientre? Materias putrefactas acumuladas en el intestino. De ahí, las toxinas llevadas por la sangre van a envenenar a todos los órganos del cuerpo. ¿Podrá haber un envenamiento peor que éste?...

La respiración y las *asanas* no solamente equilibran el metabolismo, evitando el excesivo peso o el excesivo adelgazamiento, sino que también curan la viceroptosis. Esto aconteció conmigo y acontecerá con tantos otros que realicen en serio la práctica. Al iniciar mis ejercicios, tenía una cintura de noventa y cinco centímetros, dislocada hacia abajo debido al exagerado tamaño del estómago que me obligaba a comer de más, no para alimentarme pero sí para *llenarlo*. Contaba entonces treinta y seis años. Meses después mi cintura se redujo a un punto que ni en mi juventud alcanzara; hasta hoy quedó fija en los 75 cm.

El Hatha Yoga es *sui generis*. No se confunde en ningún momento con la gimnasia común.

...DIFERENTE DE LA GIMNASIA OCCIDENTAL

La gimnasia comúnmente practicada en Occidente es *dinámica*, es decir, con movimientos enérgicos y repetida, demandando esfuerzos musculares que llevan a la fatiga. Por otro lado, tornándose maquinal, no comprende el ejercicio de concentración mental, siendo casi inocua en el plano psíquico. Agotadora como es, no conviene a los delgados o a los de mucha edad. Raros son los individuos que la practican

30

después de los treinta y cinco años. A partir de esta edad, generalmente a disgusto, hombres y mujeres se juzgan *viejos* en demasía para la gimnasia y la *abandonan*, comenzando así verdaderamente su marcha hacia la senectud. No admiten desgastar las escasas energías que les sobran de las actividades cotidianas. Los más valientes todavía consiguen comparecer en las canchas de tenis o en el *volley* de la playa. La mayoría, entretanto, juzga que el deporte es cosa para jóvenes, quedando reservado para los maduros y los viejos, como máximo, el papel de observadores. El Hatha Yoga no implica movimientos vivos ni agotadores. Es lento, lentísimo, prácticamente quieto. Es una gimnasia *estática.* Los mejores efectos psicosomáticos dependen del tiempo que se consigue mantener una determinada pose y, naturalmente, de la perfección. Conservarse diez segundos en una determinada *asana* (pose), produce mayores y mejores resultados que repetirla veinte veces seguidas. El movimiento en el Hatha Yoga se realiza con lentitud, sin impulsos, arranques y detenciones bruscas. El yoguin se mueve de una a otra *asana*, concentrando la mente en todos los músculos que se distienden o se contraen, y en las vísceras que son masajeadas. Las otras partes del cuerpo que no son comprometidas en el movimiento deben ser mantenidas en perfecto relajamiento. Son movimientos graciosos, equilibrados, lentos y precisos como el desbrozar de una flor.

El Hatha Yoga no consume energías. No es asunto reservado solamente a los jóvenes. No es exclusividad de atletas. Por el contrario, acumula *energía.* Terminada la sesión, el practicante debe sentirse liviano, fuerte, tranquilo, física y mentalmente tranquilo, con aquel bienestar de vacaciones bien aprovechadas. Si tal cosa no aconteciera y se produjera cansancio físico o psíquico, dicen los Maestros que la práctica fue errónea.

En cuanto los regímenes de gimnasia occidental tienen sus miras dirigidas principalmente hacia la musculatura externa, el Hatha Yoga, trabajándola y beneficiándola, alcanza más especialmente a la musculatura interna, a los músculos y a las vísceras, al sistema nervioso y al endocrino, en fin, a todo el organismo.

Su aspecto más característico, entretanto, es que lo vuelve diferente de todo lo que existe en cultura psicofísica, es actuar no solamente sobre el cuerpo material, sino también sobre el *cuerpo fluídico o pránico*, del que más adelante trataremos. Es tal vez aquí donde reside el misterio de sus casi milagrosos efectos. ¿Cómo se explicaría entonces

31

el progresivo dominio sobre procesos de la vida vegetativa? ¿Cómo comprender el desarrollo de facultades psíquicas paranormales?

Por sus especiales características, el Hatha Yoga puede ser practicado hasta edad avanzada, para alegría y provecho de las personas ancianas. No sólo es accesible a los enfermos sino que también constituye un método natural e incomparable en la cura de varias enfermedades. Constituye lo que se ha llamado la yogaterapia.

La gimnasia yogui no depende de la existencia de un gimnasio o un estadio, de aparatos especiales ni de compañeros ni de equipos. Una buena manta de lana o una estera de trama delicada (para no marcar la piel), y mejor aún una piel de animal es el equipo necesario. Un pedazo de suelo al pie de una ventana abierta es el estadio. Se necesita, y a veces esto es lo más difícil, un cuarto donde ninguno incomode, donde se pueda gozar de soledad y de silencio. Teniéndose eso sólo falta ahora una *excelente aptitud mental: concentración; fe en lo que se va a realizar y alegría interior.*

USTED TAMBIEN PUEDE

Mucha gente se siente atraída por el Hatha Yoga, llegando a leer libros como éste y a hacer planes. No obstante, pocos dan principio al régimen. De los que comienzan, algunos después de un corto tiempo lo abandonan. Es claro que la lectura de este libro, por sí sola no va a enriquecer la vida física y mental de ninguno [1]. Todos lo reconocen y, mientras tanto, muchos quedan apenas en la lectura. Deseo que no acontezca esto con usted. Inicie su práctica. Inicie la más sorprendente y compensadora experiencia de su vida. No desperdicie la oportunidad.

Usted precisa analizar las razones por las cuales tantos individuos se sienten sin coraje para la práctica. Conozca las objeciones más comunes. Algunas no pasan de racionalizaciones, o sea, de raciocinios bien engendrados con lo que la mente procura justificarse de un fracaso, a veces de origen inconsciente.

---

[1] Las personas físicamente incapaces, sin embargo, me comunicaron que la simple lectura les había modificado la actitud frente a la vida. ¡Gracias a Dios!

"Cuando llego a casa, estoy tan cansado que no tengo un mínimo de coraje para hacer cualquier gimnasia", dicen exactamente aquellos a quienes el Hatha Yoga ofrecería la más deliciosa recuperación del desgaste de las fatigas profesionales. Si su caso es éste lo invito a someter a rigurosa experiencia lo que acabo de afirmar. No crea en mí. Crea en los resultados que va a disfrutar. "¿Yoga?; ¡Yo, oh! ¡No comer carne!... Dejar mi vaso de cerveza diario... Evitar mis placeres sexuales... Esto no. Por ninguna especie de gimnasia". Así hablan, entre risas de mofa, aquellos que se *defienden* de la suave e inteligente disciplina yogui, ostentando una actitud de altiva rebeldía contra las restricciones a sus queridos desarreglos. Así *racionalizan,* no consiguiendo discernir que, en la aparente libertad que defienden hay realmente una desastrosa sumisión a varios tiranos: la carne, el "chopp", la sensualidad, en el caso que tratamos, para ciertas personas la vida solamente se aprovecha si se transforma en un sorbo de placeres.

El Yoga no se opone al placer porque no es ni sufrimiento ni dolor. Cultiva, eso sí, placeres más valiosos, más profundos, más serenos, más refinados y nada decepcionantes, por eso mismo inaccesibles a los individuos psicológicamente inmaduros, que apenas consiguen gustar los placeres rústicos de cama y mesa, negociables, excitantes y efímeros. El placer de sentirse fuerte y tranquilo, el placer ameno y sutil de las emociones espirituales, la sensación de ser bueno, nada de eso puede ser experimentado por cualquiera de ellos, principalmente por aquellos individuos que, entorpecidos, se entregan a las sensaciones de baja vibración, que, después de disfrutadas, dejan alguna tristeza, ciertos remordimientos, inquietud o sentimiento de culpa, cuando no de asco.

En cuanto a la disciplina que hay que mantener no se asuste el principiante. De este asunto trataremos más adelante, no ahora. Puedo adelantar mientras tanto, que nada tiene de irracional o de estoicamente austero. Simplemente coherencia, sabiduría, inteligencia y equilibrio en este importante aspecto de nuestra vida, en gran parte responsable de las buenas o malas condiciones del organismo y de la mente.

Personas mal informadas creen que el Hatha Yoga rotula al sexo como un pecado abominable que tiene que ser evitado a toda costa. No existe tal condenación. Nunca oí hablar de condenación en una cosa natural y divina que Dios nos confió: la reproducción. Las malas actitudes psicológicas, los prejuicios, las deformaciones, los excesos, los desarreglos sexuales, tenidos casi siempre por normales, el Hatha Yoga los condena, corrige, hablando con exactitud. El sexo, de la misma manera que el alimento y la bebida, debe estar contenido dentro de sus límites naturales con el fin de que no venga a expandirse al punto de perturbar el equilibrio psicológico y fisiológico. Los distintos aparatos y sistemas, que coordinando sus actividades mantienen nuestra vida, funcionan en *simbiosis*, esto es en mutua colaboración. Si uno de ellos sobrepasa sus límites, destruye la *simbiosis*, y se establece el *parasitismo*, o, como ya estamos acostumbrados a decir, *el cosmos cede lugar al caos*, pues la función exacerbada pasa a invadir a las demás con perjuicios para el todo. Permitir que el sexo, a costa de tiránica expansión, ocupe casi toda la vida es, ninguno lo ignora, una anomalía de consecuencias funestas imprevisibles.

Ciertos individuos, en las condiciones arriba caracterizadas, ostentan una sexualidad hipertrofiada, *gracias a un mecanismo neurótico llamado supercompensación,* derivado, muchas veces, de cualquier *sentimiento de inferioridad* en otro aspecto de la vida, o aun relacionado con el propio sexo.

Los individuos que no tienen la menor duda sobre su potencia sexual no tienen ansias de alardear de ella. No se puede decir lo mismo de los otros. No es raro que un pobre se empeñe en gastar a manos llenas, en público, con el fin de engañar a él y a los otros de que es rico. El que verdaderamente es rico no lo hace.

El Hatha Yoga, por varias de sus técnicas, vitaliza las glándulas sexuales —las gonadas— asegurándoles un alto potencial y prolongada juventud y consecuentemente potencia y vitalidad a todo el organismo y la mente. El Hatha Yoga es, así, una garantía contra la senectud precoz, que a tantos asusta. Un buen suplemento de las hormonas sexuales —en el hombre, la *testosterona,* y en la mujer el *estrógeno—* proporciona excelentes condiciones a la mente y al cuerpo. Tiene razón Carrel al afirmar que la espiritualidad y la inteligencia hállanse íntimamente ligadas a la sexualidad, recordando que entre los eunucos nunca se encontró un filósofo, un santo, un poeta, un científico, un héroe.

Al mismo tiempo que aumenta el poder sexual, el Hatha Yoga, librando al ser humano de sus angustias, neurosis, inseguridades, fobias, conflictos, promueve condiciones espirituales tan compensadoras, que las cadenas que lo esclavizan al sexo van progresivamente desapareciendo. Peligroso y lamentable es el individuo inferior, que se mantiene casto a costa de tremendos sacrificios, reprimiendo lo que no debía reprimir. Por el contrario, el santo es aquel que, siendo altamente sexuado, no precisando exhibirse como un perdulario del sexo, es casto, sin alardes, y sin represiones. En los estados más elevados, el Yoga, trascendiendo el sexo, transfiere sus potencialidades al plano de las realizaciones espirituales, transforma el poder sexual en *ojas*, fuerza generadora de inteligencia fulgurante e inspiración trascendente [1].

Otro preconcepto que desanima al principiante es el de su supuesta incapacidad para realizar las poses difíciles que muestran las fotografías. Tales personas desisten antes de comenzar. Ponen el Hatha Yoga en la categoría de cosas sólo accesibles a gente de circo. Estoy habituado a oír cosas como éstas: "Esto es para quien tiene mucha *fuerza de voluntad*" o "yo no concibo jamás quedarme así, cabeza para abajo..."

Si éste es su caso amigo, acuérdese de que "de grano en grano la gallina llena el buche", o de aquel otro refrán que nos dice que "la naturaleza no da saltos". Ciertamente que, si usted quiere, luego después de iniciarse, hacer las *asanas* más difíciles, será candidato al más rotundo fracaso. Cuando comencé, estaba gordo como una lata de grasa y duro como un engranaje herrumbrado. Lentamente, contentándome con un poquito cada vez, fui venciendo todos los obstáculos y, de cuando en cuando, me sorprendía con los progresos. Experimente hacer lo mismo. No se deje vencer por las naturales dificultades, que además siempre se encuentran al iniciarse en un arte, una técnica o ciencia nueva. Cuando esté a punto de no creer en su propia capacidad, acuérdese de dos cosas: una, que las compensaciones que va a recoger, de hecho merecen todos los sacrificios; otra, tome en consideración el ejemplo de persistencia que todo niño nos da cuando comienza a caminar. Cayéndose y levantándose, reequilibrándose y nuevamente cayendo, no se da por vencido. Insiste imperturbable y firmemente hasta la victoria. Sea terco, sereno y animoso, como un pequeño aprendiz del difícil arte de andar. Usted va a realizar todo

----

[1]   Ver página 130.

esto que ve en las figuras de este libro. No importa que estén sus articulaciones endurecidas, ni que sea su barriga voluminosa, ni que le falten fuerzas... Insista, firme. Siga exactamente lo que el libro enseña y no tenga recelo. Dentro de algún tiempo, sus articulaciones serán jóvenes y flexibles, su abdomen habrá disminuido y sus fuerzas, restauradas.

Fuerza de voluntad, no. Persistencia, esto sí. Precisamos de fuerza de voluntad para hacer algo árido y arduo. El Hatha Yoga no exige fuerza de voluntad en dosis masiva porque no fastidia ni cansa, y, al contrario, es muy agradable y no constituye una tarea forzada o un deber impuesto. Son bien sabidos sus resultados, que, en poco tiempo pasan a ser una especie de necesidad al punto de llevarnos durante el día a desear que llegue la hora de la práctica. ¿Es preciso tener fuerza de voluntad para disfrutar de un gustoso desperezamiento después de una prolongada tarea sedentaria? Absolutamente. El desperezarse es de la misma naturaleza que el Hatha Yoga. ¿Ganar una buena dosis de aliento es cosa que exija fuerza de voluntad?... Insistimos: lo que se precisa es *persistencia, atención y creencia en lo que se hace.*

Esté seguro de que el Hatha Yoga no requerirá sacrificios ni violencias contra su naturaleza; no le pedirá que "plante bananas" durante horas ni lo obligará a restricciones drásticas en su régimen de vida; no le producirá fatiga ni pretende transformarlo en un *faquir* flacucho y comedor de pedazos de vidrio. Existe para su salud y no para su tormento. Quien dice lo contrario está equivocado.

Muchos libros sobre Hatha Yoga fueron escritos por occidentales. En cada uno de ellos pude señalar un aspecto o preocupación específica. Este tiene la pretensión especial de ayudar a usted en la superación de las dificultades y obstáculos iniciales en general y en cada postura. Y es en este sentido que por lo tanto yo le digo:

1. No arguya *falta de tiempo*. Usted sabrá *crearlo*.
2. Venza la pereza, que algunos llaman falta de coraje. Asuma el comando de sí mismo, comenzando la práctica en la hora que predeterminó, cumpliendo el programa que se trazó.
3. No acepte la situación de esclavo del apetito alimentario o sexual. ¿Usted es señor o esclavo? Inicie su régimen yogui y él lo ayudará a emanciparse de sus debilidades.

4. Imperturbable, convénzase de que llegará a realizar a la perfección las *asanas* que ahora parecen muy difíciles. Es cuestión de persistir sin desfallecimiento. Las compensaciones están a la espera de usted.

5. Ni aun si usted se siente débil y enfermo debe dejar de iniciar su Yoga. Basta que sepa escoger los ejercicios más adecuados, atender las preocupaciones sugeridas.

6. Estar gordo también no es razón para no iniciar el régimen. Al contrario, es un motivo para comenzar *ahora mismo*.

7. Si nota que su trabajo es mucho y no le permitiría la práctica regular, trate de conciliar las cosas. Haga un esfuerzo, pues su ganancia es segura y positiva, inclusive una mayor productividad en el trabajo.

8. Su edad avanzada tampoco es motivo. El Yoga puede ser practicado con provecho hasta edad avanzada. Hombres y mujeres septuagenarios han conseguido quedarse en "vertical sobre la cabeza".

9. En síntesis, venza todos los obstáculos reales o imaginarios y dedíquese a esta grandiosa empresa.

¡La Paz y la Luz sean con usted!

JUVENTUD Y LONGEVIDAD

Diariamente en todo el mundo mueren millares de hombres y mujeres que inútilmente desearon gozar del más ansiado de los tesoros: juventud eterna. La humanidad siempre anduvo tras magos como Merlín y Cagliostro o de científicos como Brown-Séquard y Voronoff. Los títulos de algunos libros revelan este anhelo general: *Parezca más joven; Viva más tiempo; La lucha contra la vejez; Método de rejuvenecimiento para occidentales*... Usted mismo, lector, es uno de los socios de la "Sociedad de Amigos de la Vida y de la Juventud". ¿Acerté?...

Ya tuvimos oportunidad de ver cómo en la edad madura el fantasma del envejecimiento viene a entristecer y a acortarnos los días, y vimos también que es un fenómeno anormal, anticipado y... detestable. La vejez normal, de hecho es "anormal". Considerando lo que ocurre en otros mamíferos, vemos que la vejez comprende apenas 1/10 del ciclo normal de su vida; nuestra decrepitud sólo a los setenta años debería comenzar. Por otra parte, reflexionando que la duración de la vida de un mamífero es diez o doce veces el tiempo que el animal lleva para alcanzar la madurez y que somos manifiestamente mamíferos en todos los otros aspectos, "la duración normal de la existencia humana debería estar entre doscientos y doscientos cincuenta años. Un hombre debería llevar una existencia activa y útil hasta los ciento cincuenta años y fácilmente podría conocer su novena generación antes de morir" (Kerneiz). Según la opinión del médico ruso Alejandro Bogomoletz, "un hombre de sesenta o setenta años es todavía joven, pues vivió apenas la mitad de su vida natural". Con lo expuesto, parece que podemos acreditar, que "la vida comienza a los cuarenta", o, más exactamente, debería... Mientras tanto, ¿qué se observa? Lo que comienza, mismo antes de los cuarenta, no es sino el invierno de la vida.

Generosos y nobles esfuerzos han sido realizados por científicos que, en austeros laboratorios examinaron millares de casos, experimentaron varias hipótesis. La tecnología, la medicina y la higiene han contribuido, entretanto... "Ni los progresos obtenidos en la calefacción, aereación e iluminación de las casas, ni la higiene alimentaria, ni las sales de baño, ni los deportes, ni los exámenes médicos periódicos, ni la multiplicación de los especialistas han podido acrecentar un solo día a la duración máxima de la existencia humana" (Carrel).

La geriatría (especialidad médica que trata las dolencias de los viejos) ha llegado a varias conclusiones que no han correspondido a las ansiosas esperanzas, tal vez porque son todas casi fragmentarias y fundamentales en hipótesis particularistas, si bien muchas de ellas parcialmente confirmadas. No obstante cada una de las causas estudiadas sea verdadera, el envejecimiento no puede ser explicado por apenas una causa ni atacado por un único frente. Solamente el Yoga, que es un sistema global y completo, ofrece el remedio adecuado, desde que considera todas las causas ya estudiadas y algunas otras todavía no sabidas además de ser una terapéutica naturalista de excepcional poder. Es lo que veremos en seguida.

La producción insuficiente de hormonas sexuales ha sido desde mucho tiempo considerada la causa principal de la vejez. El papa Inocencio VII se inyectó sangre de tres personas jóvenes, pretendiendo retomar el vigor de la juventud. Murió. Más tarde, Carlos Eduardo Brown Séquard se inyectó estracto fresco de testítulo y se declaró rejuvenecido. No demoró mucho, también murió. En Viena, Steinach procuró estimular los testículos de individuos viejos procediendo a ligar el conducto espermático, obteniendo resultados dudosos. Dentro de la misma línea de experiencia, el doctor Voronoff, en París, injertó glándulas sexuales de chimpancés en seres humanos consiguiendo mejorar temporariamente las funciones sexuales de los pacientes. Con el tiempo, la parte injertada degeneró en el organismo extraño. Resultado: desaliento.

La disminución de las hormonas diferentes de las sexuales hicieron meditar para explicar la decrepitud. Se descubrió que inyecciones de hormonas femeninas devuelven la frescura juvenil a la piel, que la aplicación de hormonas masculinas aumenta el vigor muscular, que el extracto de tiroides mejora la circulación sanguínea y que el extracto de hipófisis combate el insomnio característico de la senilidad. Más recientemente, Bogomoletz obtuvo positivos síntomas de rejuvenecimiento con un suero por él extraído de animales previamente inyectados con médula humana.

De todo esto se concluye que un proceso cualquiera que, actuando sobre las glándulas endocrinas, venga a estimularlas, resguardándolas de la degeneración, conduciéndolas a un estado de eficiencia y armonía, constituirá un "seguro contra la vejez". La gimnasia yogui es este anhelado proceso las glándulas masculinas, por ejemplo, en hiper o en hipo función, retomarán el ritmo normal con las siguientes posturas: *shirshasana, sarvangasana y viparita-karani.* La impotencia sexual se combate con estas citadas y además con *aswini-mudra, uddiyana* y *nauli.* La insuficiencia ovárica se cura con *sarvangasan, matyasana, paschimotanasana blujangasana, viparitakarani.* Todos estos ejercicios se enseñan más adelante.

El autorizado Metchnikoff era de la opinión que la juventud es producto de un buen funcionamiento del color. Mantener la limpieza del intestino, impidiendo que las materias putrefactas lancen venenos en la corriente sanguínea, sería una solución contra la vejez. Esta es la razón por la que en el capítulo anterior abordamos el asunto. No es sin razón que el Hatha Yoga da tanta importancia a la limpieza intestinal para la cual colaboran un buen número de eficaces *asanas, mudras, pranayamas* y *bandhas.* En cuanto el hombre común admite que una evacuación por día es lo ideal, él yogin evacua tres veces, o sea una correspondiente a cada una de las principales comidas, manteniendo el alimento el tiempo estricto en el tubo digestivo: ocho horas. Una de las más peligrosas e incómodas enfermedades de que por su vida sedentaria sufre el hombre moderno es la sequedad de vientre, origen de muchas otras molestias. Nadie que practique Yoga sufrirá de ese mal. Prácticamente todas las *asanas* cooperan en el combate contra la sequedad de vientre, pues en general devuelven a las paredes abdominales la elasticidad y el tono de la juventud, además de activar, voluntariamente, los movimientos peristálticos de los intestinos. La respiración completa, moviendo intensamente el diafragma, lo dinamiza llevándolo a un estado ideal de funcionamiento. El ejercicio que para este efecto constituye un verdadero suceso es la *nauli:* masaje de las vísceras. En el sistema tradicional y auténtico de yoga avanzado enséñase la práctica de autolavado intestinal que sólo debe ser practicada con la orientación de un maestro.

William Osler admite que la juventud del cuerpo depende del estado de las arterias. La rigidez de éstas o arteriosclerosis es una de las más frecuentes causas de muerte de los individuos, que por falta de ejercicios, van cayendo en sus redes. Rejuvenecer las arterias sería la manera de conservar la vida y la juventud. En este aspecto el Hatha Yoga es el remedio más adecuado. En la *vertical sobre la cabeza* o *shirshasana* (Foto 71), la corriente sanguínea, con la ayuda de la gravedad va a irrigar velozmente el cerebro y las glándulas nobles localizadas en la cabeza. Esta especie de inundación de sangre produce un excelente ejercicio en la minúscula musculatura de los vasos. Cada vez que el paciente realiza una *asana* cierra los registros de un conjunto de vasos y abre los de otros, drenando de un lado e irrigando otro. Así es que la circulación provoca movimientos en todos los vasos del cuerpo impidiendo su esclerosamiento.

La más comentada novedad en la moderna geriatría es debida a la profesora Anna Aslan, directora del Instituto de Geriatría de Bucarest. De sus experiencias concluyó que el "elixir de la juventud" es la vitamina H3. "La procaína —vitamina H3— en contacto con los tejidos se desdobla en ácido dictilaminoetanoico y ácido paraminobenzoico. Estos dos ácidos provocan un mayor aflujo de sangre a los tejidos, estimulando su actividad y favoreciendo la eliminación de las toxinas y de los residuos, los cuales, acumulándose en las articulaciones, dificultan los movimientos y la circulación de la sangre e impiden el normal funcionamiento de los órganos". Lo que aquellos dos ácidos provocan químicamente, las *asanas, bandhas, mudras y pranayamas* lo hacen. La irrigación más enérgica y completa, la eliminación de toxinas, el estímulo a las actividades orgánicas, la limpieza de los residuos acumulados en las articulaciones son efectos plenamente obtenidos por la práctica de esos ejercicios.

El profesor Prahon, de Rumania, que ha estudiado a más de siete mil viejos, es de opinión que el mayor enemigo de la juventud no es la vejez y sí la enfermedad. Envejecemos porque perdemos la salud de un órgano o una glándula que interfiere en todo el sistema. Lo que se puede por lo tanto hacer para la defensa de la salud es lo que evitará la senilidad precoz. Es también el Yoga el mejor método de defensa contra la decrepitud, restaurando las condiciones ideales. de funcionamiento de los órganos y no dejándolos enfermar.

Gayelord Hauser, el hombre a quien las celebridades del cine y de la alta sociedad norteamericana han confiado en el cuidado de la juventud, es de opinión que una dieta destinada especialmente al rejuvenecimiento es lo que más importa. Aquí también el Yoga no falla. Enseña a elegir los más sustanciales y menos trabajosos alimentos y también enseña cómo asimilarlos y eliminarlos más eficazmente.

El hombre es un mamífero diferente de los otros. Por su inteligencia, ejerce sobre la naturaleza un dominio casi completo. Su técnica y su ciencia, entretanto, por extraño que parezca, han sido impotentes para aumentar las posibilidades de su sobrevivencia que, como ha sido demostrado, son muy inferiores comparadas con las de los otros mamíferos. Por su inteligencia y por su postura erecta el mamífero hombre viene pagando un enorme tributo: su fragilidad biológica. ¿De dónde vendrá esta fragilidad con que el hombre paga el privilegio de volverse *Homo faber* y *Homo sapiens?* Parece que responderíamos diciendo: procede de los esfuerzos que el organismo humano realiza contra la *gravedad*. De todos los animales el hombre es el único que mantiene una lucha permanente contra esa fuerza que lo empuja hacia el suelo. Cuando joven, ni siquiera llega a sentir que está luchando. La musculatura vibrátil, resistente y fuerte conserva los órganos en su lugar, sustenta su columna vertebral; los tejidos frescos y saludables se mantienen en su lugar debido, sin dislocamientos y sin aplastar los unos a los otros. Mientras, los años comienzan a *pesar*.

41

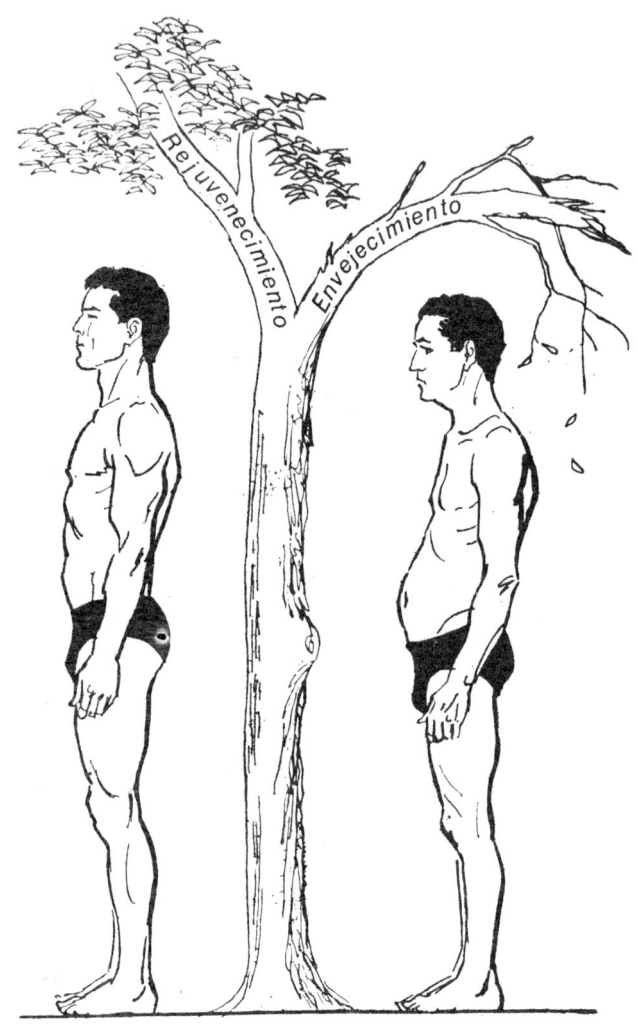

Fig. 1. Es la fuerza de gravedad que, estirando los tejidos hacia abajo, envejece más al hombre.

42

Comienza, simultáneamente a *pesar* todo el organismo. Las vísceras abdominales que en la juventud eran mantenidas por la sólida pared de los músculos abdominales, se van deslizando para abajo sin que ningún reparo se los impida. Es la visceroptosis, enfermedad que, conforme vimos, arrastra consigo un pesado conjunto de anormalidades, verdadero umbral de decrepitud. La flaccidez de los músculos del tronco de un hombre de edad mediana, impotentes, permiten que, con la solicitación de la gravedad, la columna vertebral se doble para adelante al mismo tiempo que pierde la flexibilidad. Todos saben que el canal óseo de la columna vertebral es el cofre sagrado del "árbol de la vida", esto es la médula. Esta, ramificándose en los nervios raquídeos, preside importantísimas funciones psicofisiológicas [1].

Está en lo cierto Yesudian al afirmar que la juventud consiste en tener una columna vertebral flexible. Tiene razón el practicante de Yoga en realizar *halasana, matsyendrasana, vajrasana, padahasthasana,* las cuales —pongo a un lado los nombres difíciles— son flexiones hacia adelante, para atrás y en varios niveles y también como torsiones, de la columna vertebral.

El Hatha Yoga es, creo firmemente, el único medio de curar la visceroptosis. "Los ejercicios físicos del Yoga se basan, en su mayor parte, en el anhelo de provocar con la ayuda de la propia gravedad que ha tornado al vientre piriforme, la vuelta a la normalidad. Haciendo que los principiantes se coloquen sobre los hombros (los adelantados en la práctica ¡sobre la cabeza!) se consigue que los órganos, por su propio peso inicien el regreso a su posición original, cada uno al lugar que le corresponde desde el nacimiento. Los movimientos ondulatorios de la respiración abdominal actúan como masaje automático apurando el proceso" (M. J. Kirschner).

Más adelante dice el mismo autor: "Todos nosotros tenemos en el subconsciente esta imagen del abdomen, como una inflexión y una concavidad del cuerpo, y a esta imagen se liga la sensación de juventud. Y el vientre cóncavo y por lo menos liso de los jóvenes sanos de 16 años corresponde a la imagen que de nosotros mismos conservamos". Rejuvenecer, por lo tanto, está en nosotros como un anhelo subconsciente de retornar a aquel sano y saludable per-

---

[1]   Ver en la página 287, la aplicación en términos de electroterapia.

fil de galgo, que hace mucho tiempo perdimos así como una subconsciente tristeza de sentir un estómago enorme, cubierto de grasa, sobre el cual perdemos el mando y que insiste en quedar inerte y derrengado. (Figs. 1 y 2).

Las prescripciones yoguis de orden moral (*Yama* y *Niyama*) y la evolución psíquica y espiritual son otras primacías en el método yogui

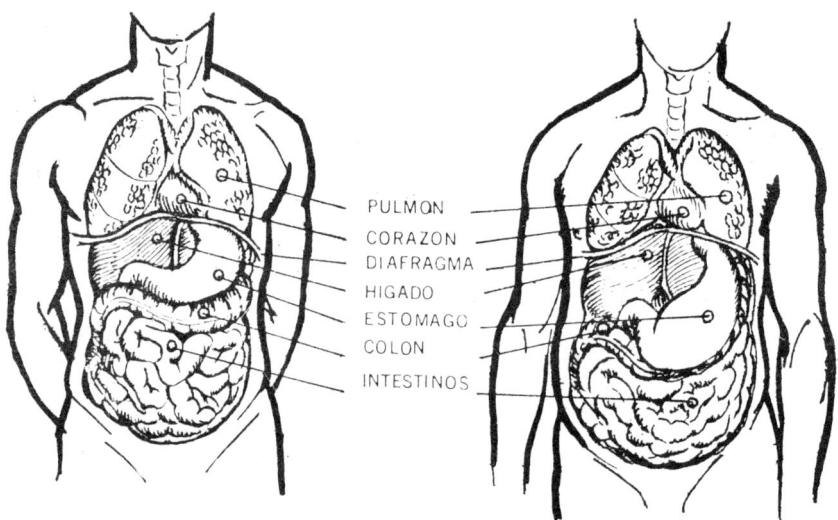

PULMON
CORAZON
DIAFRAGMA
HIGADO
ESTOMAGO
COLON
INTESTINOS

Fig. 2. A la izquierda, un organismo sano con vísceras normales en tamaño y ubicación, de manera que una no impide ni altera el normal funcionamiento de la otra. A la derecha, un cuerpo enfermo, nótese la visceroptosis, es decir, caída de las vísceras. Se puede observar cómo la dilatación del estómago comprime a los órganos adyacentes, especialmente al corazón e intestinos.

de rejuvenecimiento, pues, al dar razón al doctor Schindler, que juzga que la "natural deterioración en los viejos sea, en realidad, una dolencia *inducida por las emociones*", ninguno preservará la juventud o conseguirá rejuvenecer si no consigue pacificar la mente, orientarse para el lado positivo de la existencia; si no disciplina sus emociones, gozando de las buenas y alejando las malas; si no integra su personalidad librándola de conflictos, ansiedades, complejos y neurosis; si no logra vislumbrar nuevas explicaciones para la vida y para el universo; sin que logre penetrar en regiones de luz y de paz, donde el ser humano pueda mitigar sus naturales anhelos de VERDAD, JUSTICIA y AMOR.

Por lo expuesto se puede establecer que aquel que desee ser joven, además de gimnasia, reposo y dieta, debe: mantener pensamientos positivos de coraje, salud, tranquilidad, juventud y vigor; imaginarse a sí mismo fuerte, sano, bien dispuesto, alegre y entusiasmado; cultivar suaves emociones de amor, justicia, bondad, tolerancia y simpatía; ayudar a sus semejantes; no lamentarse de sus enfermedades, fatigas, dolores o dificultades; procurar siempre aprender y emprender algo nuevo; cultivar reverente admiración por todas las manifestaciones de la vida; no tratar de testimoniar, con exceso, su potencia sexual; evitar la maledicencia, la envidia, el miedo, el odio, los celos y la autopiedad, ocupar la mente con planes generosos y principalmente practicar la *samprajanya*, esto es, vivir con exclusividad cada momento sin ligarlo al pasado o al futuro.

Solamente a partir de 1936 la ciencia médica occidental se apercibió del mecanismo por el cual las emociones generan las enfermedades o la salud. Lo que hasta ahora conoce es indiscutiblemente productivo; mientras tanto, desconoce mucho todavía. La milenaria ciencia yogui explica la interacción psicosomática de manera más completa mediante el *duplo etérico* como un intermediario entre el cuerpo físico y la mente. Es en el *duplo etérico* o *cuerpo pránico* donde tiene origen la enfermedad o la salud, la juventud o la decrepitud. El buen o el mal estado de la anatomía y la fisiología del cuerpo material son apenas reflejos de la anatomía y de la fisiología sutiles que a su turno precisa y sensiblemente obedecen al pensamiento y a las emociones.

El Yoga, mediante *pranayama, kriyas, mudras, asanas, bandhas* y meditaciones, retira de la naturaleza la "fuerza vital" —*prana*—, almacenada en los misteriosos acumuladores que son los *chakras*, purifica los *nadis,* equilibra las dos fuerzas —Ha y Tha— y, así, hace al duplo etérico vibrar armónica y eficazmente y consecuentemente al cuerpo físico.

Salud y juventud no son los fines del Hatha Yoga, no obstante su milagroso papel de donante de salud y juventud. El cuerpo sano es solamente un medio de progresar espiritualmente. Ser fuerte, puro, tranquilo, son apenas condiciones con que el aspirante puede caminar hacia la *divinidad.*

Liviano y nocivo es practicar Yoga por motivos materialistas. Cultivar la juventud por vanidad y egoísmo es lo mismo que degradar a esta cosa sublime que es el Yoga. No obstante, sin embargo, las advertencias de los Maestros, el Yoga ha sido objeto de explotaciones por mistificadores y exhibicionistas inescrupulosos y lastimosamente utilizado como diversión de personas ociosas. El Yoga no es un nuevo elixir a disposición del individuo que no sabe envejecer con dignidad y resignación [1].

Forma parte también de la doctrina yogui el desapego a esta existencia material, que, siendo efímera, no es nada más que una fase de la cadena de existencia que un día terminará con la *liberación total*. Al mismo tiempo que proporciona salud y larga vida, el Yoga enseña el desapego a la vida. ¿Contradictorio?

No hay contradicción. Para el Yoga cuanto más sano es el cuerpo mejores son las condiciones de realización espiritual; cuanto más larga la vida, mayor es el número de experiencia a cosechar en esta vasta escuela que es el mundo.

Si usted comenzó este capítulo con una larga información optimista sobre el arte de no envejecer, llegó la hora de aprender también esperanzadamente el valioso arte de envejecer. La piedra de nuestra existencia, que la mano de Dios lanzó, ha de mantenerse en su trayectoria determinado tiempo, pero acabará por caer algún día. Podemos evitar que nuestra vida sea acortada, mas no podemos esperar que dure siempre. Por más que practiquemos Yoga, la vejez y la muerte nos aguardan, lo que absolutamente no es una terrible tragedia. Es la ley. Contra ella rebelarse es imprudente. Aceptarla franca y tranquilamente es lo que debemos hacer [2]. No olvidemos que el cuerpo es un sobre donde está escrito como dirección la palabra *suelo*.

[1] Ver página 260.

[2] En una iglesia de la ciudad de Evora (Portugal) visité una capilla revestida en su totalidad con huesos humanos. ¡Espíritu macabro! En la entrada se leía: "Nosotros, los huesos que aquí estamos, por los vuestros esperamos". Vale como vacuna antivanidad.

EL SISTEMA NERVIOSO

El practicante de Yoga no se conforma con una descripción apenas de los ejercicios y la indicación de sus finalidades. Desea conocer también los "porqués". Es la índole occidental. Atendiendo a esto, por superficial que sea, estudiaremos dos importantes responsables por los asombrosos resultados proporcionados por el Hatha Yoga: los sistemas nervioso y endocrino.

El sistema nervioso es un mecanismo complejo que tiene a su cargo el incesante ajuste del ser humano con el mundo y consigo mismo. Presente en todo proceso vital, se responsabiliza por el simple parpadeo, por el funcionamiento de un órgano, por un movimiento del alma que quiere, como también por la elaboración de una abstracta concepción filosófica. Sin ser la causa, es el medio de expresión y vida de la sensibilidad, de la razón y de la voluntad. Día y noche recibe estímulos y a todos responde, dirige la mano que toma un libro del estante, manda a una víscera contraerse, a un vaso que se dilate y a una glándula que funcione. Sin él no sería posible gustar de un concierto, ver a un gatito brincar, apretar la mano de un amigo, sonreír, hablar y saber que Dios está presente en la gota de rocío sobre la planta que está en nuestra ventana.

En la periferia del cuerpo, los estímulos, que pueden ser químicos, físicos, mecánicos o energéticos, toman contacto con las terminaciones sensitivas. De ellas, hállanse en la lengua tres mil; en el oído, cien mil, y en cada ojo, ciento veinte millones. En la epidermis son incontables los puntos sensibles al calor, a la presión y al dolor. Este sistema receptor así constituido transmite a los centros sus mensajes en forma de impulso nervioso. De tales centros emana la reacción a cada impulso, esto es, un comando que va a poner en movimiento un músculo, una glándula o una víscera. Así funciona el esquema conocido como S-R, es decir, estímulo-respuesta, que, en el plano fisiológico, explica una parte de nuestro psiquismo.

Tanto los impulsos *sensitivos* como las respuestas a ellos —los impulsos *motores*—, son de naturaleza eléctrica y tienen una velocidad de 300 km por segundo, de manera que las cosas ocurren instantáneamente.

El sistema funciona como un ejército de campaña. El telencéfalo, su parte más noble, es el "estado mayor", que sólo en casos muy graves y complejos que requieran decisiones costosamente elaboradas, debe ser solicitado. No deben llegarle problemitas fáciles, que la médula tiene el deber de solucionar inmediatamente. De él nacen los actos llamados voluntarios. De la médula y de los órganos de la base del cerebro, los actos involuntarios o reflejos. Un bien dispuesto sistema de "llaves" y "conmutadores" se encarga de dirigir el curso más acelerado para un impulso nervioso dado.

La célula nerviosa es la neurona. Tiene la forma de un renacuajo, con cabeza y cola, y es la más noble de todas las células del cuerpo. Diferente de todas las otras, no se reproduce ni se regenera en su cuerpo celular. La cola (*axon*) es capaz de regenerarse. Una lesión en el cuerpo celular puede ser definitiva e irreversible. Tal vez sea ésta una de las razones por la que los cuerpos celulares de las neuronas son cuidadosamente protegidos por "cajas fuertes". El *cráneo* encierra al encéfalo y el *canal raquídeo*, formado por la columna vertebral, contiene y protege a la médula. Desde el interior de estos estuches óseos, las neuronas emiten sus axones. Estos pueden tener dimensiones microscópicas o extenderse hasta casi un metro. Por millares se juntan en manojos que, revestidos por una membrana llamada *mielina*, constituyen los troncos nerviosos que se ramifican y llegan a todos los rincones y extremidades del cuerpo.

A) *División del sistema nervioso*

Se habla de dos sistemas diferentes. Uno se encarga de la *vida de relación*, esto es de nuestro intervenir en el mundo en que vivimos, y que es llamado *cerebroespinal* o también *voluntario*, pues en su funcionamiento podemos voluntariamente interferir. El otro preside la *vida vegetativa*, aquella vida que resta a un moribundo en estado de coma, en la cual apenas los procesos orgánicos se realizan. Es el *vagosimpático* o autónomo, así llamado en virtud de que, en condiciones normales, escapa a nuestro control. Mover los dedos en procura de las teclas y sintonizar la radio son actos comandados por el primer sistema. Los movimientos peristálticos de los intestinos y la temperatura del cuerpo son cosas específicas del segundo. Contener, acelerar y retardar el corazón no es cosa para cualquiera, puesto que el hombre común no tiene ingerencia sobre el sistema vago-simpático. La práctica del Hatha Yoga, progresivamente, da un control sobre él, pudiéndose, en estados avanzados, realizar un cierto número de "milagros" y dirigir a voluntad procesos ligados con la digestión y la circulación y a varios otros fenómenos vegetativos. La práctica continuada del Yoga va volviendo el cuerpo más dócil para con los comandos de la mente, terminando por domarlo, para utilizarlo mejor en provecho de realizaciones más elevadas.

B) *Sistema nervioso cerebroespinal*

De los dos es el más característicamente humano. Por medio de él nos entendemos con nuestros semejantes y actuamos en el ambiente. Por él actuamos con cierta libertad y es él que nos hace responsable por nuestros actos. Sin su elevado perfeccionamiento sería imposible concebir ideas, imaginar, juzgar o razonar, en otras palabras, sin él, seríamos todavía prehominídeos, gozando la edénica irresponsabilidad de los animales, sin discernir el bien y el mal.

El encéfalo y la médula son sus partes componentes, encerrados, respectivamente, en el cráneo y en el canal raquídeo. Del encéfalo, por pares, salen los nervios craneanos, y de la médula, los nervios raquídeos.

La parte más noble de todo el sistema nervioso es el encéfalo, formado por el cerebro, el cerebelo y el tronco cerebral (Fig. 3).

1. El *cerebro* se compone de *telencéfalo, diencéfalo* y *mesencéfalo.* En el telencéfalo están las áreas directrices de los movimientos voluntarios y es donde se realizan las percepciones conscientes, así como el pensamiento (juicios y raciocinios). Constituyen el diencéfalo *y el mesencéfalo* un verdadero puente de contacto entre la vida de relación y la vegetativa, regulando las actividades del vago-simpático. En este particular, el *hipotálamo* (en el diencéfalo) es notablemente importante, mereciendo especial atención de las técnicas yoguis.

2. El *cerebelo,* localizado en la base del cerebro, tiene la responsabilidad de la orientación espacial y del equilibrio del cuerpo.

3. El *tronco cerebral,* constituido por el bulbo, la protuberancia y el istmo del encéfalo, es la continuación de la médula, que a esa altura se ensancha. Regula el tono muscular y las actividades reflejas, como la respiración, el dinamismo cardiovascular. . .

La *médula espinal,* del grosor de un dedo, ubicada dentro del canal raquídeo, se extiende desde el tronco cerebral hasta la región lumbar, donde se ramifica constituyendo la denominada *cola de caballo.* Por ella circulan los mensajes sensitivos oriundos de la periferia y los impulsos motores despachados por el encéfalo. Por su propia cuenta, la médula, reflejamente, responde a ciertos estímulos que producen reacciones inmediatas y simples.

Como "tronco del árbol de la vida", desempeña por lo tanto dos importantes papeles: el de intermediaria entre la periferia y los centros superiores y el de órgano de respuestas reflejas. Por su importan-

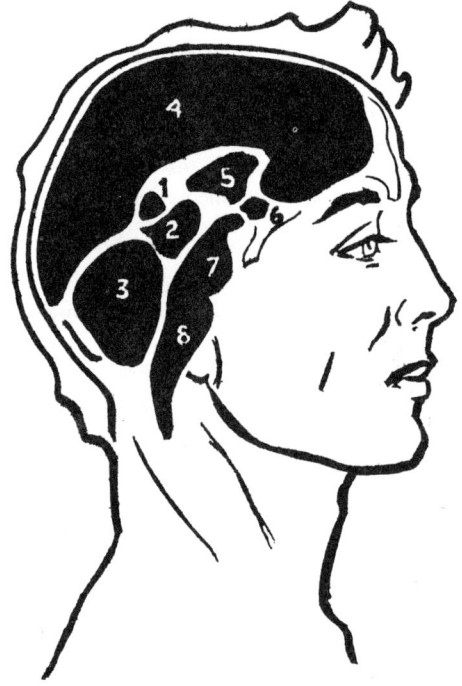

Fig. 3. 1. Glándula pineal. 2. Mesencéfa). Cerebelo. 4. elencéfalo. 5. Die. céfalo. 6. Hipófisis o pituitaria. 7. Protube ar s 8. Bulbo raqu ídeo.

cia vital es que el Hatha Yoga le dedica tantas *asanas* y se empeña en conservar la elasticidad de la columna vertebral que la contiene y protege.

C) *Sistema nervioso autónomo o vegetativo*

Frente a un peligro inminente, nuestro cuerpo se perturba. Las piernas, por ejemplo, tiemblan, la sangre se paraliza y un puñal de hielo parece que penetra en la "boca del estómago", en cuanto el pobre corazón se acelera. Todo automático. Es en vano mandar a las piernas parar. Es en vano querer que el corazón "deje de ser cobarde". Las reacciones fisiológicas que caracterizan un estado emocional escapan completamente al control porque son desencadenadas por el sistema nervioso vegetativo o vago-simpático.

Esquemáticamente puede ser dividido en:

1. *Organos centrales:* tronco cerebral y diencéfalo, los cuales también forman parte, conforme lo sabemos, del sistema cerebroespinal.
2. *Organos periféricos: simpático* u *ortosimpático* y *parasimpático* o *vago.*

Por conveniencia didáctica cada vez que hablemos del ortosimpático y parasimpático usaremos *OS* y *PS,* respectivamente. Y para comenzar, veamos luego cómo actúan el *OS* y el *PS.*

Cada órgano, víscera o glándula está inervada doblemente por nervios *OS* y *PS,* que actúan de manera antagónica: *OS* estimulando y *PS* frenando. Si la actuación *OS* fuese exclusiva, nuestro corazón, por ejemplo, se aceleraría hasta el agotamiento y la muerte. Si fuese el *PS* el único a influir, el corazón se detendría, lo que también sería la muerte. El *PS* es calmante, frenador, tranquilizante, produciendo para eso un "intermediario químico" sedante de alta potencia: la *acetilcolina.* Por su turno, los nervios *OS* actúan con un excitante igualmente poderoso: la *noradrenalina.* Son los pequeños chorros de esos dos agentes que controlan la vida de cada órgano.

Las fibras nerviosas del sistema autónomo se esparcen por todo el cuerpo, componiendo una fina red, que en ciertos puntos se vuelve densa, constituyendo los *ganglios* y los *plexos.* Parten desde la región

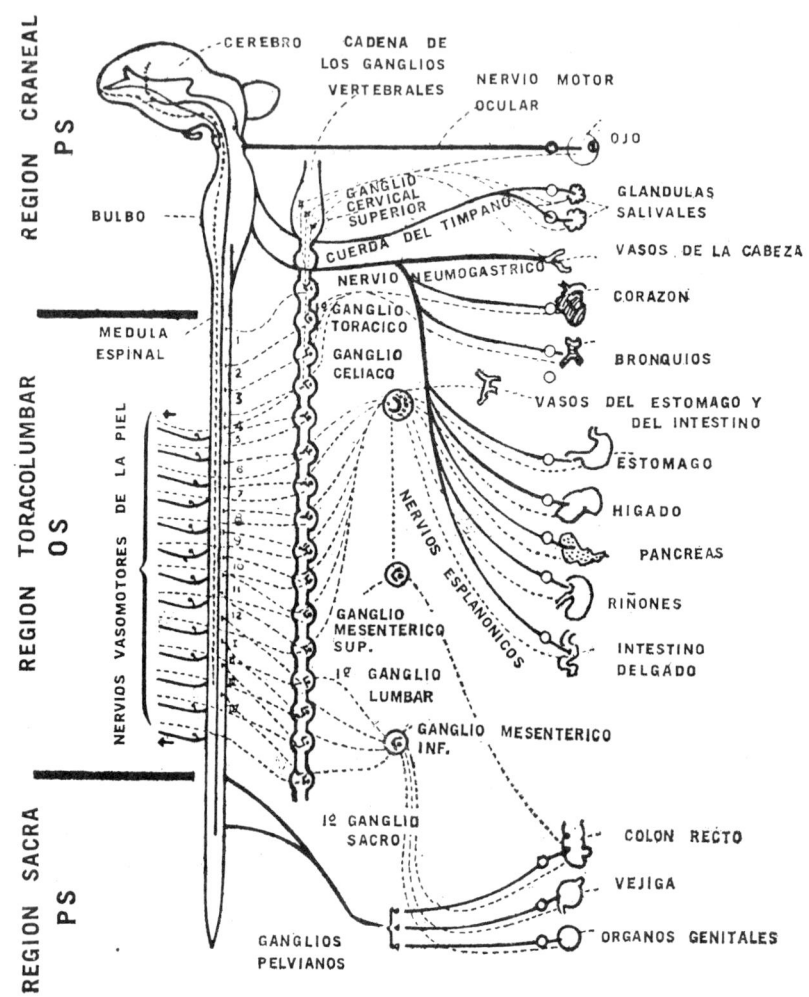

Fig. 4. Disposición general del sistema nervioso autónomo.

craneana hasta la coxígena, formando plexos, a uno y otro lado de la espina dorsal. Las fibras que parten del cerebro (tronco y diencéfalo), así como las que parten de la región sacra, son fibras *PS*. Las que emergen de la región intermedia, esto es de la región toracolumbar, son fibras *OS*. (Fig. 4).

Es considerable la importancia del tronco encefálico y del diencéfalo. Ellos inervan, como *PS*: el iris, el cerebelo, las glándulas salivales, la tiroides, los pulmones, el corazón, el hígado, el estómago, el páncreas y el intestino grueso. El centro de comando *PS* en la región inferior (sacra) es el plexo ilíaco que regula automáticamente el vaciado de las vísceras que periódicamente se llenan: los riñones, el intestino grueso, la vejiga, los testículos u ovarios.

El sistema *OS*, esto es, el formado por las fibras de la región toracolumbar, trabaja a través de cuatro centros: el plexo intercarotídeo, el ganglio estrellado, el plexo solar y el plexo hipogástrico. De éstos, el más importante es el plexo solar. Frenando ortosimpáticamente el hígado, el estómago, las suprarrenales, el páncreas y el intestino delgado, se encuentra en la fosa epigástrica, en aquel ángulo formado por el encuentro de las costillas, exactamente en el punto comúnmente llamado "boca del estómago". Es el lugar donde el golpe bien dado pone a la víctima *knock out*. Es el lugarcito de donde, al experimentar intensa emoción parece partir la orden de una descarga nerviosa difusa, cuando sentimos "aflojarse todo por dentro".

El plexo solar, contraparte anatómica del *chakra manipura* (v. Fig. 6) merece una atención especial del Hatha Yoga que actúa sobre él psíquicamente mediante varias *asanas* y la respiración diafragmática. Mantenerlo bajo control es, entonces, condición necesaria para gozar de salud, pues es el responsable de los espasmos intestinales de las personas nerviosas, las úlceras pépticas e intestinales que amargan la vida de tantos individuos [1].

EL SISTEMA ENDOCRINO

Ninguno podrá conocer lo que es el hombre en su unidad y complejidad psicosomática sin conocer aunque sea un poco el funciona-

---

[1] Ver en el apéndice la opinión de electroterapia.

miento de esos pequeños laboratorios químicos que son las glándulas endocrinas. Diferentemente de las otras, que lanzan sus productos al exterior (las sudoríparas, sebáceas y salivales) ellas lo hacen directamente en la corriente circulatoria que se encarga de distribuirlos por todo el cuerpo. Fabricando escasas cantidades de poderosísimos agen-

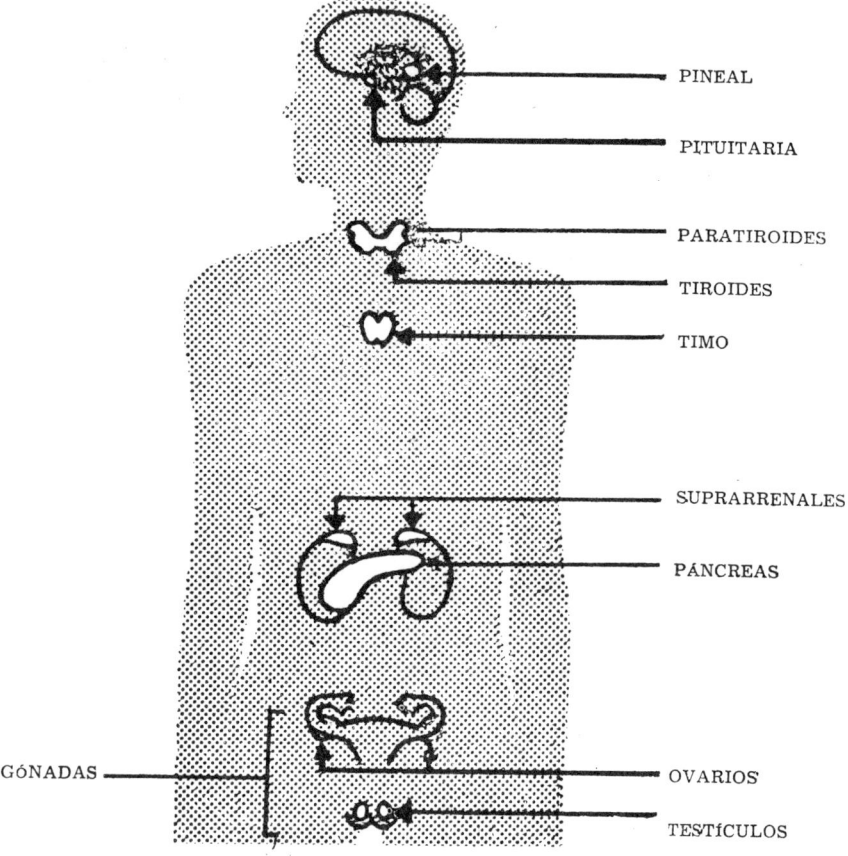

Fig. 5. Sistema endocrino.

tes químicos —las hormonas— responsables por las formas y líneas del cuerpo y por el control y regulación de la nutrición de los tejidos así como el sistema nervioso vegetativo, constituyen las glándulas endocrinas la importante base material del psiquismo. Una persona es rolliza o esbelta, indolente o activa, gigante o enana, sexualmente potente o impotente, pacífica o agresiva, brillante o mentalmente ruda, conforme se comporte su sistema endocrino.

Todas las glándulas juntas pesan 60 gramos aproximadamente, y a pesar de ello, si trabajaran precaria o exacerbadamente, pueden provocar el caos orgánico tanto como disturbios en la personalidad.

Durante las tres décadas de su vida reproductiva, los ovarios producen una cantidad de *estrógeno* igual a un pequeño sello de correo, y durante la pubertad la cantidad alcanza solamente a un pequeño borde del mismo sello. Entretanto, tan exigua dosis produce la sorprendente metamorfosis que de un cuerpo de niña hace un cuerpo de mujer, transforma el comportamiento infantil en comportamiento de adulto. La cantidad de *tiroxina* fabricada anualmente por la tiroides cabe en una cuchara de té, pero en un recién nacido una pequeña insuficiencia hace de él un cretino. Durante la vida entera las suprarrenales fabrican una cucharita de hormona. Mientras tanto una disminución por pequeña que sea puede transformar a un joven vigoroso en un anciano abatido y tonto.

Las glándulas nunca actúan aisladamente. Algunas interactúan sinérgicamente, esto es, reforzándose mutuamente, en tanto que otras se oponen mutuamente, de forma que un disturbio en una de ellas se refleja inmediatamente sobre las otras y, consecuentemente, sobre el organismo entero y sobre la vida psíquica.

A) *Las glándulas*

1. *Glándula pineal o Epífisis.* — Todavía insuficientemente conocida por la investigación occidental, está situada entre los hemisferios cerebrales y bien resguardada por las actividades óseas del cráneo (v. Fig. 3). Modera el desenvolvimiento sexual y regula la diferenciación sexual. Tiene su papel en el crecimiento y en el funcionamiento psíquico. Descartes la consideraba como "el asiento del alma".

2. *Glándula pituitaria o hipófisis.* — Del tamaño de un poroto pesando apenas 12 centigramos, alojada en una cavidad ósea en la base del cráneo (v. Fig. 3), está penetrada por 50.000 fibras nervio-

sas, lo que sugiere su tremenda importancia fisiológica y psicológica. Realmente es considerable el papel que desempeña como verdadero "director" de la orquesta formada por las otras glándulas. Regula la armonía fisiológica frenándolas (acción *THA*) o estimulándolas (acción *HA*), utilizando para eso cinco hormonas llamadas *trificas*, que son verdaderas órdenes químicas. Por medio de una de éstas, preside el crecimiento del cuerpo. El exceso de dicha hormona en un organismo adulto produce la acromegalia [1]. Si su falta ocurre en la infancia, el individuo permanece enano. Por otra parte, la hiperfunción o superación da lugar al gigantismo. Existen otras hormonas. Una controla en los riñones la producción de orina; otras facilitan el desarrollo del feto en el útero y la acomodación de este órgano en el trabajo del parto; otra hace crecer los huesos del feto; otras activan las glándulas mamarias para producir leche. El aumento de la tensión arterial, los movimientos de los intestinos, el metabolismo de los hidratos de carbono, o de la adrenalina, insulina, tiroxina, no escapan a la acción de esta glándula.

Resistiendo a innumerables agentes psíquicos como los del ambiente cósmico; químicos, como los de la sangre; mentales, como los pensamientos optimistas o pesimistas; biológicos, como los gérmenes y bacterias; y emocionales, como el odio, el amor, la tristeza y la alegría, la pituitaria, día y noche permanece vigilante, comandando las vísceras, las otras glándulas, así como a todo el sistema nervioso autónomo.

Cada vez que una invasión microbiana trata de dominar al organismo, un maravilloso y sapientísimo sistema táctico-defensivo se desencadena eficaz e incontenibletemente gracias a la hormona *somatotrófica*, conocida como STH. La activación de los anticuerpos, la fagocitosis a cargo de los glóbulos blancos, la movilización de las vísceras, todo, en fin, lo que detiene el asedio del enemigo, corre por cuenta de la STH. Esta hormona, en tanto, al mismo tiempo que devela la infección, produce la desagradable sensación de "estar enfermo", con fiebre, dolores en las articulaciones, escalofríos, desánimo que por fin arroja a la persona a la cama obligándola a acostarse. (Posición más adecuada para enfrentar la emergencia). Todo ese malestar, carac-

---

[1] Molestia que se caracteriza por el desenvolvimiento anómalo del rostro y extremidades, (manos y pies).

terístico de las infecciones, nos da la seguridad de que la STH está cuidando de nosotros, resistiendo al invasor.

Es la misma glándula la que socorre también al organismo librándolo de la acción depresiva de la STH. Para ello produce otra hormona, de acción antagónica —la adrenocorticotrófica o ACTH— que, conforme su nombre indica, va a instigar a la corteza de las glándulas suprarrenales a producir la hormona estimulante llamada *cortisona*. Esta es la que hace reanimar al enfermo y desaparecer los síntomas.

Importantísimo es saber que no son únicamente los gérmenes invasores los únicos agentes stressantes, esto es, los únicos estímulos que promueven la presencia de la STH. La medicina descubrió que las emociones como el odio y el terror generan un cuadro clínico igual al de las infecciones, pues también incitan a la pituitaria a fabricar esa hormona. En compensación, las emociones más elevadas como el amor, así como también los buenos pensamientos, actúan produciendo ACTH, en provecho del bienestar orgánico.

3. *La tiroides.* — Con apariencia de silla de montar, acomodada sobre la tráquea, fabrica por día 1/10 mililitros de *tiroxina*, obedeciendo siempre a las órdenes emitidas por la pituitaria, a costa de secreciones de *tirotrofina*.

La tiroxina es una de las hormonas más importantes. Basta decir que si fuera administrada en cantidad muy pequeña a un individuo obtuso, lerdo, mezquino y deprimido, puede transformarlo en otro ser humano, normalmente inteligente, vibrátil, productivo y bien dispuesto. Un niño que al nacer no cuente con las tiroides normalmente activa, configura lo que se llama un cretino y está destinado a una vida incapaz e infausta. Caquexia [1], fatiga, baja temperatura, palidez, abatimiento, apatía, hinchazón, escaso desenvolvimiento intelectual y físico resultan de la insuficiencia tiroidea. Los individuos hipertiroideos, a su vez, son pantagruélicos, activos, tensos, transpiran en demasía y sufren de arritmia cardíaca. Viven y actúan como si el acelerador de su ritmo psicobiológico estuviese siendo comprimido al máximo. Son "acelerados". Viven a "todo vapor".

Glándulas paratiroideas. — Son pequeños cuerpos sobre la tiroi-

---

[1] Marcado estado de desnutrición.

des que tienen bajo su control el metabolismo del calcio y del fósforo. Insuficientes o perezosos, pueden causar raquitismo, calvicie, caries dentarias, fragilidad ósea, enflaquecimiento, desmineralización y también tétanos.

4. *El timo.* – Localizada a la altura del corazón, es una glándula característica de la infancia, que preside la maduración y el crecimiento en estatura y peso, actuando para ello juntamente con la pituitaria y la tiroides. Su hormona trabaja en oposición a las hormonas sexuales, que en la infancia conviene que sean sometidas a control. Concluida la maduración fisiológica sexual, habiendo cumplido, por lo tanto, su papel, el timo involuciona, mientras tanto, pero no desaparece totalmente.

5. *El páncreas.* – Localizado en el abdomen y unido al duodeno, lanza sus hormonas en dos caminos diferentes: uno va hacia los intestinos; otro, a la circulación. Esta, la *insulina*, regula el tenor de azúcar en la sangre. La insuficiencia pancreática causa diabetes, caquexia, y atonía del sistema nervioso parasimpático [1].

6. *Suprarrenales o adrenales.* – Con la apariencia de sombreritos de tres picos, ubicadas sobre los riñones, reciben por minuto una cantidad de sangre equivalente al séxtuplo de su peso, lo que puede indicar su asombrosa importancia. Son indispensables para la vida. Un sujeto al cual le hayan sido extraídas estas glándulas muere en 24 horas. Están formadas por una porción central, la médula; y por una externa, la corteza. Cada una con atribuciones específicas.

a) *La corteza* sólo fabrica sus hormonas mediante la acción de ACTH, verdadera "orden química" oriunda de la pituitaria. Son nada menos que 28 diferentes hormonas, entre ellas algunas sexuales y otras como la *cortisona, hidrocortisona* y *"met" cortina,* ampliamente utilizadas por la medicina moderna en la cura de cientos de enfermedades.

b) *La médula* produce la *adrenalina* y la *norepinefrina* y está sujeta al comando directo del sistema nervioso y no de la pituitaria. Es en las situaciones en que el organismo se prepara para luchar o para huir que tales hormonas son vertidas en la sangre produciendo una revolu-

---

[1] Lasitud, inercia, debilidad de los impulsos PS.

ción completa: el corazón se acelera, el tiempo de coagulación disminuye (puede haber derramamiento de sangre en la lucha), el tenor de azúcar aumenta para ahorrar energía que va a ser necesaria.

No es raro que en un combate un soldado gravemente herido transporte sobre sus hombros el cuerpo inerte de un compañero para, después de ponerlo a salvo, desfallecer. Es la energía milagrosa propiciada por las hormonas de la médula suprarrenal que lo ayuda a realizar la proeza.

7. *Las gónadas o glándulas sexuales.* — En el hombre son los testículos. En la mujer, los ovarios. Además de la espermatogénesis en el hombre y de la ovulación en la mujer, estas glándulas producen prodigiosas hormonas: los testículos la *testosterona*, y los ovarios el *estrógeno.* Ambas introducen profundas alteraciones en el cuerpo y la vida mental. Comienzan a ser producidas aproximadamente de los doce años en adelante, constituyendo entonces aquella crisis psicosomática conocida como pubertad. Los caracteres sexuales secundarios se manifiestan por: la voz definida, el nacimiento del vello pubiano, las formas características del cuerpo femenino o masculino se afirman. . . concomitantemente, profundas trasnformaciones en el comportamiento, en la mentalidad, en el carácter, crean problemas de ajuste en la casa y en la escuela. La crisis de la pubertad es la vehemente maduración de las gonadas.

Otra fase dramática en la existencia humana ocurre cuando ellas comienzan a declinar. Es el climaterio. Antesala de la senectud. La vida psíquica se perturba de manera profunda, a medida que los signos de la senilidad física se van acentuando. El desánimo, al lado de la inestabilidad emocional, las arrugas y las fatigas entristecen los días de los viejos, que pasan a ver el mundo a través de las vidrieras de ojos sin vida. Son las gonadas que se rehusan ya a producir hormonas. Vejez y pobreza hormonal son sinónimos. Y así considerados es que, en los métodos de rejuvenecimiento, la aplicación de hormonas sexuales tiene relevante papel.

B) *Las disfunciones endócrinas*

En el organismo sano, las glándulas trabajan en armonioso entendimiento, como los cantores de un coro. Ninguno quiere cantar más fuerte que los demás, ni fuera de la partitura. Ninguna hormona falta

GLANDULA	HIPER	HIPO
Hipófisis o Pituitaria	Carácter lento y frío, espíritu de aventura y combatividad. Tendencia al dominio, al abuso. Crítica y rebelión. Insomnio.	Infantilismo psíquico. Voluntad débil. Timidez, sugestionabilidad. Atraso intelectual. Dificultad para mantener la atención. Somnolencia.
Tiroides	Irreflexión. Inconstancia. Impulsividad. Inquietud. Fantasía muy viva. Insomnio.	Apatía. Lentitud en procesos psíquicos. Inteligencia retardada. Depresión. Lenguaje pobre. Somnolencia.
Paratiroides	Astenia (debilidad orgánica). Anorexia (inapetencia). Lentitud psíquica (pereza mental).	Tendencia a los espamos y alucinaciones sensoriales. Agresividad. Fobias (terrores). Opresión. Miedo a la soledad. Sensaciones anormales. Exterior calmo, frío, paciente.
Timo	Emotividad excesiva. Abulia (pérdida de voluntad). Timidez. Gran imaginación evocativa. Factor predisponente a la perversión moral y sexual.	Apatía. Debilidad mental.
Páncreas	Emotividad. Avidez. Deseos vengativos.	Depresión del tono psíquico. Excitabilidad. Irascibilidad.
Suprarrenales	Irascibilidad. Agresividad. Espíritu belicoso. Resentimiento. Inadaptabilidad. Exaltación temperamental.	Sumisión. Apocamiento. Hiperestesia (acentuada sensibilidad al dolor). Perseverancia. Serio, pero dominado por la tristeza y depresión. Neurastenia.
Sexuales (Gónadas)	Exagerados sentimientos altruistas alternados con egoístas. Voluntad fuerte. Tendencia a la posesión y al dominio. Optimismo, extroversión e iniciativa.	Timidez. Depresión. Apatía. Poco rendimiento cualitativo en las artes, ciencias y letras. Puerilidad afectiva.

o sobra. Ninguna de las glándulas se niega a producir. Ninguna se esfuerza por querer hacer de más.

Por el contrario, una u otra que trabaje insuficientemente, esto es, en régimen de hipofunción, o se acelere, en régimen de hiperfunción, introduce el desorden, la enfermedad, el caos.

Profundas modificaciones en el cuerpo, en el comportamiento y en la personalidad se producen tanto por la hiperactividad como por la hipoactividad de una sola de las glándulas endocrinas. Al describir el papel fisiológico de cada una de ellas, dejamos al lector en condiciones de calcular más o menos las consecuencias fisiológicas desprendidas de las disfunciones endocrinas. En el cuadro siguiente, que adaptamos de A. Blay (op. cit.) podemos ver las repercusiones psicológicas.

C) *El Hatha Yoga y las glándulas*

Milenios antes que la ciencia occidental presintiese la influencia de las glándulas sobre la unidad psicosomática, los maestros yoguis describían ya los *chakras*, que por lo menos topológicamente corresponden a las principales de ellas y cuyo poder es, si no mayor, por lo menos igual. Con técnicas especiales, desde entonces, cultivan, estimulan o controlan tales "centros de fuerza" para así conseguir objetivos fisiopsicológicos y espirituales.

La medicina occidental conceptúa uno de los más sorprendentes descubrimientos de los últimos tiempos el tratamiento a base de hormonas sintéticas, esto es, obtenidas en los laboratorios. Cortisona, adrenalina, tiroxina y algunas otras han sido aplicadas en enfermos de insuficiencia (hipoactividad) y practicaron milagrosas curas. De la misma forma, desgraciadamente, también llegaron a producir resultados alarmantes y perniciosos. Los nuevos progresos terapéuticos tienden a subsanar las consecuencias peligrosas pero ellas todavía existen. Son muchas las personas que hoy viven bajo el dominio de la cortisona comprada en la famarcia, porque el bendito laboratorio que son sus suprarrenales, insuficientes, no contrabalancea los efectos generados por las tensiones a que las somete la vida atribulada del "hombre moderno".

La terapéutica que el Yoga propicia es excelente. No solamente por la eficacia sino también por su condición de natural, menos sujeta por lo tanto a errores de dosificación e intensidad. La hiperactividad glandular es Ha, mientras que la hipoactividad es Tha. La salud —la horizontalidad de los brazos de la balanza— es el Hatha. La actitud mental, el relajamiento yogui, las posturas (*asanas*), la respiración, en fin todas las técnicas descriptas en este libro interfieren no sólo sobre el sistema endocrino directamente, sino que indirectamente también por vía del sistema vago-simpático y del psiquismo.

PRANA Y CUERPO PRANICO

A) Concepto de prana

El universo es resultante de la conjugación de la *Conciencia Suprema* y del *Prana*. Diríamos *Shiva* y *Sahakti* o *Purusha* y *Prakriti*, en términos hindúes. Diríamos *Tao* y *Ki*, en términos de filosofía china. El *Prana* o *Prakriti* sirve de vehículo para la Conciencia. Por su lado, *prana* es base y origen de todas las formas de energía como también de materia, pues materia, la ciencia lo afirma, no es más que energía condensada. A este concepto más amplio de *prana* es que se refiere la vetusta escritura "Satapatha Brahamana" al decir "*prana* es el cuerpo del Ser (conciencia)". Este *prana* universal se manifiesta, individualizado, en todo ser (animado o inanimado), inclusive en el ser humano. El penetra, envuelve, nutre y controla no solamente nuestro cuerpo, sino. también nuestra mente, estructurándolos, dinamizándolos, haciéndolos vivir. Cuando tal energía abandona el cuerpo, éste muere. Cuando escasea, se debilita. Cuando desarmoniza, enferma. Tiene varios nombres: *fuerza vital; bio-energía; élan vital; hálito divino; vayu; magnetismo animal* (en lenguaje de Mesmer); *energía ódica* (en el °de Raichenbach); *pneuma* (para los griegos); *energía bioplásmica* (para los científicos contemporáneos). Antes que Jehová insuflase en la nariz de Adán "el hálito de vida", él era sólo una inerte estatua de barro. Sólo después de ésto, comenzó a vivir. Los viejos yoguis sabían todo esto, y siempre lo enseñaron; pero las personas que sólo creen en las evidencias científicas, vacilaban en creerlo. Querían "ver" el *prana*. Y lo vieron, a través de las llamadas *kirliografías.* ¿Qué significa esto? Veremos.

En 1935, el Dr. Harold Burr, en la Universidad de Yale, estableció que todo ser vivo es circundado por un áurea energética que denominó "campo electromagnético", el cual controla la forma, el desarrollo y la decadencia de las células, tejidos y órganos. En la misma Universidad, quedó evidenciada la misma interrelación de tal campo con la mente. Esto ya es *prana*, siendo redescubierto por los laboratorios. Mientras tanto, el hecho más importante ocurrió en Rusia hace como treinta años, cuando el matrimonio Kirlian consiguió filmar las radiaciones energéticas emitidas por pequeños objetos y seres vivos. Era como la "fotografía" de las emanaciones pránicas. Los científicos constataron que no se trataba de ninguna de las formas conocidas de energía (eléctrica, luminosa, calórica...) Tuvieron que bautizarla. La denominaron *energía bioplásmica*. A partir de ahí, en todo el mundo, la investigación se fue desarrollando en base a la observación de las kirliografías. Y, lo más importante, comprobando, evidenciando, confirmando todas las antiguas informaciones dadas por los rishis, los maestros yoguis. Lo que los aparatos mostraron, la intuición de ellos ya sabía. Fue bueno. Ya no hay más lugar a discusión o sospecha. El *prana*, en semejanza a la electricidad: a) se polariza: *Ha*, positivo; *Tha*, negativo; b) puede ser *acumulado, transformado* y *conducido*. *Asanas* y *pranayamas* sirven para actuar en él, y es exactamente por esto que el Hatha Yoga presenta resultados y efectos terapéuticos que la simple comprensión anatomofisiológica (sistemas nervioso, endócrino, circulación sanguínea...) es incapaz de explicar.

B) *Cuerpo sutil o pránico*

Un cuerpo hecho de *prana* coexiste, penetra y dinamiza nuestro cuerpo físico. Este *cuerpo pránico*, también llamado *cuerpo sutil* o *cuerpo vital*, realizando incesantes intercambios con el *mundo pránico* del que forma parte, es el intermediario entre el mundo mental y el fisiológico. Sensible al extremo a las mudanzas que en uno de ellos ocurren, refléjalas en sí mismo y las transmite al otro.

Responsable por la vida del organismo material, no podría dejar de ser una fábrica maravillosa de dinamismo intenso e ininterrumpido. Como otro organismo, su funcionamiento corre por cuenta del metabolismo que mantiene con el medio de donde absorbe la *energía pránica* que precisa. Eso lo hace por un mecanismo cuyo ritmo es coincidente con el de la respiración pulmonar. Cada vez que inspiramos absorbemos *prana*. Cada vez que espiramos, lo distribuimos por los variados órganos del cuerpo sutil, a través de conductores especiales, llamados *nadis,* una especie de nervios pránicos. La circulación del *prana* se produce así: por la nariz izquierda, terminal del *nadi* llamado *ida,* penetra el *prana positivo, Ha,* que después de haber dinamizado los *chakras* (verdaderos acumuladores y transformadores de energía), va a salir por la nariz derecha, terminal del *nadi pingala.* La corriente negativa hace lo contrario, penetra por la nariz derecha, *pingala* y, después de servir a los *chakras,* va a salir por la nariz izquierda, *ida.*

Ambos *nadis —ida y pingala—* que comienzan uno en cada nariz se van a juntar en el *chakra muladhara* o *chakra raíz,* localizado en la base de la columna vertebral donde reside una energía potentísima llamada *kundalini.* En el hombre normal la *kundalini* duerme un sueño *hibernal,* está por lo tanto inactiva. Es en tanto una potencialidad común a todos los seres humanos. Raros son los individuos que *despiertan* a *kundalini.* Esos son auténticos superhombres, portadores de poderes psíquicos y espirituales. *Kundalini,* que puede ser despertado involuntariamente (rarísimas veces), es bueno que permanezca latente en el hombre común aun sin condiciones morales para usar su extraordinaria energía. Es fácil de comprender lo que acaba de ser dicho, a la luz de la actual coyuntura internacional, en que los pueblos aprensivos tientan, por todas las formas, canalizar la energía nuclear para los fines pacíficos, lo que desgraciadamente está pareciendo difícil, visto el bajo grado de evolución espiritual de la humanidad. El *Kundalini* es una especie de energía nuclear domiciliada en el *muladhara.*

Partiendo del *chakra raiz,* los dos *nadis* se cruzan cuatro veces sobre el tercer *nadi,* el central y el más importante llamado *sushumna,* que tiene por correspondiente anatómico la médula espinal, dentro del canal raquídeo. Es notable como la figura formada por los *nadis ida y pingala,* que se cruzan sobre el *sushumna,* se parece al *caduceo de Mercurio, símbolo de la medicina y de la luz* de la ciencia. Clarividencia y poderes paranormales, de hecho, resultan para aquellos en que el *kundalini,* despertado, deja gloriosamente su nido —*muladhara—* y sube por la vía que le ha sido reservada, el *nadi sushumna,* iluminando los otros *chakras* también dispuestos en la línea de este *nadi central,* hasta alcanzar el último *chakra.* Lo que sólo acontece en estados más avanzados del Yoga, poco accesibles al común de los hombres.

Existen en el cuerpo sutil gran número de *nadis,* pero los tres principales son los tres ya citados. Igualmente numerosos son los *chakras* de los cuales siete solamente merecen atención. Situados en la línea central del cuerpo, distribuyéndose de tal manera que corresponden con las principales glándulas de secreción interna y a los más importantes plexos nerviosos del sistema vago-simpático y, en el cuerpo pránico, los *chakras* o *rodas* desempeñan funciones altamente relevantes. Alimentados por el *prana*, que es absorbido por la respiración, funcionan como acumuladores y transformadores de este *prana*, que después se encargan de distribuir por todo el cuerpo, alimentando así la llama de la vida.

De la más rica provisión de *prana* y del exacto funcionamiento de los *chakras* depende la salud, la disposición para la vida, el entusiasmo, la capacidad de trabajo, la resistencia a la fatiga, la fuerza física, nerviosa, psíquica y espiritual. Llámase *trabajar los chakras* desarrollarlos al punto de cumplir las funciones espirituales, psicológicas y fisiológicas a su cargo. A medida que el practicante va consiguiendo despertar sus *chakras*, los poderes paranormales comienzan también a manifestarse, causándole sorpresa, autoconfianza y natural satisfacción.

Conozcamos esas *rodas, o lotos, o centros de fuerza.*

C) *Los chakras*

1.— El primero, donde *ida* y *pingala* se unen, es el *muladhara* o *chakra raíz*, localizado en la base de la columna vertebral, entre el ano y los órganos sexuales. Es donde se halla concentrado el *fuego serpentino* o *kundalini*. Correspondiente al plexo coccígeo, en condiciones normales, comanda la reproducción. Ampliamente desarrollado, promueve el discernimiento espiritual.

2.— *Svadhistana chakra*, un poco encima del *muladhara*, controla el impulso erótico así como las funciones de desintoxicación del organismo. Plenamente desenvuelto, modifica profundamente la personalidad, enriqueciéndola.

3.— *Manipura chakra*, a la altura del ombligo, rige la vida vegetativa, por intermedio del sistema vagosimpático. Sabiendo que también controla la respiración, innecesario es decir el importante papel que desempeña en el Hatha Yoga. Desarrollado, genera el deseo de realización espiritual.

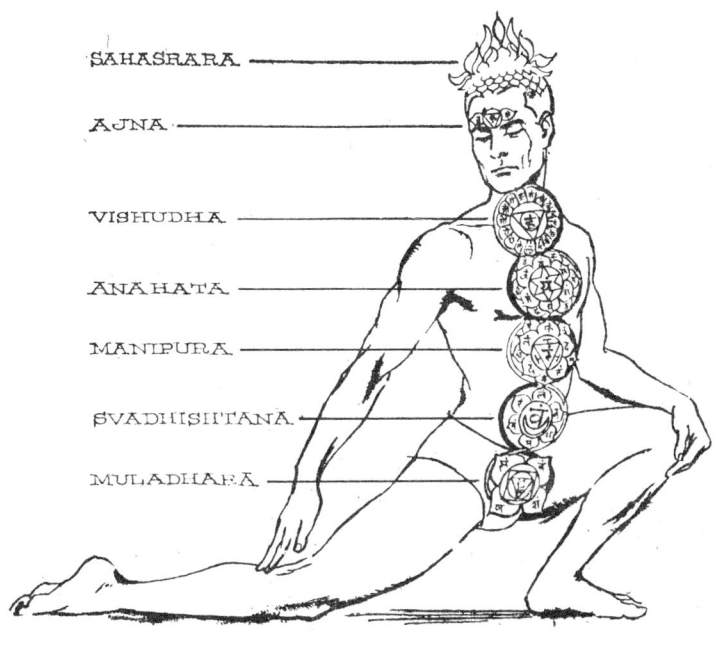

SAHASRARA

AJNA

VISHUDHA

ANAHATA

MANIPURA

SVADHISHTANA

MULADHARA

Fig. 6. El pranamayakosha (cuerpo pránico) viéndose los nervios sutiles (naddis) y los centros energéticos (chakras).

4.— *Anahata chakra*, al nivel del corazón, rige los sistemas circulatorio sanguíneo y pránico. Despierta, cuando se desenvuelve, el *amor universal.*

5.— *Vishudha chakra*, correspondiendo a la garganta, según Kerneiz, sus funciones son subconscientes, rigiendo glándulas endócrinas; interfiere también en la audición y en la emisión de voz. Inspiración y expresión creadora resultan de su pleno desenvolvimiento.

6.— *Ajna chakra,* hállase exactamente en el espacio entre las cejas, en la raíz de la nariz. La casi unanimidad de los libros lo. han dado como contrapartida pránica de la hipófisis. Especialmente ligado a la vida intelectual y a la visión, es llamado también el *tercer ojo,* por ser el órgano *pránico* de la clarividencia y la intuición místicas. Es sobre él que generalmente inciden los ejercicios de concentración. Coincide sobre el punto de encuentro de los *nadis ida* y *pingala,* llamado *triveni,* importantísimo para el Yoga.

7.— *Sahasrara chakra* o *loto de mil pétalos,* está localizado en la parte superior de la cabeza, correspondiendo a la glándula pineal, la más misteriosa de todo el sistema endocrino. Es la morada del dios *Shiva.* En el hombre vulgar, prácticamente inactivo, solamente en los yoguis que se liberaron e iluminaron, este *chakra* está despierto. Esto se da cuando el *kundalini,* ascendiendo a través del *sushamna,* va desarrollando los lotos (*chakras*) hasta llegar a él. ¡Ay! entonces el yoguin alcanza su fin. Habrá *regresado.* Está *unificado.* Nuevamente *ligado,* gozando de la bienaventuranza del *divino-lar.* Los raros seres que han alcanzado esta ventura suprema están representados generalmente por figuras cuya cabeza irradia una brillante luz. Las efigies de *Sidharta Gautama* presentan una saliencia en lo alto de la cabeza, indicando su condición de Buddha, que quiere decir *Iluminado,* aquel que despertó el *chakra sahasrara.*

La activación de los varios *chakras,* con todas sus importantes consecuencias espirituales, fisiológicas y psíquicas, constituye la preocupación central del Hatha Yoga y está reservada como premio al que persiste en el esfuerzo.

PRANAYAMA

RESPIRACION

La ciencia occidental considera la respiración tan sólo como un fenómeno fisiológico, gracias al cual el organismo utiliza el oxígeno del aire con el fin de efectuar las transformaciones químicas necesarias para que la sangre pueda distribuir "nutrición" a todas las células. Parar de respirar es lo mismo que morir.

Para la ciencia *Yogui* la respiración es mucho más que un hecho fisiológico. Es también psicológico y pránico. En virtud de formar parte de los tres planos —fisiológico, psíquico y pránico— la respiración es uno de los actos más importantes de nuestra vida. Es por su intermedio que logramos el acceso a todos ellos. Por otro lado, es el único proceso fisiológico doblemente voluntario e involuntario. Si queremos, podemos acelerar, retardar, parar y recomenzar el ritmo respiratorio. Es posible que la hagamos más profunda o superficial. Mientras, casi todo el tiempo, nos olvidamos de ella completamente, dejándola por cuenta de la vida vegetativa. Gracias a esto, la respiración es también la puerta a través de la cual podemos, un día, a costa de lo aprendido, invadir el reino prohibido del sistema vago-simpático. Gracias a ella es principalmente que el yoguin avanzado consigue manejar fenómenos fisiológicos hasta entonces refractarios a cualquier mando.

El psicoanálisis puso en claro la existencia de un yo profundo, una personalidad inconsciente, que, estructurada con impulsos y tendencias instintivas, procura manifestarse, presionando, a partir del nivel desconocido y misterioso de cada uno de nosotros. Otra personalidad, que meridianamente cada uno se reconoce ser, está estructurada con comportamientos aprendidos y socializados. Esta dicotomía alimenta un estado de tensión permanente. Pues el *yo consciente*, vigilante, teme y sofoca la libre expresión del *yo profundo*. Este, en la interpretación de Freud, feo, erótico y antisocial está alimentado por las frecuentes represiones al que el *yo consciente* lo somete. Del *yo profundo* lo que podemos decir es que es desconocido y rebelde al control, pero no podemos acordar que sea apenas suciedad y negrura. Podemos decir, esto sí, que las energías que guarda en sí y que, en el hombre vulgar, son desconocidas por *su consciente*, han sido apenas temidas y reprimidas. Sometidas, mas no vencidas, permanecen, mientras tanto, creando conflictos y, como un resorte comprimido, son peligrosamente capaces de vencer el control y soltarse muchas veces, desastrosamente.

En pro de la unificación de la personalidad, por medio del autoanálisis y del psicoanálisis, se han hecho tentativas en el sentido de obtener un "tratado de paz y mutua colaboración" entre estos dos partidos que dividen el "reino interno" del hombre. La respiración es un medio cierto para obtener esa *unificación o Yoga*.

Hay en cada hombre un doble ritmo respiratorio. Uno ligado a la vida de relación o consciente y otro, a la actividad inconsciente y vegetativa. La primera, que todos conocen, es superficial y la otra, profunda. Aquella se liga a las actividades conscientes, características del yo superficial y consciente, y ésta es propia de los mecanismos inconscientes o involuntarios, ligada por lo tanto al yo profundo. La integración que se alcanza en el plano respiratorio es extendida al plano psíquico, gracias a la integración de los dos sistemas nerviosos: cerebroespinal y simpático. Esto se consigue con la práctica de la respiración integral y rítmica que, comenzando como respiración superficial, se va progresivamente profundizando hasta la meta final. Desde ya, sin embargo, no se debe entender como respiración profunda apenas el inspirar con gran esfuerzo con el fin de llenar al máximo el pulmón.

A) *Aspecto psíquico de la respiración*

Para evidenciar mejor la naturaleza psíquica de la respiración, basta considerar las alteraciones rítmicas en la respiración que concomitantemente ocurren con las alteraciones psíquicas. En la inquietud mental y emocional se observa la respiración acelerada. Tórnase lenta en los estados en los que nos hallamos física, mental y emocionalmente tranquilos. Si nos envuelve un conflicto entre dos tendencias o deseos antagónicos, ella se hace irregular o arrítmica. Si, mientras tanto, nos encontramos integrados, libres de contradicciones psíquicas, respiramos acompasadamente.

Recíprocamente, cuando, por los ejercicios respiratorios, voluntariamente controlamos la respiración, tornándola lenta, nos inducimos necesariamente a la tranquilidad emocional y mental. Haciéndola rítmica, establecemos la paz entre la mente, la voluntad y los impulsos antes contradictorios y opuestos.

B) *La respiración como fenómeno pránico*

Cuando tratamos del *cuerpo pránico* llegamos a ver la respiración como el medio por el cual él se sirve con el fin de proveerse de *energía pránica*. Creemos haber dicho suficiente. Vimos cuán importante es la respiración como fenómeno polarizado, absorbiendo la energía positiva —*Ha*— y la negativa —*Tha*—. Energías éstas que van a vivificar los *chakras* y circular por los muchos *nadis*.

Por lo expuesto, vuélvese claro que, controlando voluntariamente la respiración, haciéndola rítmica, profundizándola, dirigiéndola, polarizándola, el hombre va obteniendo acceso a sus diferentes niveles —psíquico, fisiológico, pránico— pudiendo entonces *integrarlos* en su provecho.

C) *Las fases de la respiración*

La respiración yogui se realiza según tres fases: *puraka,* o inspiración; *kumbhaka,* o retención; *rechaka,* o espiración. Conforme sabemos, cuando inspiramos por la ventana nasal izquierda, terminal del *nadi ida,* absorbemos *prana* positivo *(Ha)* y cuando el *puraka* se hace por la ventana derecha, donde termina el *nadi pingala,* incorporamos prana negativo *(Tha).*

PRANAYAMA Y SU IMPORTANCIA

Etimológicamente, la palabra sánscrita *pranayama* significa dominio sobre el *prana.* La mayoría de los autores lo conceptúan como la suspensión voluntaria del aliento, es decir, del *prana*, y es el objetivo común al que todos ellos apuntan para los diversos ejercicios respiratorios, constituyéndose en el "ábrete sésamo" para la trascendencia y liberación. El venerable *Swami Vivekananda*, en *Filosofía Yoga* (Editorial Kier, Buenos Aires), narra una parábola, ilustrando la importancia del *pranayama*. Hela aquí: "Cuéntase que el ministro de un gran rey cayó en desgracia. Como consecuencia de ello, el rey mandó encerrar al ministro en la cúspide de una torre muy elevada. Así se hizo, y el ministro fue relegado a consumirse allí. Pero este tenía una esposa fiel, la cual fue por la noche a la torre y, llamando a su marido, le preguntó qué podría hacer para facilitarle la fuga. El le dijo que a la noche siguiente volviese a la torre y le trajera una larga cuerda, un fuerte bramante, un carrillo de hilo de cáñamo y otro de seda, un escarabajo y un poco de miel. Muy admirada la buena esposa, obedeció a su marido y le trajo los objetos pedidos. Entonces el marido le dijo que atara sólidamente el cabo del hilo de seda al cuerpo del escarabajo, que le untara los cuernos con una gota de miel y que lo colocara sobre el muro de la torre dejándolo en libertad y con la cabeza hacia arriba. Hízolo así ella, y el escarabajo principió su larga jornada. Oliendo la miel ante sí, el escarabajo trepó lentamente, con la esperanza de alcanzarla, hasta que al fin, llegó a la cumbre de la torre. Apoderándose entonces el ministro del escarabajo, se halló en posesión de uno de los extremos del hilo de seda. En esta situación dijo a su esposa que anudara el otro extremo al hilo de cáñamo, y después que hubo atraído a este, repitió el proceso con el bramante y últimamente con la cuerda. Lo demás fue cosa fácil: el ministro se descolgó de la torre por medio de la cuerda, y de esta suerte consiguió fugarse. En nuestros cuerpos, el aliento vital es hilo de seda, y asiendo éste y aprendiendo a dominarlo nos apoderamos del hilo de cáñamo de las corrientes nerviosas; desde éstas hacemos otro tanto con el fuerte bramante, de nuestros pensamientos, y últimamente nos apoderaremos de la cuerda de *prâna*, hecho lo cual alcanzamos la liberación".

LA BUENA RESPIRACION DEBE SER NASAL

De los mamíferos, el hombre es el único que, por causas patológicas o deplorables malos hábitos, a veces respira por la boca. Respiración equivocada. La nariz no fue hecha para componer un elegante perfil. Dios la puso en el medio de nuestra cara para que nosotros realicemos con ella saludablemente esta cosa importantísima que es respirar.

Los inconvenientes de la respiración bucal son de doble naturaleza: físicos y pránicos.

Los de orden físico comienzan con la insuficiente alimentación a nuestros pulmones. Los que respiran por la boca están permanentemente martirizados por una asfixia parcial, además de estar más sujetos a las infecciones por los gérmenes del aire. La nariz es un filtro contra el polvo. Gracias a la acción bactericida de su mucus, nos libra de insidiosos invasores. Es también un radiador natural que calienta el aire frío del invierno antes de llegar a los pulmones.

La dificultad de respirar por la nariz comienza casi siempre en la infancia, y es cuando, por tal motivo, se instala el hábito de respirar por la boca.

La ciencia de los *tatwas* enseña que en una persona sana la respiración se hace más fuerte por una ventana que por la otra, variando de lado de dos en dos horas. Durante dos horas es la ventana nasal derecha. la que funciona más francamente que la izquierda para, después de dos horas, cambiar, y entonces es la izquierda la que más trabaja. No sé si la ciencia occidental se apercibió de este fenómeno. Esto implica salud y armonía con el cosmos. Las personas que sufren de obstrucciones nasales de uno de los dos lados, gozan de menos salud que las que respiran normalmente. Por esto deberían conservar en buen estado funcional ambas ventanas nasales.

De las fosas nasales, la que más frecuentemente funciona mal es la izquierda, por donde se hace la inspiración de corriente positiva, *Ha*. "Ahora, dice Kerneiz (*Comment respirer*; Edición Jules Tallandier, París), ciertos biólogos contemporáneos, como el doctor Thijenski, consideran precisamente como una de las causas e igualmente uno de los principales síntomas de envejecimiento la insuficiencia de ionización negativa en los fenómenos humanos."

Ahora que expusimos los inconvenientes de una respiración defectuosa, estamos en la obligación de indicar las técnicas yoguis que la puedan corregir y curar.

A) *Cómo corregir la respiración deficiente*

Como los ejercicios de *pranayama* son casi todos ejecutados utilizando solamente la nariz, antes de iniciar uno de ellos es preciso tener las fosas nasales totalmente libres.

Tal vez ninguna técnica yogui sea más necesaria que cuando se trata de una persona que respira por la boca debido a un mal hábito formado en una época en que, por un defecto cualquiera, anatómico o fisiológico, tuvo dificultad de respirar por la nariz. En este caso, sólo es preciso una buena dosis de propósito librarse del hábito, si es que el obstáculo anatómico o fisiológico ya ha sido eliminado.

Para desobstruir una fosa nasal, coloque en la axila del lado opuesto un volumen como de un litro o un puño cerrado. A los pocos minutos, la desobstrucción se produce. Se requiere tener un poquito de paciencia. Luego de obtener lo que desea, suspenda la presión, sino va a obstruir la nariz del mismo lado. Si está en la cama, es suficiente acostarse sobre el lado desobstruido, para que en pocos instantes la fosa se destape. Y aún hay quien dude de la existencia de los *nadis*!...

El lavaje de la nariz o *vyut-krama* consiste en aspirar agua por la nariz y echarla por la boca. La succión se hace más con la faringe que con las ventanas nasales. El agua debe ser hervida, con una solución al 7 % de sal de cocina (mejor la sal en bruto) y a temperatura templada. En las primeras veces la cosa es desagradable. Produce un dolorcito que desaparece en pocos segundos.

Algunos ejercicios de *pranayama*, más adelante enseñados, son otras formas eficaces de limpiar el mucus de la nariz y quien los practica realiza también un tratamiento preventivo.

Hay ciertas prácticas indicadas por Kerneiz (op. cit.) que preferimos explicar con la palabra del autor. Tales técnicas "consisten esencialmente en pronunciar y sobre todo en cantar ciertas sílabas de manera de hacer vibrar las paredes de las vías respiratorias. Los sonidos deben ser emitidos preferentemente sobre una de las notas de acorde perfecto y según el registro vocal de cada uno. No es preciso cantar a toda voz, pero sí canturrear.

"La sílaba más apropiada para hacer vibrar la cavidad torácica media es *frem*; es preciso tantear un poco para obtener el sonido justo; apoyando ligeramente los dedos sobre el pecho, se debe sentir la vibración. *Om* (la sílaba sagrada) hace vibrar la parte superior de la caja torácica y la base de la garganta; yum, la parte superior de la garganta y lo alto de la glotis; *van* lo alto del velo del paladar y la parte posterior de las cavidades nasales. Se pueden obtener vibraciones un poco diferentes y más acentuadas sustituyendo la *m* final por *n*.

"La emisión prolongada y repetida de esas sílabas sobre un sonido musical y las vibraciones que ellas determinan tienen por efecto *purificar* las vías respiratorias y librarlas de todo exceso de mucus; a la vez ejercen una acción tonificante notable, que tiende a inmunizarlas contra todas las infecciones menores que son asiento."

Esos ejercicios así descritos por Kerneiz se clasifican en la categoría de *mantrans*. *Mantran* es la palabra o sonido que determina efectos vibratorios, psíquicos y espirituales cuando es debidamente emitido. Son verdaderos *mantrans* los cantos gregorianos y la entonación de las *suras del Alcorán* por los musulmanes en preces. De cierta forma, el efecto psicológico arrancado a los soldados por la marcialidad de los tambores ejemplifica lo que los orientales denominan *mantrans.*

EL DIAFRAGMA Y LA RESPIRACION
DIAFRAGMATICA

En el mecanismo respiratorio, el músculo que separa el tórax del abdomen desempeña un papel relevante. Si usted se acuesta con el vientre para arriba podrá observar cómo el abdomen sube y baja con el ritmo respiratorio. Funciona el diafragma como una membrana. Cuando baja, proyectando el abdomen, arrastra consigo la base del pulmón, aumentando el volumen interno de éste, lo que produce la succión del aire. Es decir, la inspiración. En la espiración, ocurre exactamente lo contrario; el diafragma, elevándose, comprime los pulmones, elevando el aire.

Este mecanismo, tan bonito· y tan sano, con la vida sedentaria, lamentablemente, se va perturbando hasta casi desaparecer en la mayoría de las personas maduras. Es como si el diafragma muriera prematuramente. Al fin queda tan solo la respiración con la parte superior de los pulmones. Aun en los atletas se produce tal hecho. Cuando quieren *respirar hondo para volver al reposo*, levantan los brazos, comprimen y llenan con aire solamente el tercio superior del órgano. Hacen exactamente lo opuesto de lo que el Yoga enseña y que es la forma ideal de respirar. El atleta occidental inspira hinchando el pecho y encogiendo el vientre. El yogui inspira proyectando discretamente el vientre, empujando para abajo el diafragma, llenando, así, no solamente el vértice sino también, y aun antes, la base del pulmón que es la zona más rica en alvéolos, por lo tanto la más importante para la economía vital.

La "muerte" del diafragma paraliza el movimiento de la pared abdominal. Esta, por falta de ejercicio, se arruina, no pudiendo sustentar más en sus lugares debido a las vísceras, que se dilatan y caen bajo la influencia de la gravedad. Y la vejez llega calladamente, con la gordura que se acumula afeando la barriga. La visceroptosis, el dislocamiento de las vísceras, se corrige mediante la respiración diafragmática que usted aprenderá en seguida [1].

La respiración occidental niega al organismo un tesoro de beneficios derivados del masaje automático y natural que la respiración diafragmática promueve en los órganos internos y en las glándulas, al mismo tiempo que, desde el punto de vista cuantitativo, trabajando apenas con un tercio del pulmón, se reduce proporcionalmente la "capacidad vital".

La respiración diafragmática ha sido utilizada en el tratamiento de las molestias cardíacas. Masajea con suavidad y naturalidad el corazón. El profesor Tirala, de Wiesbaden, es el pionero de este tratamiento. En el restablecimiento del presidente Eisenhower la respiración tuvo un papel significativo.

Masaje igual al que recibe el corazón, lo reciben todas las vísceras. En el caso de los intestinos, es principalmente benéfico, curando la sequedad de vientre, contribuyendo así para librar al organismo de las materias putrefactas.

El rejuvenecimiento progresivo es otro dividendo que seguramente escoge. La respiración abdominal también se utiliza como elemento principal en regímenes de adelgazamiento. Actuando directamente en las causas de la obesidad, es el más definitivo y sano método de enflaquecimiento. .

---

[1]   Ver figuras 1 y 2.

Después de saber todo esto, el lector puede estar ansioso por el "mapa de la mina", es decir, la técnica de la respiración diafragmática. Vamos a ella.

Antes de cualquier otra cosa, se hace imprescindible restaurar los movimientos naturales del diafragma, perdidos entre masas de gordura, sofocados por cinturones apretados, aplastado por las vísceras agrandadas. Sin este ejercicio preliminar, nada puede ser obtenido y nada debe ser intentado.

A) *Activación del diafragma*

Se trata de un ejercicio puramente mecánico. En él todavía no nos preocupamos propiamente de la respiración. Sentado o de pie, habiendo previamente vaciado los pulmones, moviendo el vientre para adelante y para atrás bajo la acción del diafragma. Desde este primer ejercicio, debe habituarse a mantener su atención en lo que está haciendo. Comience con un mínimo el primer día y aumente uno en los días subsiguientes hasta llegar a cinco. No use la violencia, pues podrá llegar a sentir algún dolor, el cual pasará haciendo un pequeño reposo. Evite la práctica si el estómago estuviere lleno. Para mayor facilidad, de pie, incline el tronco un poco para adelante, apoyando las manos en los muslos un poco por encima de las rodillas.

B) *Limpieza del pulmón*

El pulmón es como una esponja que debe embeberse, no de agua, como una esponja común, pero sí de aire. A cada inspiración, se llena de aire que después será lanzado fuera cuando los músculos respiratorios se relajen en la espiración. Comúnmente, tanto la inspiración como la espiración no se hacen con todo el pulmón, pero sí apenas con un tercio, así que la esponja funciona en una tercera parte. ¿Qué ocurre con lo restante? Una cosa muy nociva: buena cantidad de aire queda estancada, sin renovación, sujeta por lo tanto a deteriorarse y deteriorar el propio pulmón y, de esta manera, toda la salud.

Precisamos, entonces, aprender esta práctica higiénica, tan poco conocida y tan útil, como es la de expulsar del pulmón el aire residual y fermentado. Aprendamos a exprimir al máximo la esponja.

Supongamos que usted ya aprendió a mover el diafragma. Expulse todo el aire, ayude con una ligera tos y complete empujando aquel músculo para arriba, comprimiendo la musculatura abdominal, lo que conseguirá encogiendo al máximo el abdomen como deseando juntar el ombligo con la espalda. Es prudente recordar que esto no debe ser hecho con el estómago lleno (Foto 1).

C) *Ejercicio de la respiración diafragmática* (E^4)

Habiendo readquirido el natural movimiento diafragmático, gracias a un ejercicio anterior, puramente mecánico, ahora tenemos que asociar a esto el movimiento de la respiración, cosa que, a primera vista parece fácil, pero no lo es, debido a algunos desnaturalizados automatismos respiratorios adquiridos, así como por la interferencia perturbadora de ciertos estados psicológicos.

Acuéstese sobre la espalda, sobre una superficie dura (en el suelo alfombrado), encoja las piernas, conservando las rodillas altas y juntas, pero los pies separados. Coloque las manos sobre el abdomen, aflojando todos los músculos (Foto 2). Proceda a la limpieza del pulmón. Así, el abdomen debe estar retraído al máximo y así consérvelo hasta que se sienta "impulsado" a inspirar, cuando el abdomen tiende a expandirse. Ahora *suéltelo* y *deje* entrar el aire. Concomitantemente, el abdomen se eleva, arrastrando el diafragma, que a su vez atrae la base del pulmón, y de esta forma el aire que entró por las fosas nasales va a llenar este órgano. Para la exhalación, nuevamente el abdomen desciende, empujando el diafragma, en cuanto el aire va para afuera.

El ejecutante se porta como un espectador de los movimientos respiratorios que se manifiestan exclusivamente en el abdomen. Siempre atento, no profundiza ni da ritmo a ellos. Apenas deja que la mente instintiva tome en cuenta del proceso, quedando el yo consciente como observador.

Dice A. Blay que en realidad no es la persona quien respira, es la propia vida que lo *hace*.

Ese ejercicio puede ser realizado sin restricciones. Cualquier persona sana o enferma, joven o vieja, puede practicarlo en la cantidad que desee. Para los mejores resultados, debe el practicante observar que:

a) A las ventanas nasales no les corresponde solicitar el aire, esto corresponde al área posterior de la nariz y anterior de la faringe, lugar próximo a la glándula pituitaria. La nariz es la entrada natural del aire, pues está preparada para *filtrarlo, humedecerlo, purificarlo* y *calentar-*

lo. La respiración por la boca, sólo en raros ejercicios. Pero en el ejercicio presente la nariz sirve de pasaje tan solo. A su paso, el aire fresco estimula y enfría la mucosa, y al ser expelido lo calienta.

b) La respiración es tranquilísima. Una persona profundamente dormida nos da una idea de lo que debemos realizar.

c) Después de cierto progreso en la técnica, las piernas pueden quedar extendidas, y no más flexionadas, aproximándose a aquello que se denomina *relajamiento completo,* objeto de estudios hechos más adelante.

d) Su atención alerta e ininterrumpida debe *acompañar* tanto cuanto sea posible la suave y profunda ondulación del vientre, al entrar y salir del aliento. Decimos aliento y no aire atmosférico, pues a partir de aquí, cada vez que inspiramos (*puraka*) debemos mentalizar el *prana,* que es vida, paz, salud, energía, alegría, en fin, todo lo que precisamos para ser felices.

e) Bien decimos que la atención debe solamente *acompañar,* pues el practicante solamente experimentará las sensaciones de descanso, libertad, espontaneidad, levedad, alegría y paz si se *abandona a la vida que en él penetra,* evitando interferir voluntariamente en el proceso. Debe dejar que la respiración venga del plano profundo del *yo,* llegue a la superficie y se armonice en el plano consciente.

f) Esta práctica le será provechosa: 1) en el *relajamiento;* 2) al acostarse para dormir; 3) en los momentos de tensiones y conflictos emocionales; 4) cuando se siente mentalmente cansado; 5) en la fase preparatoria de cualquier trabajo intelectual.

g) Las personas que se hallan en cama pueden y deben practicar la respiración abdominal. Esto les reportará beneficios.

h) El buen éxito depende de la correcta posición del cuerpo, del relajamiento y de la actitud mental.

Efectos psicológicos: Tranquilización de las crisis emocionales; corrección de la habitual divagación mental; sensación de vivencia deliciosa y profunda. Cura el insomnio.

Efectos fisiológicos: Reposo general, especialmente para los sistemas nerviosos cerebroespinal y vago-simpático; perfecta irrigación sanguínea; regularización de todas las funciones vegetativas, con la más profunda pranificación del cuerpo sutil.

RESPIRACION COMPLETA (Rc)

Estamos ahora en condiciones de aprender y practicar la respiración completa, desde que ya dominamos la respiración abdominal automática. En aquélla *dejamos* que la cosa aconteciese. Ahora vamos a dirigir el proceso. Si hasta entonces trabajaba un tercio del pulmón, ahora vamos a obligar a la acción a todo él. En esta forma de respirar, todos los niveles de la personalidad participan, desde los planos más profundos a los superficiales. Ahora, voluntariamente actuando con los músculos respiratorios, el practicante va a hacer trabajar el pulmón en su capacidad total, lo que no debe entenderse como una respiración forzada a punto casi de reventar con una exagerada presión interna causada por la superventilación, lo que sólo trae aparejado disturbios nerviosos y pulmonares. Suavidad es una de las características marcantes de todo ejercicio yogui y esto no es una exageración. El que mentalmente se conduzca la inspiración, no quiere decir que sea una aspiración desmedida de aire. Es más el *resultado de un impulso que viene del fondo de nosotros mismos.*

Normalmente, esto es, respirando con un tercio del pulmón, el hombre no tiene la salud y la energía que tendría si respirase con todo el órgano. Esto es lo que vamos a enseñar aquí.

Aprendamos la *respiración completa.* Comprende la base, la parte media y el ápice del pulmón, según tres fases, siempre precedidas por la completa limpieza, es decir, con el "agotarse" totalmente de la esponja pulmonar. Terminada la limpieza, el abdomen debe estar echado hacia atrás y la masa pulmonar, sin aire, es como un vacío que tiende a ser prellenado.

Ejecución. – Puede ser descrita en tres fases. La primera es abdominal o diafragmática, y cuando es perfecta, debe ser automática, espontánea. En ella la mente y la voluntad apenas figuran como espectadoras. Las otras dos, al contrario, son fases voluntarias, quiere decir, mentalmente comandadas.

Se la debe practicar de pie o sentado, con la columna vertebral perfectamente colocada, con sus curvaturas naturales, lo que se consigue manteniendo el tronco erecto, sin constreñimientos. Así, con todo el cuerpo relajado, limpio totalmente el pulmón. Permanezca sin aire por algunos segundos, como *creando la necesidad de inspirar.* Después comience.

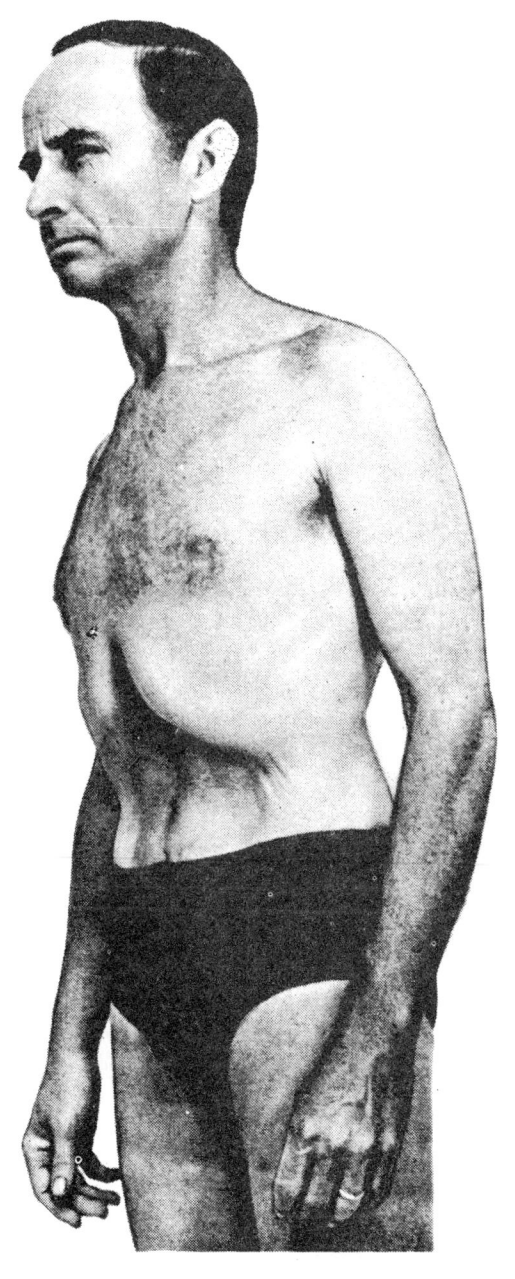

Foto 1 — LIMPIEZA DEL PULMÓN

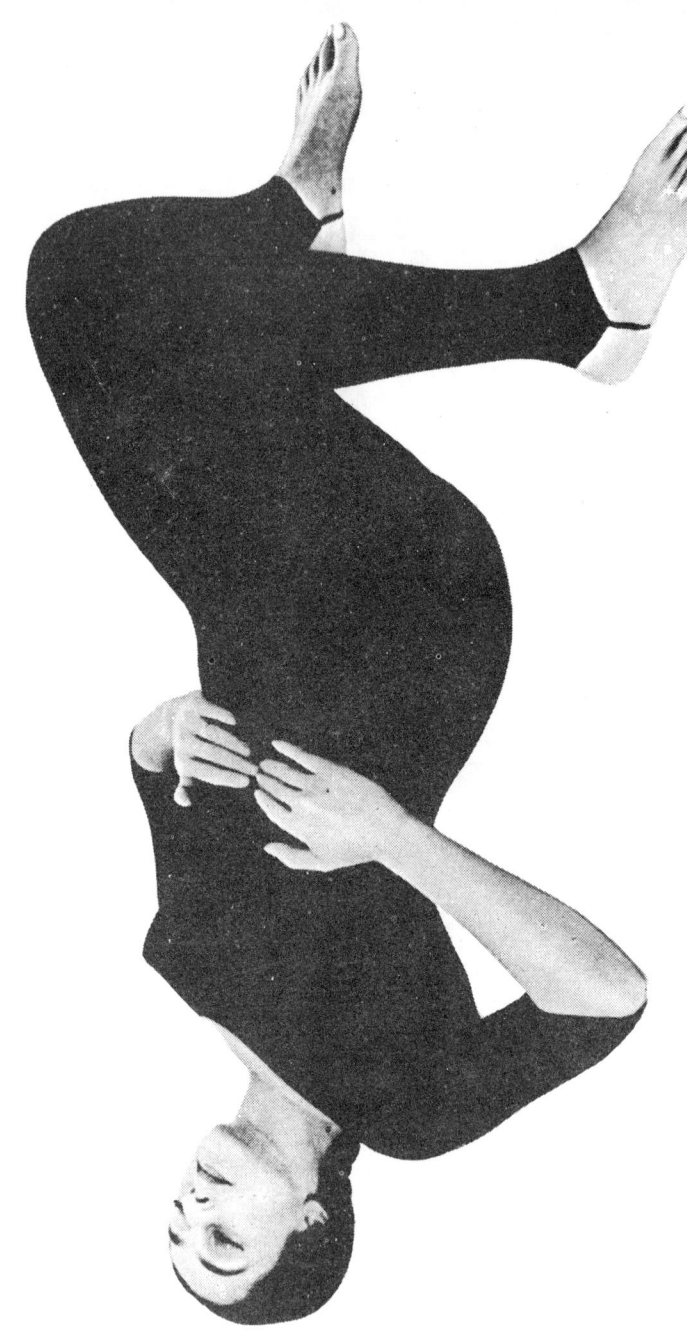

Foto 2 — RESPIRACIÓN DIAFRAGMÁTICA

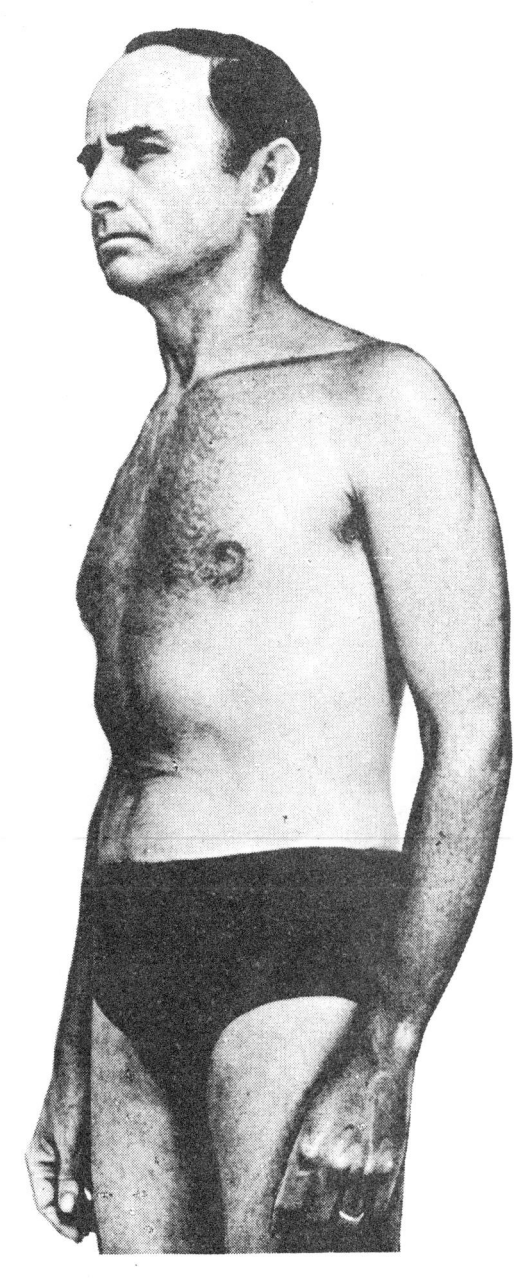

Foto 3 — RESPIRACIÓN COMPLETA (1º fase)

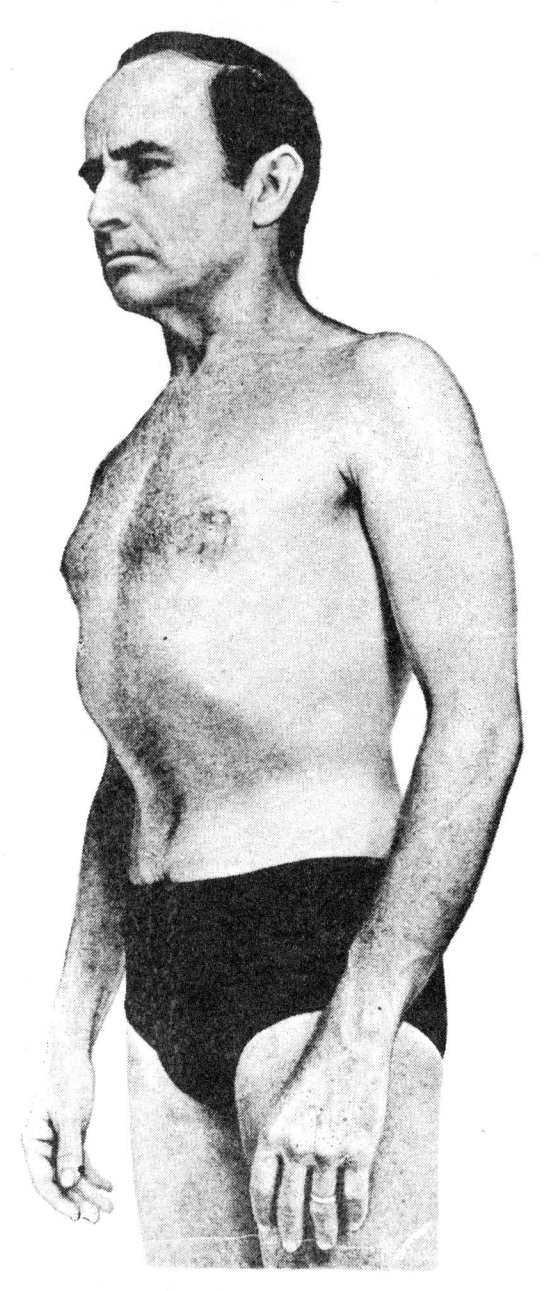

Foto 4 — RESPIRACIÓN COMPLETA (Final)

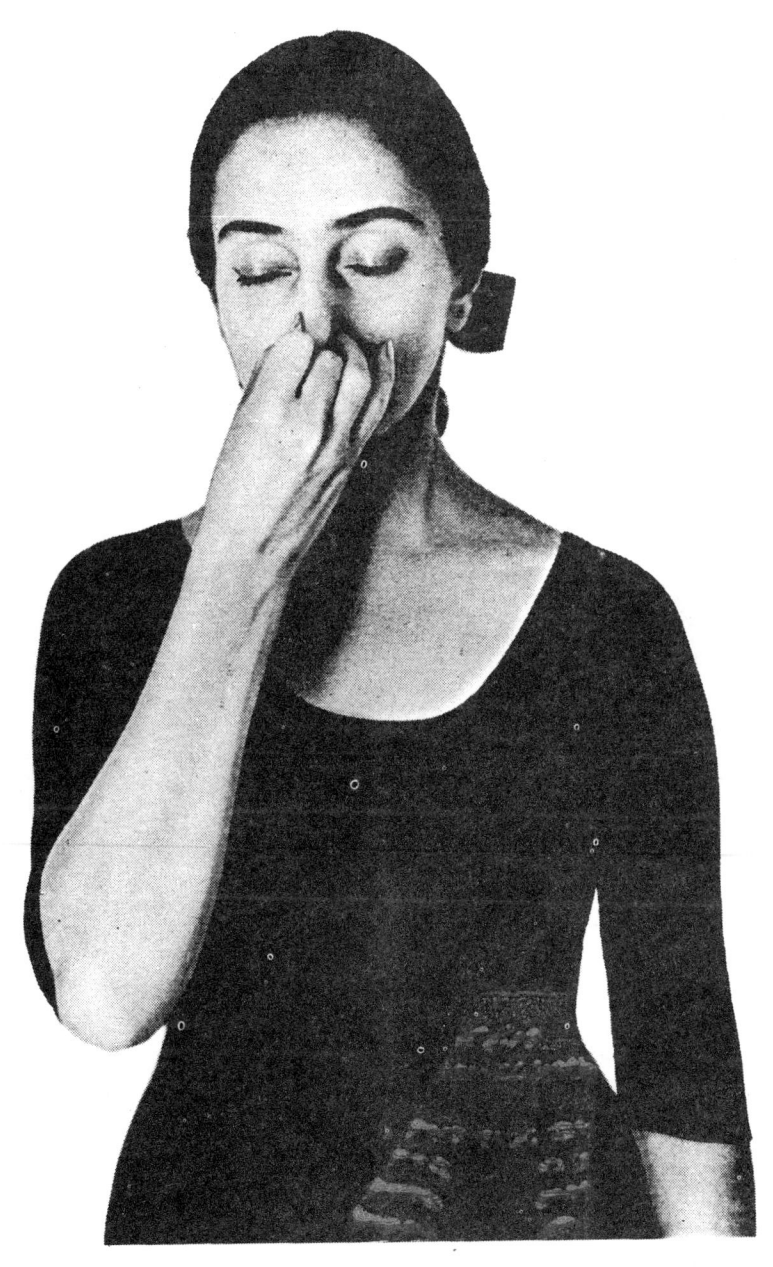

Foto 5.— P2 RESPIRACIÓN POLARIZADA

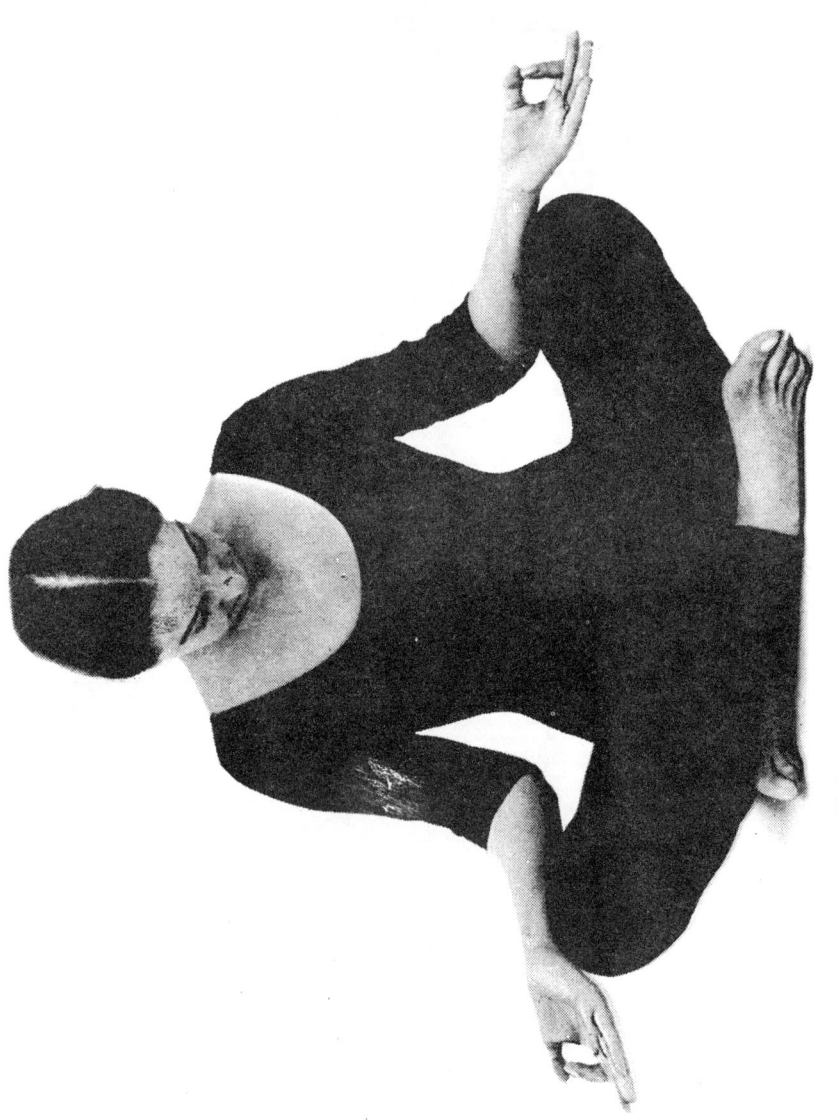

Foto 6 — JALANDHARA — BANDHA

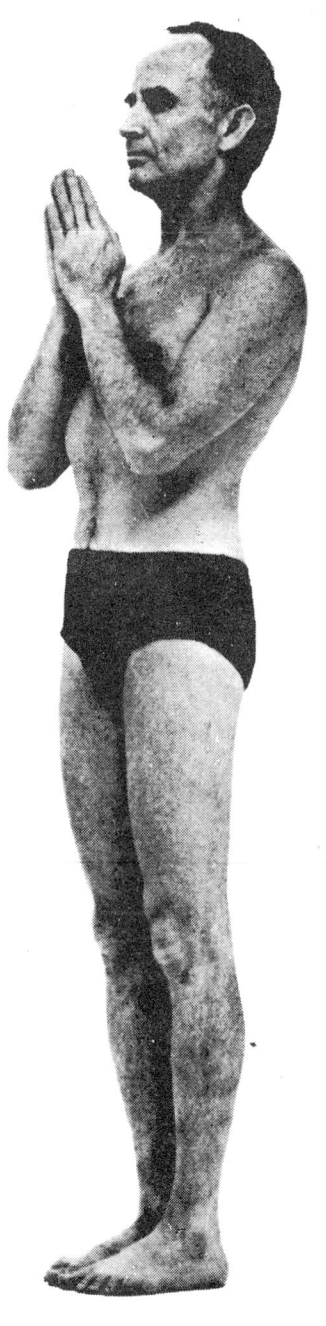

Foto 7 — SURYANAMASKAR:

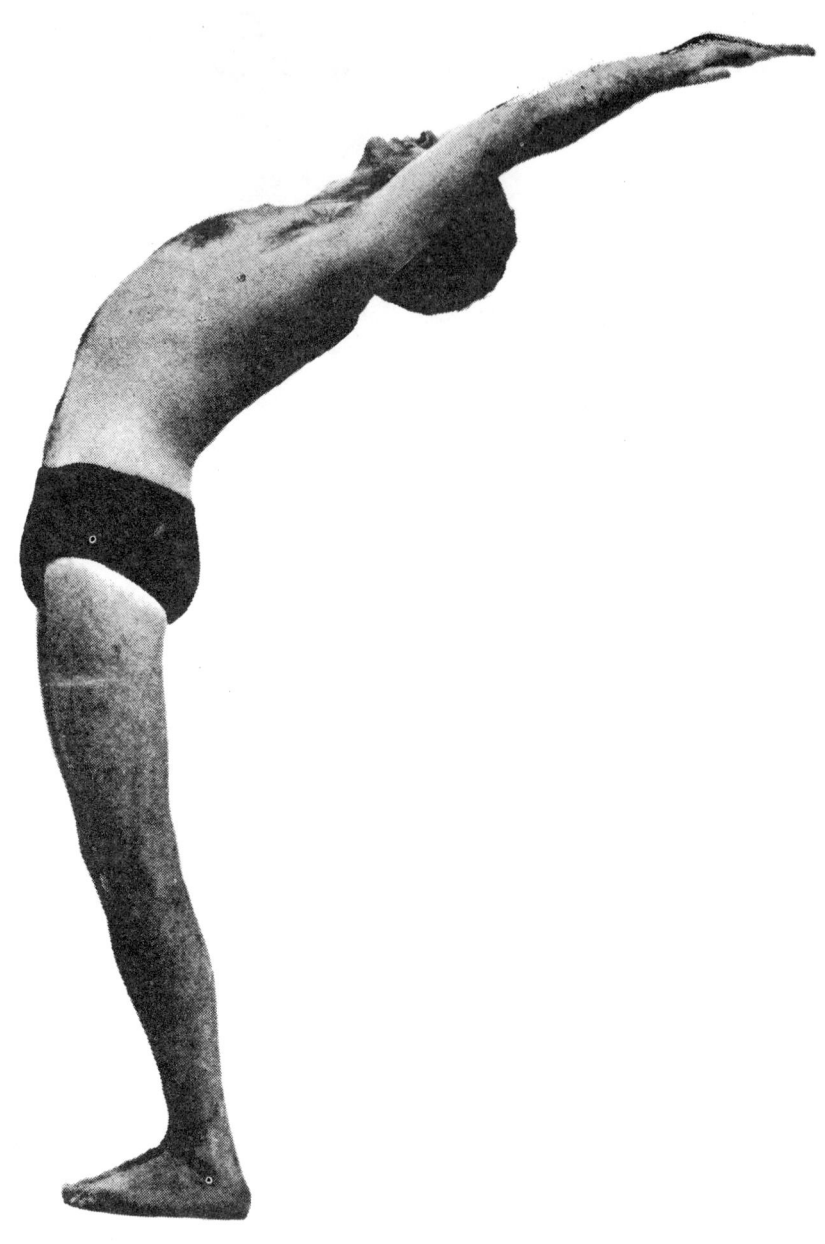

Foto 8 – SURYANAMASKAR - b, 1

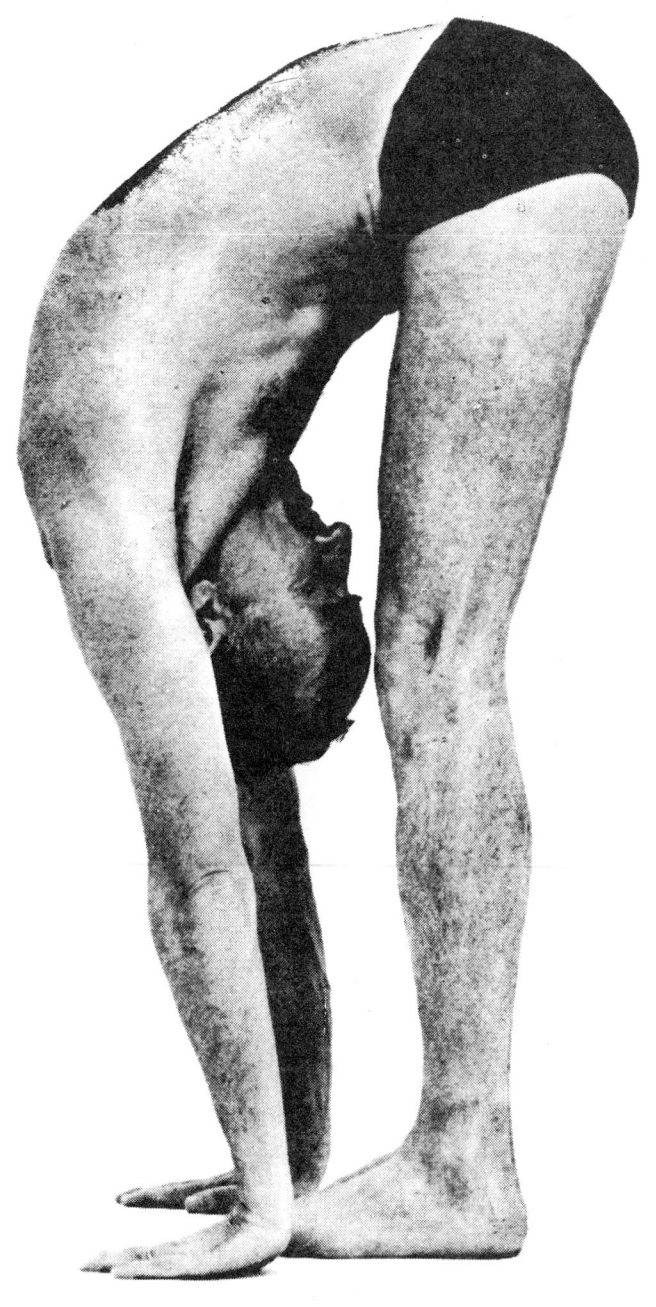

Foto 9 — SURYANAMASKAR — c, j

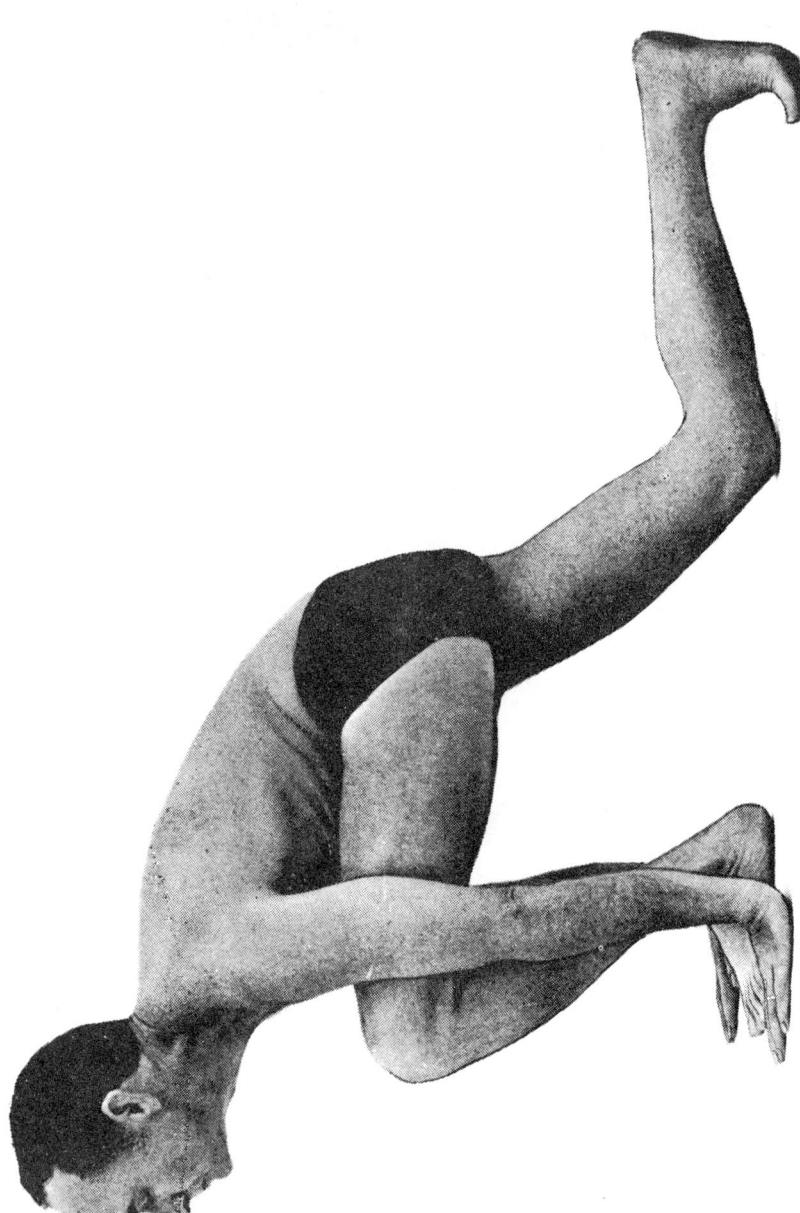

Foto 10 — SURYANAMASKAR: d, i

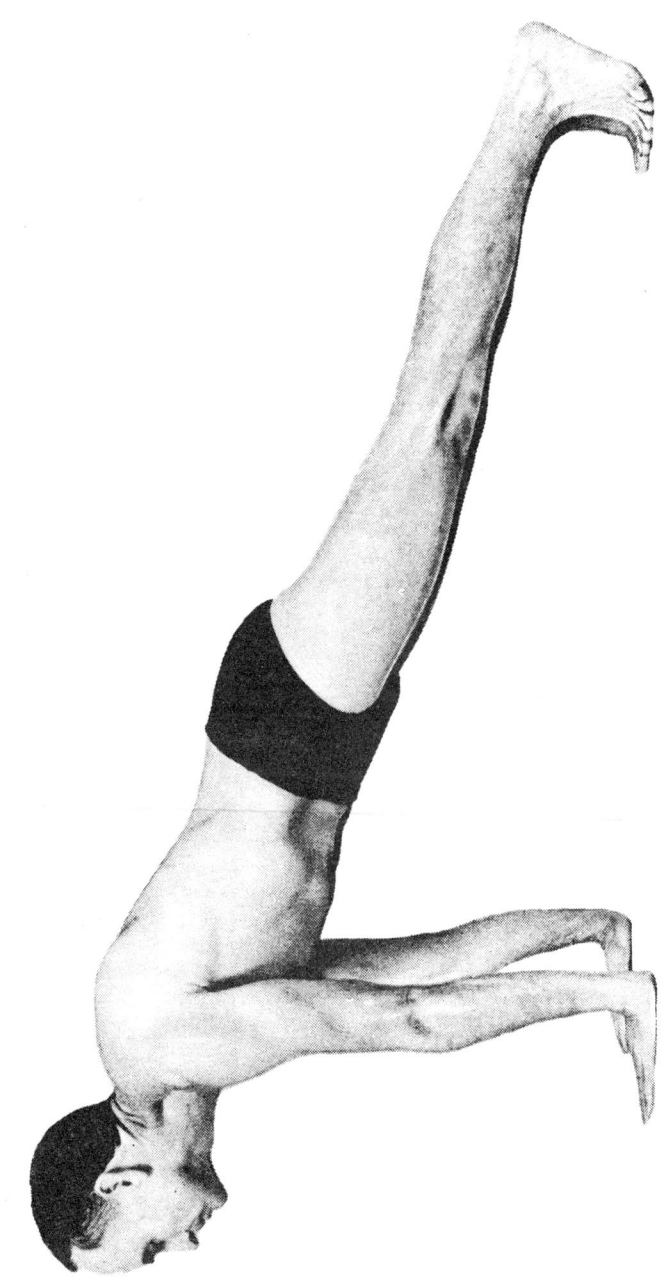

Foto 11 — SURYANAMASKAR: e

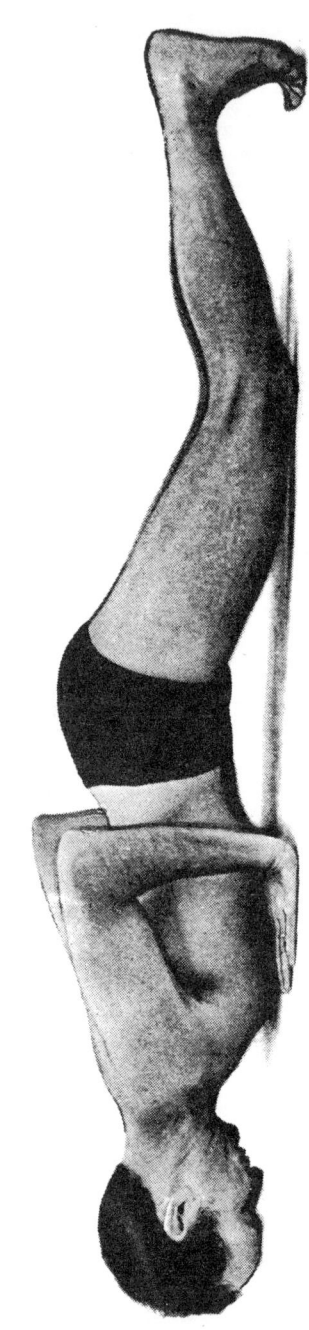

Foto 12 — SURYANAMASKAR: f

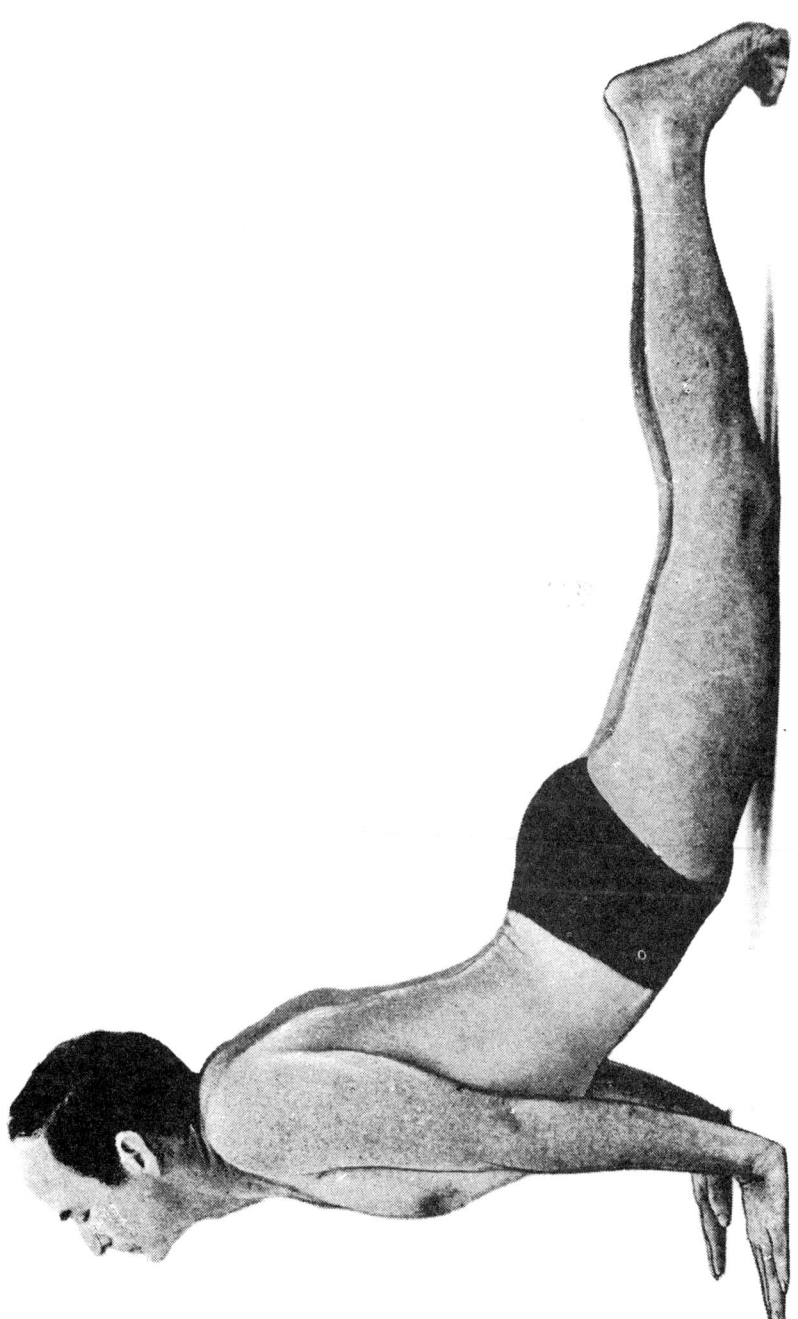

Foto 13 — SURYANAMASKAR: g

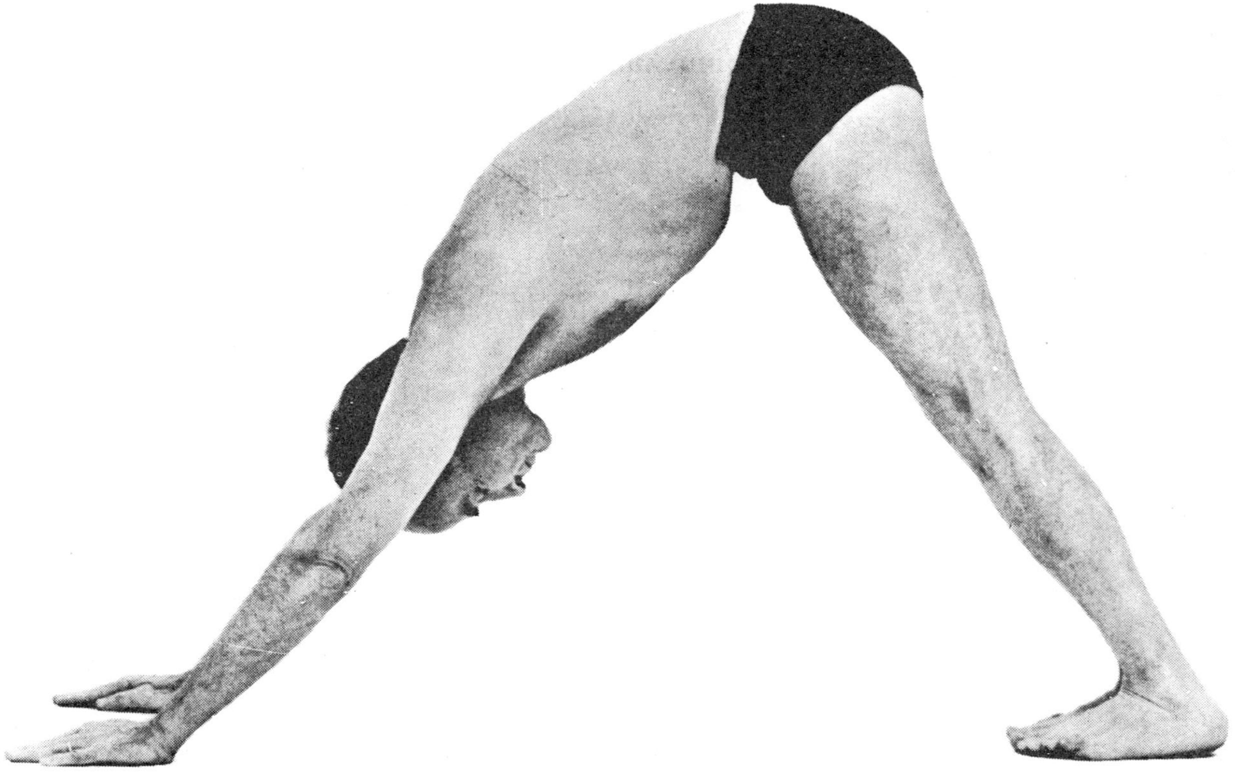

Foto 14 — SURYANAMASKAR: h

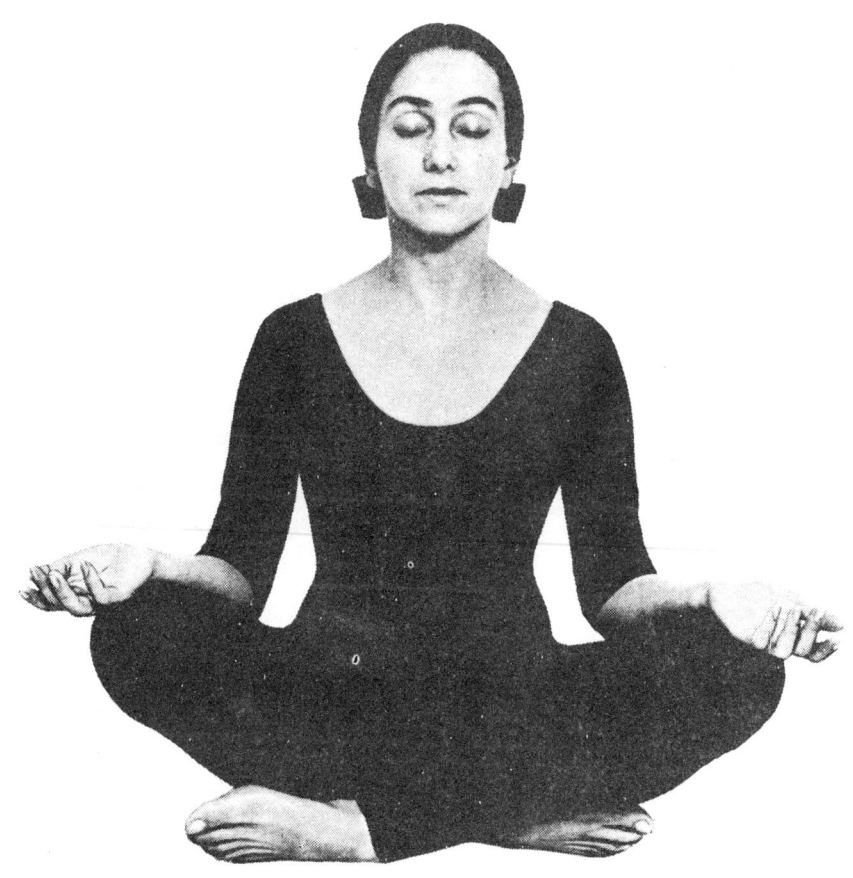

Foto 15 — A1 SUKHÂSANA

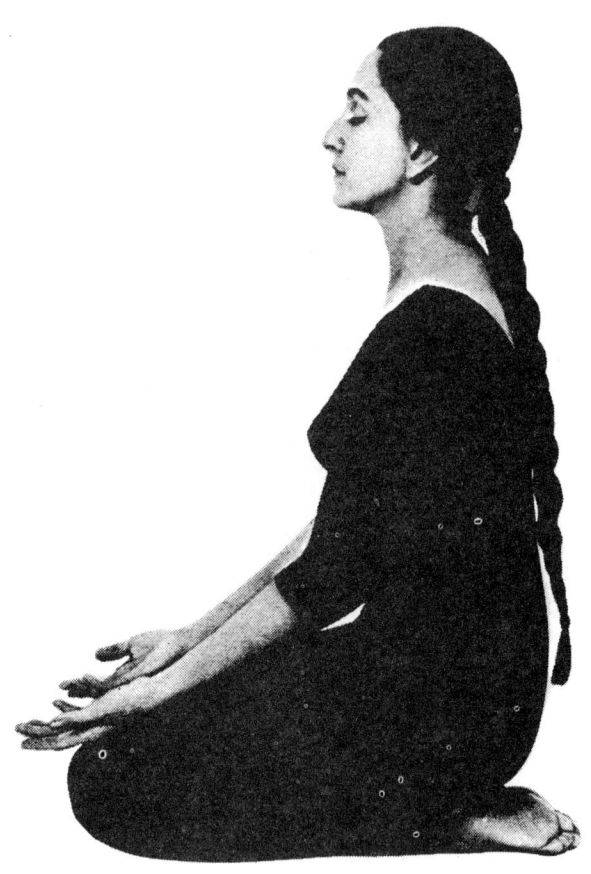

Foto 16 — A2 VAJRASANA

Es bueno que evite violencias y dosis mayores de las que serán prescriptas. No haga nada sin estar bien *atento* a todos los movimientos. No se desanime con las naturales dificultades del comienzo. Siga fielmente la descripción del ejercicio... y... ¡Buen provecho!...

1ª Fase. — Respiración abdominal. — Aproveche el impulso que viene de adentro, libere el abdomen que va hacia adelante, deje entrar libremente el aire y profundice el movimiento abdominal. Con esto quedará llena toda la base del pulmón. Los errores que deben evitarse son: 1) no simultaneidad entre el inspirar y el proyectar el abdomen; 2) forzar en demasía el vientre para adelante, juzgando que así cabrá mayor cantidad de aire. El avance del abdomen se produce al mismo tiempo que la inspiración de la cual es la causa (Foto 3).

2ª Fase. — Respiración media. — Habiendo el aire llenado la base del pulmón, deberá llenarse ahora la parte media y esto se facilitará con la expansión de las costillas de la parte media del tórax, un aumento lateral del volumen torácico. Es posible que el principiante sienta dificultades, en virtud del estado de atrofia en que tiene sus músculos respiratorios, después de tantos años de mezquina respiración. Ejercítese colocando las manos en las costillas y procure sentir que ellas se expanden.

3ª Fase. — Respiración subclavicular. — Después de bien alimentadas de aire la base y la parte media, queda por hacer lo mismo con el vértice del pulmón, lo que se consigue levantando suavemente los hombros. Al mismo tiempo, el abdomen, que permanecía avanzado, vuelve a su posición normal (Foto 4).

La espiración se hace de manera inversa, como exprimiendo la esponja del pulmón, desde arriba abajo. Para esto, suelte inicialmente la presión reinante en el vértice, después de la parte media y, finalmente, por la contracción y succión abdominal, expire todo el aire, así como lo hizo para limpiarlo.

Tanto la inspiración como la espiración se procesan cada una como un movimiento único y uniforme, a pesar de ser triple, como vimos. Cuando es perfecta, la inspiración es lenta, uniforme, una ininterrumpida y armoniosa ondulación que, a partir del vientre, mueve todo el tronco. Lo mismo se puede decir de la espiración.

Efectos fisiológicos. — Masajeando el corazón, lo rejuvenece y lo estimula; evita la sequedad de vientre; equilibra el sistema endocrino;

vitaliza el nervioso; desarrolla y fortifica todo el aparato respiratorio; mejora el funcionamiento del estómago; vesícula, páncreas, bazo, riñones e hígado. Mejora la calidad de la sangre por la mayor eliminación de gas carbónico y la absorción de oxígeno, beneficiando por lo tanto el estado de todos los órganos y tejidos, desarrollando sensiblemente la resistencia y la defensa orgánica, aumentando notablemente la energía. Solamente los resultados cosechados y observados en sí mismo indicarán al practicante los beneficios que adquirió. De éstos, uno interesa particularmente a las personas gruesas: adelgazamiento sin hambre, sin drogas ni torturas. En opinión de Yesudian, es una garantía contra la tuberculosis [1].

Efectos psicológicos. — Aumenta mucho la energía psíquica. Desenvuelve autoconfianza, autodominio y entusiasmo para vivir. Proporciona cualidades psicológicas no vulgares, no sólo como consecuencia de mejoras fisiológicas, sino también porque proporciona una mayor asimilación de *prana* con un aprovechamiento más completo de sus riquísimas posibilidades. Para la tranquilización de la mente, para la purificación de los *nadis* y para activación de los *chakras*, es el camino para las más sublimes conquistas espirituales.

Actitud mental. — Al tomar la posición para el ejercicio, esté convencido de que va a lograr la armonía con la *Fuente de la Vida*, con el *Aliento Cósmico* que mantiene todo. Es un tesoro y es suyo. No piense como un hombre común que respirar es solamente oxigenar la sangre. Es mucho más que esto. Es pranificarse. En las primeras tentativas, concéntrese sobre los movimientos musculares arriba descritos, mas, luego que éstos se hicieren correcta y espontáneamente, concéntrese en el *prana* y en aquello de bueno que la respiración le ofrece. Durante la inspiración *visualice* tan nítidamente como pueda que es invadido por multitudes de minúsculas partículas diamantinas y luminosas que le traerán beneficios mentales, psíquicos y fisiológicos; siéntase como bebiendo en la *Fuente de la Vida*. Terminada la inspiración, conciba en la imaginación que todo aquel *prana*

---

[1] En la Santa Casa de Misericordia, de Río, durante un año, estuvimos aplicando técnicas yoguis a enfermos del tórax y acumulamos una buena experiencia; tenemos, pues, autoridad para recomendar la respiración completa en prevención de enfisemas, derrames y otras dolencias pulmonares.

se expande por el cuerpo fijándose en todas partes, vivificándolo todo. Al espirar, convénzase de que lanza fuera toda la impureza, toda la flaqueza, toda la causa de sufrimiento e inferioridad, aliviándose así de lo que existía de deletéreo en su unidad psicosomática.

Observaciones:

a) En las primeras semanas, comience con tres respiraciones en cada sesión, no más allá de dos sesiones diarias: una al amanecer, otra al anochecer. En las semanas siguientes, en cada sesión aumente una respiración hasta completar siete.

b) En caso de haber tenido una afección pulmonar o cardíaca, conviene consultar al médico. Esta respiración exige una mayor porción de esfuerzo muscular y comprende al pulmón entero.

c) La inspiración o *puraka* debe:

.1) ser uniforme, es decir, mantener la misma velocidad en la corriente de aire inhalado;

2) ser *silenciosa* y *suave*;

3) hacerse mediante discreta expansión del abdomen (es un engaño pensar que la cantidad de aire es mayor si se lo dilata hasta no poder más);

4) ser completa, esto es, sin falta o exceso de un dedal de aire, y terminar tranquilamente sin arranques bruscos.

d) La espiración o *rechaka* se debe hacer según ciertas condiciones:

1) debe ser uniforme (con la misma velocidad) y sin sacudidas;

2) siempre silenciosa, salvo en algunos ejercicios especiales;

3) depender tan sólo del relajamiento del diafragma y de los músculos respiratorios:

4) llegar a su término natural, esto es, sin que quede ninguna cantidad de aire en el interior, sin que para esto se recurra a esfuerzos extras ni a la solicitud de otra musculatura que no haya sido ya citada.

e) En este tipo de respiración todo abuso es peligroso. Cualquier exageración debe ser evitada. Los mejores resultados son alcanzados por los que siguen el camino de la moderación, de la suavidad y de la correcta actitud mental. Sea perseverante y prudente. Si nota excitación nerviosa es señal que está equivocándose en algo. Debe entonces parar y, en cuanto se relaje, practicar la respiración abdominal.

f) Este ejercicio debe ser practicado durante meses con el fin de que venga a instalarse un mecanismo perfecto. Solamente después de ese estadio preparatorio podrá el practicante iniciar la respiración rítmica.

EJERCICIOS VARIOS

A) *Kumbhaka (pranayama rítmico).* (PI)

En opinión de Theos Bernard, el *kumbhaka es el pranayama por excelencia*, lo que quiere decir *suspensión del acto de respirar*, solamente practicable por aquellos raros que tienen el cuerpo perfectamente purificado. Es el que nos da el *dominio sobre el prana*, esto es, nos pone a disposición de los inimaginables poderes universales. Exentos de pretensiones tan altas, entendemos que el *kunbhaka* es una práctica que no siendo tan poderosa, puede, sin embargo, ofrecernos innegables compensaciones.

La respiración rítmica es el ejercicio que naturalmente al *puraka* (inspiración) y al *rechaka* (espiración) completas. Ha llegado el momento de introducirnos: a) el *kumbhaka*, o suspensión del aliento (apenas voluntaria); y b) el ritmo. En otras palabras, el presente ejercicio consiste en inspirar rítmicamente, detener el aire en los pulmones y espirar, recomenzando de nuevo el ciclo.

Sentado o de pie, los ojos cerrados, después de la limpieza de los pulmones, inicie el *puraka* (inspiración), contando mentalmente (uno, dos, tres y cuatro). Después de tener los pulmones llenos de aire, cuente, con el mismo ritmo, hasta 16, entonces es cuando deberá comenzar el *rechaka* (espiración), que se completará cuando usted haya contado hasta 8. Después de vaciados los pulmones, reinicie la inspiración. Resumiendo: inspire contando hasta 4; retenga el aire, contando hasta 16; y espire contando hasta 8.

Es necesario que usted escoja una cierta unidad de tiempo para que esta cuenta tenga alguna significación: 4 - 16 - 8. Lo mejor de todo será el ritmo de su propio pulso. Certificándolo con la otra mano, lo sentirá latir y, a cada latido, cuente: uno, dos, tres. . . [1].

Observaciones:

1. No es forzoso que sea 4-16-8. Podrá ser 3-12-6, o cualquier otro ritmo en tanto obedezca a la proporción de 1 para *puraka*, 4 para *kumbhaka* y 2 para *rechaka*. Elija el mejor para usted, teniendo en cuenta que le evite violencias, sofocaciones, sacudidas y fatigas. Comience con un *puraka* corto para ir gradualmente aumentando.

2. Si el estado del corazón no es perfecto, no conviene retener la respiración por más de treinta y dos segundos. Es una opinión del autorizado Yesudian.

Efectos terapéuticos. Equilibrio de las corrientes Ha y Tha, con la consecuente tranquilización del sistema nervioso y del ritmo cardíaco.

Efecto psíquico: Calma y produce desenvolvimiento de la fuerza de voluntad. Armonización consigo mismo y con el universo.

B) *Respiración polarizada (Sukha Purvak).* (P2)

Todo lo que se ha dicho sobre la posición y el ritmo es válido para la respiración polarizada. Se añade ahora una alternativa, esto es, la utilización de una ventana nasal mientras la otra queda bloqueada.

Iníciase como siempre con la limpieza de los pulmones, en seguida se inspira con la ventana izquierda, donde termina el *nadi ida*. Después del *kumbhaka,* haga la espiración *(rechaka)* por la ventana derecha, luego inspire por la ventana derecha, tapándola inmediatamente, y luego expida el aire por la ventana izquierda. Recomiénzase inmediatamente por la ventana izquierda.

Esta respiración, al mismo tiempo alternada y rítmica, es la más conveniente para establecer el equilibrio interno con el medio. En ella, las dos corrientes energéticas polarizadas son conducidas al más deseable grado de integración.

Para cerrar una ventana, dejando abierta la otra, doble el índice y el medio de su mano derecha. Lleve la mano a la altura de la nariz y,

---

[1] Es condición indispensable no estar excitado ni agitado por cualquier ejercicio físico.

85

cuando quiera cerrar la derecha, hágalo con el pulgar y, cuando quiera cerrar la izquierda, use el anular que se ha unido al meñique (Foto 5). Según Yesudian, este ejercicio es muy poderoso y no se debe abusar de él. Es bastante provechoso para el desarrollo de las facultades mentales y, según el autor citado, en el *Raja Yoga* tiene un significativo papel, pues facilita el éxtasis. Para una mayor eficiencia conserve los ojos cerrados.

C) *Kapalabhati.* (P3)

Ejercicios destinados a la purificación del cuerpo. Veamos su técnica. La mejor posición del cuerpo es la *pose de loto* (Foto 19), pero en cualquiera de las posturas sentadas enseñadas en este libro, y aun de pie, se puede practicar, siendo indispensable que la columna quede en posición vertical y elegante. Como siempre, comience con la limpieza completa de los pulmones. Ahora relaje el abdomen, permitiendo que se llene de aire la base de estos órganos. Sin pérdida de tiempo, por una acción conjunta de la musculatura abdominal y del diafragma, obligue bruscamente al aire a salir. La glotis debe permanecer completamente abierta con el fin de evitar la fricción desagradable producida por el paso violento del aire. Nuevamente, con el aflojamiento del abdomen, vuelve el aire a entrar para ser otra vez explosivamente expulsado. Como se ve, el ejercicio consiste, en último análisis, en una serie de *rechakas* enérgicos. Sin ningún *kumbhaka* (retención). En él, el *puraka* (inspiración) participa pasiva y complementariamente. Para una mayor concentración mental, mantenga los ojos cerrados.

En cuanto a la cantidad, Blay aconseja dividirlo en "vueltas" de 11 espiraciones luego de las cuales se debe relajar todo el aparato respiratorio. Después de este reposo, se realiza otra "vuelta" con igual número. Una sesión de principiante deberá constar de tres "vueltas", alternadas con períodos de relajamiento.

Observaciones necesarias:

1. Este ejercicio no se aconseja para quien sufre del aparato respiratorio, circulatorio y del sistema nervioso.

2. La serie de *rechakas* debe ser rápida, pero al principio el practicante debe preocuparse por la adquisición de la técnica, evitando violencias contra su propia naturaleza.

86

3. La atención debe ser concentrada en el interior de la nariz, por donde circulan las corrientes de aire. La concentración mental es mejor si los ojos están cerrados.

Efectos fisiológicos. — Limpia las mucosidades del aparato respiratorio; lo tonifica; carga sensiblemente el plexo solar con energía vital. Tonifica la circulación calentando el cuerpo y mejorando el metabolismo. Vigoriza las cuerdas vocales.

Efectos psicológicos. — Aumenta la capacidad de autodominio y de concentración.

Nota: Como variante, se puede hacer el *kapalabhati* alternadamente con una y otra ventana.

D) *Ujjayi.* (P4)

La mejor posición para este ejercicio es la de *loto* (Foto 19). Vale lo que se dijo para el ejemplo precedente. Al hacer el *puraka* o inspiración, durante la cuenta mental hasta 6, mantenga la glotis parcialmente cerrada, lo que provocará un sonido suave, uniforme y de tono bajo. Es mejor tratar de seguir la técnica enseñada por Eduardo Lange (*Yoga pour Soi*, pág. 39; M. C. L., París): "Durante la inspiración el pensamiento y el movimiento de los músculos necesarios para pronunciar *hang* abren la faringe sobre el *han*, ya que la gutural *g* cierra el orificio del esófago y bloquea la base de vuestra lengua sobre las amígdalas". Evite cualquier fricción desagradable del aire sobre la mucosa nasal.

Permanezca en el *kumbhaka* igual tiempo, cerrando totalmente la glotis, con la ayuda de *jalandhara-bandha* o llave de mentón (Foto 6). Después de esto comience el *rechaka.*

Deshaga el *jalandhara-bandha,* relajando los músculos respiratorios y aflojando la respiración, manteniendo la glotis parcialmente cerrada, produciendo en la boca, gracias a la posición de los dientes y la lengua, un prolongado silbido sssss . . . uniforme y de tono bajo. Use toda la musculatura del abdomen con el fin de expulsar todo el aire. La espiración dura el doble de la inspiración. Nuevamente recorramos la descripción del arriba citado Lange: "Durante la espiración. . . la parte superior de la faringe —el *cavum*— se relaja. Los orificios de los *senos*, esos bolsos permanentes de infección, se abren y son barridos por el aire espirado".

Haga al principio seis para ir aumentando uno por día, hasta diez ejercicios.

Para este ejercicio valen todas las recomendaciones ya hechas para los anteriores: nada de violencias y exageraciones, nada de imprudencia, principalmente para quien sufra de alguna enfermedad. Consulte su médico en caso de duda. Dirija la mente hacia la región de la glándula tiroides. Los ojos cerrados facilitan la concentración.

Beneficios terapéuticos. — Disminución del incómodo catarro gracias al masaje de las mucosas, cuyas secreciones aseguran la defensa contra las infecciones. Estimulación de las glándulas endocrinas provocada por la inducción de una fuerte corriente de *Ha*, siendo su efecto más enérgico sobre la tiroides. Aumenta el calor del cuerpo y corrige la hipotensión sanguínea. Asegúrase que defiende contra la tuberculosis, que evita disturbios digestivos, estados depresivos y resfríos. Debido a su gran acción sobre la tiroides y la tensión sanguínea, no debe ser realizado por los que sufren de hipertiroidismo e hipertensión.

Efectos psíquicos. — Ya que este ejercicio estimula la tiroides, la glándula más influyente sobre el temperamento, sobre la inteligencia y comportamiento, su práctica propicia más brillo a la inteligencia, mayor vivacidad para el trabajo y, finalmente, más brillo al espíritu.

E) *Bhastrika.* (P5)

Su nombre, *bhastrika*, significa en sánscrito fuelle, lo que da una idea de cómo se realiza. Las mejores posiciones para su práctica son las sentadas —*padmasana* o *loto* y *siddhasana* (Fotos 19 y 20), pudiendo también ser hecha de pie. Después de la limpieza pulmonar, se hace el *puraka* (inspiración) y en seguida una explosiva *rechaka* (espiración), mediante la contracción brusca de la musculatura respiratoria. Sin demora, otro *puraka* e inmediatamente otro *rechaka.* Así, once movimientos enérgicos del diafragma y del abdomen con sus respectivos *rechakas* y *purakas.* El último *puraka* es seguido por un *kumbhaka* que lleva aproximadamente doce segundos, durante los cuales se mantiene el *jalandhara-bandha* o *llave de mentón* (Foto 6). Sigue una suave *rechaka* final de seis segundos.

Los músculos abdominales y el diafragma actúan enérgicamente, moviendo la base del pulmón. El ejercicio es muy semejante al *kapalabhati* (v. pág. 74), con la diferencia de que allá solamente la expulsión del aire es enérgica. Aquí lo es también la inspiración.

Es una buena cantidad, en cada sesión, tres "vueltas" de once movimientos cada una.

Como se trata de uno de los ejercicios más fuertes, por lo tanto capaz de producir algunos daños en el practicante imprudente y abusador, se recomienda que lo eviten: a) las personas enfermas y delgadas; b) jóvenes de menos de dieciocho años; y c) las personas de más de cincuenta. Para los que ya tienen mucha práctica, el límite de edad no será éste, naturalmente. Todo abuso y violencia debe ser evitado. Moderación, suavidad, graduación, nunca están de más. A la menor señal de fatiga, pare y relájese, haciendo la respiración abdominal.

Beneficios terapéuticos. — Purifica todo el organismo y tiene especial acción tónica sobre el sistema nervioso y el aparato circulatorio. Aumenta el apetito. Atenúa la irritación y la inflamación de las vías respiratorias. Moderada y correctamente practicado, ha llegado a curar el asma. Como verdadero superabastecimiento energético corrige los efectos del frío, llevando calor a todo el cuerpo. Los que sufren de pies y manos frías se beneficiarán con la práctica del *bhastrika*.

Beneficios psicológicos. — "Psicológicamente, el *bhastrika* produce un muy notable profundizamiento de la conciencia. Aumenta la serenidad y la sangre fría ante cualquier situación y, en sumo grado, fortalece la voluntad" (Blay; op. cit.).

F) *Respiración de limpieza.* (P6)

De pie, con los pies unos 30 centímetros separados, limpie el pulmón y haga un *puraka* completo. En seguida apriete los labios contra los dientes, dejando una abertura estrecha en la boca. Luego, con movimientos enérgicos, agitados y cortos de los músculos respiratorios (abdominales, diafragma e intercostales), fuerce al aire a escapar a través de la hendidura formada con la boca. Si los músculos no hicieren suficiente movimiento para forzar el paso del aire, el ejercicio será inocuo.

Beneficios terapéuticos. — Según la opinión de Yesudian "ataca las toxinas que se hallan en la sangre, curando las molestias crónicas y reforzando nuestra inmunidad. El aire impuro de los salones mal aireados (cinematógrafos, teatros, estaciones ferroviarias) es expulsado del pulmón y de la sangre. Los dolores de cabeza, los catarros, la gripe son rápidamente curados. En épocas de epidemias este ejercicio es indispensable pues resguarda del contagio. En este caso, se recomienda practicar tres sesiones de cinco "vueltas" cada día. Es excelente en caso de envenenamiento por gas y otros agentes" (op. cit.).

Beneficios mentales. — Aumenta la autoconfianza y, según Yesudian, es un "triunfo sobre la hipocondría", es decir, sobre la obsesiva sensación de estar enfermo.

G) *El soplo "Ha".* (P 7)

Es un ejercicio respiratorio de finalidad específica. Su nombre no se refiere, como podría parecer, a la corriente enérgica positiva (*Ha*) y sí a la manera de espirar.

De pie, con las piernas separadas, los ojos cerrados, ejecute una inspiración completa, levantando concomitantemente los brazos estirados para adelante; continúe elevándolos hasta lo más alto que pueda. Mantenga un *kumbhaka* de unos pocos segundos y, en seguida, al mismo tiempo que enérgicamente, baje el tronco y los brazos estirados, expulse bruscamente el aire por la boca, de manera de soltar una casi explosiva sílaba *ha* (h aspirada, como en el término inglés "home"), no por el aparato fonador, pero sí por el paso forzado y súbito de la corriente de aire. Repetir la inspiración de la misma forma indicada, espirando en seguida lentamente por la nariz. Conserve el pensamiento fijo en los efectos terapéuticos abajo indicados.

El mismo ejercicio puede ser hecho acostado.

Acostado de espaldas, ejecutar el *puraka* (inspiración completa) simultáneamente irguiendo los brazos estirados hasta tocar el suelo por atrás de la cabeza. Después de una retención ligera, hacer una violenta espiración por la boca, forzando el "Ha", mientras que con energía vuelven los brazos a su posición inicial a los lados del cuerpo y las piernas se flexionan hasta que los muslos toquen el abdomen. Después de un ligero reposo, iniciar una nueva inspiración lenta, mientras que los brazos extendidos vuelven para atrás de la cabeza y las piernas se estiran verticalmente. El ejercicio termina con una lenta espiración nasal, con las piernas y los brazos retornando a sus primitivos lugares.

Beneficios físicos. — Limpiando completamente las vías respiratorias, refresca la circulación sanguínea. Es un buen remedio contra los resfríos y las extremidades (pies y manos) frías.

Beneficios psicológicos. — Produce una purificación para después de haber estado en ambientes sórdidos, pasionales, deprimentes, para después de habernos contagiado psíquicamente en compañía de personas confusas, pesimistas, viciosas, malévolas, finalmente, individuos "cargados" de impurezas astrales. Constituye lo más apropiado contra la depresión y el desánimo.

H)   *Respiración que tonifica los nervios.* (P8)

De pie, las piernas separadas, los ojos cerrados, la mente firme, después de una limpieza completa, inicie un lento *puraka*, levantando los brazos extendidos hacia adelante, con las palmas de las manos hacia arriba, hasta alcanzar la línea de los hombros. En esta altura, deberá haber sido terminada la inspiración y, entonces, manteniendo el *kumbhaka* (retención), traiga las manos, con los puños cerrados, a los hombros, flexionando enérgica y vivamente los brazos. Todavía manteniendo la retención, retorne a la posición anterior los brazos, mientras utiliza una fuerza tal que los haga temblar, como si estuviese venciendo una fuerte resistencia. Habiendo flexionado y estirado por tres veces seguidas los brazos, espire lentamente, dejándolos simultáneamente caer, mientras el cuerpo relajado se flexiona un poco para adelante.

I)   *Sitkari.* (P9)

Sentado o de pie, los ojos cerrados, después de la limpieza, haga una inspiración completa, no por la nariz sino por la boca, teniendo los dientes apretados y la lengua apoyada contra ellos. El aire barre las mejillas, el techo de la boca y la lengua, refrescando la mucosa y enjugando la saliva. Después de un corto *kumbhaka*, proceda al *rechaka* por la nariz. Una "vuelta" consta de cinco respiraciones.

Beneficios fisiológicos. — Concurre para mejorar la resistencia al calor y atenúa la sensación de hambre y de sed.

Efecto psíquico. — Combate el insomnio.

J) *Sitali.* (P10)

Sentado o de pie, los ojos cerrados para una mejor concentración mental, hecha la limpieza del pulmón, inspire por la boca, teniendo los dientes semicerrados y entre ellos la lengua formando una gotera; haga un corto *kumbhaka* y termine espirando normalmente por las ventanas. Después de una "vuelta" de diez respiraciones, usted se habrá librado de la desagradable sensación de garganta seca, mejorará de su ronquera y habrá barrido las mucosidades de las amígdalas.

L) *Suryabhada-kumbhaka.* (P11)

Trátase de un *sukha purvak* (v. pág. 85) modificado en provecho de resultados especiales. Después de cada inspiración, pase la lengua por la superficie posterior de los dientes, recogiendo la saliva que debe ser deglutida. Según Langue (op. cit.) "esta deglución moviliza la musculatura de la faringe y, después de la espiración, posibilita eliminar el aire estomacal". Conforme con el mismo autor, después de unas "vueltas" de seis ejercicios, la temperatura del cuerpo sube sensiblemente, por esto es que este *pranayama* es especialmente indicado para la lucha contra el frío. Es igualmente eficaz contra la aerofagia (flatulencia).

Contentémonos con la variedad de ejercicios arriba enseñados, ya que nuestra finalidad no es todavía el *Yoga* avanzado. Algunos de ellos, con finalidades específicas, pueden ser practicados fuera de la sesión diaria de Hatha Yoga. Constituyen una especie de farmacia y, como en el caso de una farmacia, debemos tomar en serio la necesidad de usar sabiamente aquello que necesitamos, para no tomar veneno pensando que se trata de un remedio. Atienda las recomendaciones y jamás se olvide de que la suavidad es la característica principal del Yoga.

No se aventure a hacer los ejercicios finales sin que haya antes alcanzado el completo dominio de los primeros.

ASANAS

ASANAS: LO QUE SON

Según la tradición, fue el dios *Shiva* quien en un gesto de bondad, enseñó a su esposa, la diosa *Parvati*, el *Hatha Yoga*, incluyendo las *asanas* en un número igual al de todas las especies de seres vivos que existen en la tierra. Entre esa cantidad, ochenta y cuatro son las principales. De éstas, apenas algunas han sido usadas frecuentemente.

La finalidad principal de una *asana* es siempre de naturaleza mental. Venciendo la inquietud y la fragilidad de la mente, facilitan la concentración, creando condiciones para dominarla. Mientras tanto, las consecuencias benéficas sobre el *soma* o cuerpo no son menos profundas. Tanto en lo físico como en lo psíquico, las *asanas* mejoran a los que las practican. Enfermedad, embotamiento, duda, negligencia, inestabilidad, indolencia, ilusión y desequilibrios emocionales, determinantes de la dolencia mental, no resisten la poderosa actuación de las distintas *asanas*, cuando son practicadas con perfección y asiduidad.

El hombre normal, en sus ocupaciones, en el reposo, en las diversiones, en la casa, en la calle, en la iglesia, haciendo una refección o durmiendo, no sale de un ciclo reducido y poco variado de movimientos y posturas corporales. Son siempre los mismos conjuntos de músculos, de órganos, de articulaciones que se mueven. Hay partes del cuerpo humano que quedan al margen de estas acciones rutinarias, por lo tanto, relegadas al olvido y, consecuentemente, a la atrofia. Las *asanas* activan esos músculos, articulaciones, órganos que raramente se mueven. De esto resultan agradables sensaciones al alcance de aquellos que se dedican a su práctica. Es agradable y estimulante, por ejemplo, lo que sentimos al apoyarnos sobre la cabeza, posición opuesta a aquella en

93

que estuvimos durante toda la vida. Algunas *asanas*, presionando sobre un conjunto de vísceras, provocan masajes naturales; otras, flexionando lo que normalmente está rígido y duro, constituyen verdaderas fuentes de placer. Desperezarse después de horas de trabajo sedentario, ¿no es un auténtico placer? Pues bien, las *asanas* son una especie de desperezamiento.

Actuando sobre la musculatura, interviniendo en el aparato circulatorio, en el sistema nervioso, principalmente en determinados plexos, estimulando determinadas glándulas, masajeando ahora éste, después otro órgano, las *asanas*, verdadera farmacopea mecánica, aseguran la salud, la flexibilidad, la frescura característica de todo cuerpo joven.

Todavía de mayor significación es lo que cada una de ellas determina sobre el cuerpo pránico, interviniendo en la circulación energética, que corre en la red de los *nadis*, activando el desarrollo de los *chakras*, proveyendo uno, drenando a otro de *prana*.

LA PERFECCION PROGRESIVA

Hacer *asanas*, naturalmente no es fácil para un hombre occidental de edad madura, que siempre se sentó en sillas altas, durmió en colchones de resortes, no se agachó ni siquiera para evacuar (pues los servicios son altos), de movimiento pobre y monótono en su diario vivir atareado, que a pesar de que practique un deporte ya perdió la juvenil flexibilidad del cuerpo (principalmente la de la espina dorsal) y todavía más si carga con una respetable "curva de prosperidad", es decir, barriga.

Si este es su caso, no se desanime. Yo también fui así y, hoy, allí están las fotografías mostrando que triunfé sobre todos los obstáculos. Usted hará lo mismo. Esté seguro.

Siempre que pueda, no deje de tentar readquirir la flexibilidad de la columna. Sea persistente. También fuera de la sesión planeada que este libro preceptúa y aun en todas las sesiones, haga un pequeño esfuerzo. Estando de pie, inclínese para adelante tratando de tocar el suelo con las manos, mientras las piernas se mantienen estiradas. Es posible que al principio dé un gemido y no lo consiga. Los progresos, con el tiempo, vendrán seguramente. Entonces un día, de pronto, la punta del dedo estará apenas rozando el suelo. Por favor, no haga concesiones a las piernas, que tienden a flexionarse. Repita una vez más: no es la violencia lo que vale y sí la permanencia en la posición lo más baja que pueda alcanzar. Quédese así cuanto pueda. No se mueva como el resorte, bajándose y levantándose. Agáchese al máximo y quédese así. Verá que este "quedar así" le producirá más ventajas que la repetición. Tiene igualmente, de la misma manera sistemática e insistente, obtener mejor flexibilidad en las flexiones para atrás y para los costados.

ASANAS: ARTE DIVINO

Cuando un ser humano crea una obra de arte, en último análisis, expresa su pensamiento, su sentimiento, su *soplo* creador, su inspiración, todo su *yo*, en la materia plástica, en los sonidos, en los colores. La obra de arte vale por las cualidades del espíritu que se expresó y también por la fidelidad con que la técnica posibilitó tal expresión.

Al crear artísticamente, el hombre se asemeja al Creador y entonces experimenta infinitud, perfección e intensa emoción. Algunas artes humanas más que otras son capaces de acercar el hombre a Dios. Las que más se asemejan al divino arte de crear universos son: a) aquellas que consisten en transformar en *cosmos* aquello que anteriormente era *caos*, tal como lo ha hecho Dios; b) aquellas en que el artista está inmanente en la obra, pues Dios también está inmanente en el mundo; y aquellas en que el espíritu creador no es diferente de la materia plástica, a través de la cual él se expresa, pues también Dios, por su espíritu (*Purusha*), modeló, ordenó, y vivificó su propio cuerpo (*Prakriti*), la naturaleza.

El arte de las *asanas* es por excelencia uno de los que nos hacen semejantes al Creador, pues consiste, cuando es perfecto, en plasmar con el cuerpo el modelo que la mente concibe y el sentimiento anima. En el *asana*, el espíritu, que es el obrero, se confunde con el cuerpo, que es la propia obra. El practicante es entonces la causa material y simultáneamente la causa eficiente.

Según el filósofo brasileño Farias Brito, el universo es Dios pensando. En verdad las leyes que rigen los fenómenos y el orden que sustenta su multifacética estructura inmensa nos revelan la mente de Dios. Tanto es así que, si El dejase de *pensar* en el universo, este se esfumaría, retornando al *caos* primitivo. También en este aspecto, el practicante de *asanas* debe imitar a su Creador. En cuanto sustenta determinada pose, debe pensar en ella. Debe pensar en la disposición y estado de sus músculos, órganos y articulaciones, en el modelo mental que expresa, en sus consecuencias psicosomáticas.

En resumen, una *asana*, a pesar de parecer simplemente una actitud del cuerpo, es mucho más que eso, es una expresión·del hombre integral, manifestándolo en todos sus planos: en el cuerpo, en el pensamiento, en la acción, en el cuerpo sutil y en el espíritu.

Así como una *asana* expresa un determinado estado del alma, recíprocamente, con el perfeccionamiento de este arte, al asumir determinada *asana*, el practicante es inducido al estado psicológico ligado a ella, como si fuera un psicotrópico.

El arte de las *asanas*, como ya vimos, es una imitación de la divina cosmogénesis, pero también puede ser comparada con la danza clásica. Como en el *ballet*, sus movimientos son armoniosos, bonitos, lentos, suaves y leves. Al iniciar el aprendizaje, el practicante no consigue naturalmente movimientos armónicos, debido a la rigidez del cuerpo sin entrenamiento. Lentitud, suavidad y levedad también aparecen con el progreso que va siendo alcanzado. Tales atributos dependen del grado de relajamiento a que se va pudiendo someter las partes anatómicas no comprendidas en cada postura.

En virtud de afectar admirablemente la vida orgánica, las *asanas* son remedios para muchos males, mas, exactamente por el mismo motivo, pueden también dañar el cuerpo, y ocasionar disturbios graves si son incorrectamente ejecutadas. Así, es prudente que el practicante siga las instrucciones relativas a cada una y que atienda la exacta dosis prevista en los programas semanales.

SURYANAMASKAR O SALUTACION AL SOL

Entre los hindúes la *salutación al sol* [1] es una reverencia al astro rey que nace. Ejercicio de exótica belleza plástica, constituye la pre-

---

[1] *Surya* es el sol.

paración para las demás *asanas*, en virtud de movilizar las distintas secciones de la columna vertebral, las piernas, los brazos y los músculos abdominales. La descripción que de ella vamos a hacer, tanto como de todas las otras *asanas*, es la de una ejecución perfecta, inalcanzable por lo tanto para el principiante, pero que debe permanecer como el objetivo por alcanzar:

a) De pie, los ojos cerrados, vuelto hacia el naciente, los pies juntos, juntas las manos a la altura del pecho, como orando. Limpie los pulmones, exhalando todo el aire y encogiendo el abdomen. (Foto 7).

b) A medida que inspira lentamente (inspiración completa), eleve los brazos encima y atrás de la cabeza, como procurando alcanzar con la punta de los dedos lo más lejos posible. Sentirá un estimulante estiramiento en los músculos (Foto 8). Haga breve parada conservando los pulmones llenos.

c) Mientras espira, incline el tronco, los brazos estirados, con la cabeza entre ellos, hasta alcanzar el suelo con las palmas de las manos, las cuales deberán llegar al punto más cercano a los pies. La cabeza deberá quedar pendiente y la respiración detenida. En los primeros tiempos sentirá un fuerte dolor en la musculatura detrás de las rodillas, esto acontecerá hasta que los músculos se tornen vigorosos. (Foto 9). Breve parada, con los pulmones vacíos.

d) Inspirando, lleve para atrás la pierna izquierda, con la rodilla tocando el piso. Flexione la pierna derecha hasta que la rodilla se apoye en el pecho. Levante al máximo el mentón. (Foto 10).

e) Todavía inspirando, lleve para atrás la otra pierna hasta quedar el cuerpo apoyado sobre las palmas de las manos y sobre las puntas de los pies, formando una tabla. Con los brazos estirados (Foto 11). Breve parada manteniendo los pulmones llenos.

f) Espirando, flexione los brazos y toque el suelo con la frente, con el pecho, las rodillas y las puntas de los pies, manteniendo las nalgas levantadas (Foto 12). Breve parada con los pulmones vacíos.

g) Inspirando, baje el abdomen y las piernas, apoyándolos sobre el suelo, mientras los brazos se estiran, manteniendo el tronco vertical. El mentón debe alcanzar el punto más alto posible (Foto 13). Breve parada estando los pulmones llenos.

h) Espirando, sin despejar los pies y las manos, eleve las nalgas, quedando la cabeza entre los brazos (Foto 14). Breve parada. Pulmones vacíos.

i) Comience a inspirar, al mismo tiempo que flexiona la pierna derecha y, siempre manteniendo en alto el mentón, coloque el pie próximo a las manos y entre ellas (foto 10). Breve parada. Pulmones llenos.

j) Vaciando los pulmones, lleve el pie izquierdo junto al derecho, y con la cabeza lo más cerca posible de las rodillas, estire las dos piernas, reproduciendo el movimiento (Foto 9). Breve parada con los pulmones vacíos.

l) Haga una nueva inspiración lenta y profunda, levantando el tronco y conduciendo las manos hacia lo alto y hacia atrás de la cabeza. Igual en la base *b*. (Foto 8). Breve parada. Pulmones llenos.

m) Nuevamente espirando, haga que las manos vuelvan al punto inicial, repitiendo por lo tanto la postura *a*. (Foto 7).

Observación. — Mantenga siempre los ojos cerrados. Concéntrese.

Efectos terapéuticos. — Activando la circulación, distribuye mejor la sangre por todos los órganos. Produce un delicioso masaje en la columna y, consecuentemente, beneficia la médula y los nervios raquídeos. Swami Vishnoudevananda considera a éste el ejercicio más completo y más milagroso que puede existir, por combinar armoniosamente la respiración y las principales *asanas*. "El sistema nervioso se regulariza, el cerebro es desnublado y toda la faz queda como iluminada de santidad", dice aquel yoguin (*Yoga Asanas:* Ediciones J. Oliven, París).

Efectos mentales. — Equilibrio emocional. Sentimiento de paz y alegría.

La *salutación al sol* es la mejor cosa que se puede hacer para iniciar un día feliz. Más adelante le será indicado el conjunto de prácticas para todas las mañanas. Puede ser ventajoso repetirlo antes de acostarse. Por ahora solamente diremos que la *salutación al sol* se debe comenzar con dos ejercicios, aumentando uno siempre que pueda hacerlo sin sentirse cansado. El máximo de repeticiones es diez, lo que es muy raro.

ASANAS DESTINADAS A LA MEDITACION Y AL PRANAYAMA

La mayoría de los ejercicios respiratorios deben ser hechos en posición sentada, teniendo como fin dar el máximo de libertad de movimientos al abdomen, sin lo cual la respiración diafragmática sería difícil. De la misma manera, la concentración y la meditación exigen posturas sentadas, que atienden a las siguientes condiciones:

a) estabilidad física perfecta, induciendo automáticamente a la armonización psicoespiritual,

b) son posiciones donde, sin fatiga, sin esfuerzo, la columna asume su alineamiento más natural, indispensable para el funcionamiento perfecto de los centros nerviosos;

c) con las piernas configurando verdaderas "llaves", la sangre se concentra más de la cintura para arriba, principalmente en los órganos de la pelvis;

d) la circulación pránica en esas posiciones sentadas alcanza las condiciones más provechosas para la concentración mental.

Casi todos recuerdan la bonita posición de Buddha.

Para los orientales no representan sacrificio ni tampoco novedad, pues entre ellos el hábito generalizado de sentarse en el suelo o sobre asientos muy bajos es común. Las altas sillas que usamos en la cultura europea nos endurecen las articulaciones de manera que, a los primeros ensayos de una de esas *asanas*, padecemos fatiga y agudos dolores en las piernas, al punto de quitarles el coraje a los más tenaces. Con estas palabras, estoy contando mi propia experiencia. Yo me decía a mí mismo: ¿Si el sujeto siente tantos dolores y adormecimiento en las piernas cómo puede meditar? ¿Cómo puede disfrutar las sensaciones de tranquilidad que los autores prometen? Sólo con el tiempo y con voluntad tenaz logré entender lo que tales autores decían. Pasé algunos meses haciendo todas las tentativas posibles. Asistí a muchos programas de televisión, leí muchos libros, ensayando, sentado en el suelo. Con el tiempo, conseguí mayor permanencia, que fue aumentando a medida que los dolores iban desapareciendo.

La próxima vez que vaya a la playa no se sienta usted deselegante como hacen los otros. Tiente una de estas *asanas*. Cuando se fatigue, cambie. Pero irá aprovechando todas las oportunidades.

Otra cosa que usted sentirá como muy difícil de conseguir es que las rodillas queden apoyadas en el suelo o lo más cerca de él. Va a encontrar tan duro obligarlas a descender que llegará a decir que las articulaciones jamás fueron hechas para tal extravagancia, aparentemente antinatural. Nuevamente aquí mi experiencia le será útil. Es un pequeño secreto: sus rodillas bajarán tanto más cuanto más usted consiga virar el pie, de manera que, estando apoyado sobre el muslo del lado opuesto usted pueda verle la planta. Cuando vi que era esto, aun sin estar sentado en el suelo, a veces sentado en una silla alta y mientras hablaba por teléfono, iba forzando suavemente con las manos esta torsión del pie. Hice así hasta conseguir lo que quería. Trate de hacer usted lo mismo. Hasta la posición más difícil, *padmasana*, en la que las piernas se cruzan y un pie va a descansar sobre el muslo del otro lado, hasta el *padmasana*, como iba diciendo, usted llegará a ejecutar con tranquilidad. ¡Vaya! ¡Ensaye!

Hasta tornarse un perito en *asanas* sentadas, haga sus ejercicios respiratorios y de meditación sentado en un escalón o en un banco bajito. Siéntese y cruce las piernas como pueda. Esto le dará mayor libertad al abdomen y una posición razonable para la columna vertebral [1].

Veamos las descripciones de varias *asanas*, pero, repito, voy a describirlas un tanto perfectas, quiere decir, un poco inalcanzables para los principiantes.

ASANAS SENTADAS

A) *Sukhasana o postura fácil. (A 1)*

Siéntese en el suelo con las piernas unidas y estiradas. Con el auxilio de las manos, flexionando la pierna izquierda, lleve el pie para abajo de la pierna derecha. Lleve el pie derecho, para abajo de la pierna izquierda. Conserve el tronco erecto, pero sin rigidez. Las rodillas próximas al suelo. Las manos apoyadas en las rodillas. Estas deben

---

[1]   A los muy viejos y a los que, por cualquier motivo, no consiguen las *asanas* sentadas, aconsejamos que mediten sentados en una poltrona, sin reclinarse, es decir, conservando la verticalidad de las costillas.

quedar a la misma altura. Para esto, deslice el pie del lado de la rodilla más alta, procurando nivelarla con la otra. Mantenga los ojos cerrados sin rigidez, esto es, con los párpados caídos bajo el efecto de la gravedad. Faz relajada y actitud mental de reposo, tranquilidad y concentración. (Foto 15).

B) *Vajrasana o pose del diamante.* (A 2)

Arrodíllese conservando las rodillas juntas y los pies estirados, de manera que la pierna entera se apoye en el suelo. Los dedos de los pies quedan dirigidos hacia adentro, casi tocándose. Descienda suavemente las nalgas, acomodándolas sobre la concavidad que los pies forman. Conserve el busto bien erguido y la cabeza en la misma línea, sin rigidez. Los ojos suavemente cerrados, la musculatura de la cara bien relajada. Las manos descansan sobre las rodillas sin esfuerzo. Trate de quedarse en esta posición el tiempo que pueda. Al principio será poco, después, con las articulaciones rejuvenecidas, aguantará mucho más (Foto 16).

Efectos. — Es excelente para tonificar la musculatura y los nervios de las piernas. Ofrece las mejores condiciones para una digestión fácil, por lo que es aconsejable para después de las comidas. Cura los dolores de ciática.

C) *Virasana o pose del héroe.* (A 3)

Siéntese de manera que uno de los tobillos quede al lado de la nalga opuesta. Cruce la otra pierna, hasta que el otro pie vaya a descansar en el piso, al lado del muslo. Las manos reposando sobre la rodilla, conserve el busto y la cabeza lo más correctamente posible. En lo restante, proceda como en el ejercicio arriba descrito (Foto 17).

D) *Swastikasana o pose auspiciosa* (A 4)

Su nombre se liga al hecho de que, entre los Arios, cruzar las piernas era símbolo de prosperidad, lo que era auspicioso.

Siéntese con las dos piernas estiradas y juntas. Flexionando la derecha, haga que la planta del pie quede sobre el muslo izquierdo y pegada a él, con el calcáneo en la ingle. Doble ahora la pierna izquierda, hasta el punto de venir el pie a colocarse sobre la derecha, ya flexionada y en posición, de manera que el calcáneo toque la ingle y que el dorso del pie se acomode en el hueco formado por la parte sobresaliente de la pierna y el muslo derechos.

Acomode las piernas lo mejor que pueda, procurando evitar cualquier incomodidad por la presión de los huesos a la altura de los tobillos.

Si prefiere hacer con la pierna derecha lo que se dijo para la izquierda y viceversa, tiene toda la libertad para hacerlo.

Las manos pueden descansar sobre las rodillas, con los brazos estirados o no, o pueden descansar en la parte inferior del vientre, estiradas, la derecha sobre la izquierda, con los pulgares tocándose.

En cuanto a la actitud mental y la duración, repita lo que se ha dicho para las *asanas* anteriores (Foto 18).

E) *Padmasana o postura de loto.* (A 5)

Padma, en sánscrito, significa loto, la flor que en la India representa la pureza y el pleno desenvolvimiento de la conciencia. De lo que pude asimilar de varios autores, esta postura tiene el nombre de loto, no sólo por la bella configuración plástica que toma el cuerpo, recordando la flor de loto, sino también por la pureza y paz psicológica a que induce. También conocida como *kamalasana*, es considerada la más eficiente para la meditación y el *pranayama*, siendo también la etapa inicial para otras importantes *asanas*.

"Tanto como el loto, dice Yesudian (op. cit.), en su pureza de nieve, inmaculado, intocable, flota sobre las aguas del pantano, de la misma manera, sin ser alcanzado por los deseos carnales, el espíritu puro del yoguin se eleva más allá de las tentaciones de los instintos físicos inferiores. Esta postura es comparable con el equilibrio total y el aislamiento de la flor de loto."

Ejecución. — Siéntese en el suelo con las piernas juntas y extendidas. Lleve el dorso del pie derecho a apoyarse sobre el muslo izquierdo, de manera que la planta del pie quede vuelta para arriba. Ahora haga que el pie izquierdo se apoye sobre el muslo derecho. Ambas rodillas quedarán asentadas sobre el piso. Mantenga la posición correcta del tronco y la cabeza, poniendo las manos en la misma posición que la descrita en el ejercicio anterior. Los ojos, suavemente cerrados. (Foto 19).

Como variante, la cabeza puede inclinarse para adelante hasta que el mentón comprima el tórax (*jalandhara-bandha*, Foto 6).

Concéntrese con suavidad y firmeza sobre el corazón, dejándose llevar por una ola de amor universal sin objeto definido.

Efectos terapéuticos. — La llave de las piernas produce una abundante irrigación sanguínea de la región pélvica, lo que vitaliza los nervios sacros y los del cóccix, tonificando y facilitando la absorción de las secreciones de las gónadas (glándulas sexuales). Se afirma que esta absorción de las secreciones gonádicas contribuye a la pacificación de la sensualidad y para la mejor armonía del físico. No conviene a los que tienen várices a la altura de los tarsos.

Efectos psíquicos. — Se dice que sentarse por algún tiempo inmóvil en *padmasana* es la manera más eficiente de elevarse a la Conciencia Divina. Esta *asana* como las otras destinadas a la meditación, suaviza los fenómenos metabólicos, reduciendo al mínimo la actividad orgánica, lo que posibilita un estado de recogimiento y de paz. En esta *asana*, más que en cualquier otra, los *chakras* inferiores, ligados al psiquismo primitivo, son anulados, lo que ocurre para una mayor tranquilidad.

Como el *pradmasana* es la postura destinada también al *pranayama*, sus efectos se modifican de acuerdo con el *pranayama* que se practica.

F) *Siddhasana o postura perfecta.* (A 6)

Sidha significa Adepto o Sabio; su nombre indica ser la preferida entre los grandes yogis en sus meditaciones.

Ejecución. — Sentado en el piso, las piernas extendidas y juntas, flexione la pierna derecha, de manera que el calcáneo vaya a colocarse en posición exacta para cerrar el ano. En seguida, doble la pierna izquierda, hasta que el calcáneo quede tocando el hueso del pubis. Para producir una ligera presión en la región, la punta del pie deberá estar encajada entre la pierna y el muslo. Completada la disposición de los pies, los órganos genitales quedan entre los dos calcáneos. Ambas rodillas en el suelo. El tronco y la cabeza permanecen en posición correcta, sin ninguna rigidez. (Foto 20).

Todo lo dicho respecto del *padmasana* en cuanto a actitud mental, concentración y efectos, es válido en el caso de la *siddhasana*.

Prácticas preparatorias:

1) Quédese el tiempo que pueda sentado en el piso con uno de los pies en la posición arriba descrita para el pie derecho, conservando la otra pierna extendida. Haga esto cuando conversa, lee, etcétera.

2) Sentado en el suelo, junte los pies planta a planta, y sin doblar el tronco para adelante y sin levantar las rodillas, va trayendo los pies, así juntos, hasta cerca del perineo. Se beneficiará así la musculatura y las articulaciones, y dentro de algún tiempo, ya no será imposible o doloroso hacer la *siddhasana.*

3) Con los pies juntos, planta a planta, próximos al perineo, empuje suavemente con las manos las rodillas que, naturalmente, quedan muy alejadas del suelo.

ASANAS DE FLEXION DE LA COLUMNA

Una columna, cuando es flexible en toda su extensión, garantiza salud y juventud. Aun entre los atletas, el hombre occidental, más temprano o más tarde, acaba por perderla, porque en la mayoría de los deportes, raramente el movimiento alcanza a la columna en toda su extensión. Solamente el Hatha Yoga tiene ejercicios que producen su movimiento no sólo en toda su extensión, sino también en varias direcciones, existiendo una —ardha-matsyendrasana— en la que se obtiene una considerable torsión. (Foto 50).

A) *Yoga-mudra o Símbolo del Yoga* (A7, A7-a, A7-b y A7-c).

Significa el "Símbolo del Yoga" pues la palabra *mudra* quiere decir símbolo, ejemplo o expresión.

Ejecución. — Ejecute la *vajrasana* o pose del diamante (Foto 16). Los brazos para atrás, la mano derecha toma el puño izquierdo. Haga una inspiración completa. Detenga por unos segundos la respiración, inicie una lenta espiración y, simultáneamente vaya doblando el tronco hasta que la cabeza se aproxime al suelo, frente a las rodillas. Quédese así hasta tanto no sienta incomodidad e, inspirando, vuelva lentamente a la posición primitiva. Mantener mucho tiempo la posición mientras respira espontáneamente, se aconseja como ejercicio tranquilizante (Foto 21).

Variaciones. — La posición inicial no es como la anterior y sí

104

padmasana o pose de *loto* o *sukhasana* (pose fácil), los brazos para las espaldas, con las palmas de las manos unidas como para rezar (Fotos 22, 23, 24). En todas las variaciones pueden las manos tomar posiciones diferentes: 1) la mano derecha tomando el puño izquierdo, con los brazos extendidos hacia lo alto, en el momento en que la frente se apoya en el suelo; 2) para acentuar los efectos fisiológicos sobre los órganos abdominales, cierre las manos de manera que los dedos anular y meñique reposen sobre el calcáneo correspondiente, lo que hace aumentar la presión contra el abdomen. (Foto 25).

Prácticas preparatorias. — No se desanime si su cabeza no llega al suelo. Esto ocurre debido a tres causas que desaparecerán seguramente con la práctica persistente: a) barriga muy grande; b) poca flexibilidad y c) incapacidad de relajamiento. Haga diariamente lo que pueda. Mientras tanto haga una pequeña variante para apresurar sus progresos: en lugar de colocar las manos de la forma arriba descrita, extienda sus brazos, sin rigidez, haciéndolos acompañar el movimiento de la cabeza que va bajando (Foto 26). El peso de los brazos facilita y ayuda la flexión. Puede también, cuidando que las rodillas no se despeguen del suelo, llevar el tronco hacia abajo, evitando siempre todo esfuerzo violento. Es mejor no partir de *vajrasana* o de *padmasana* sino de la "postura fácil" o *sukhasana.*

Observación. — Cuando usted haya adquirido la perfección, a costa de mucha práctica, va a comprobar que puede mantener la respiración normal a pesar de estar muy doblado.

Actitud mental. — Debe dirigir la atención hacia un punto entre las cejas y conservarse en humildad, adoración y sumisión al Omnipresente. Esta es la actitud mental de los musulmanes al tocar el suelo con la cabeza.

Efectos terapéuticos. — Tonifica los tejidos de la región lumbar y los músculos abdominales. Corrige la visceroptosis y cura la sequedad de vientre, gracias al masaje de las vísceras. Produciendo masajes naturales, restaura eficientemente la salud del estómago, hígado, bazo, intestinos, vesícula y finalmente de todos los órganos ya comprometidos por el envejecimiento y la flacidez de la pared abdominal. Contribuye a la reducción de la cintura. Tiene virtudes neurolépticas, es decir, ejerce un efecto calmante sobre el sistema nervioso.

Efectos psicológicos. — Cuando practicamos *yoga-mudra* sentimos todo el mundo y nosotros mismos reducidos a un punto, a un cero espacial y existencial. En consecuencia, experimentamos la grandeza de sentirnos pequeños y humildes. De esa forma está indicado para aquellos que tienen tendencia al orgullo, la vanidad y el egoísmo. Nos sentimos como hijos sumisos y reverentes delante del Padre. Tal vivencia tiene naturalmente virtudes psicoterápicas considerables.

B) *Maha-mudra o Gran Símbolo.* (A8)

Ejecución. — Siéntese de tal forma que el calcáneo izquierdo presione el ano. Estire lateralmente la pierna derecha. Espirando lentamente, inclínese para el costado hasta poder tomar el tobillo mayor o el pie. En la medida que pueda, retenga la respiración; al mismo tiempo, realice *jalandhara-bandha* (Foto 6), esto es, comprima el mentón contra el pecho, y *uddiyana-bandha*, es decir, la succión del abdomen (Foto 77). Fije los ojos convergentes en el punto que se encuentra entre las cejas, *trikuti.* Retorne a la pose inicial, al mismo tiempo que inspira lentamente. Repita tres veces para cada lado. (Foto 27).

Efectos terapéuticos. — Cura la dispepsia, la sequedad de vientre, la dilatación del bazo, las hemorroides y hace bajar la fiebre. Prolonga la vida.

Efectos psicológicos. — Hace despertar los *siddhis* (poderes parapsicológicos).

C) *Paschimotanasana o pose de la pinza.* (A 9)

Ejecución. — Acostado de espaldas, los ojos cerrados, las piernas juntas y estiradas con las palmas de las manos en el suelo, al lado de los muslos, los pulmones vacíos. Comience una inspiración profunda y al mismo tiempo, lentamente yerga el tronco hasta la posición sentada. A partir de ahí, sin detenerse, inicie la espiración y simultáneamente incline el tronco para adelante hasta que pueda tomar con las manos los pies o los tobillos y junte la frente con las rodillas, que durante todo el movimiento no se flexionan (Foto 28).

Conserve la posición durante tres o cinco segundos, después de los cuales comience a erguirse, al mismo tiempo que inspira, hasta volver a la posición inicial, acostado. Relájese. Repita tres veces. Concéntrese en el plexo solar, es decir, en la conocida "boca del estómago"

Cuando la práctica haya reducido el volumen del vientre, rejuvenecido las anfiartrosis dorsales y fortalecido la musculatura que queda detrás de la rodilla, usted tomará los tobillos, mientras, sin dificultad, tocará el suelo con los codos. Pero en cuanto tal cosa no sucede, aprenda los siguientes trucos preparatorios:

a) inicie el movimiento a partir de la posición sentada; b) con las manos agarrando las piernas, diariamente procure disminuir la distancia entre la cabeza y las rodillas, c) relaje todos los músculos que nada tienen que ver con la *asana*, d) aprenda a chupar para adentro al abdomen, disminuyendo así su volumen.

Efectos terapéuticos. — En el cuerpo pránico, esta *asana* actúa en el sentido de despertar el *kundalini* y abrir el *nadi sushssnna (nadi central)*. La contracción de los músculos abdominales estimula las vísceras, por masaje; reduce la adiposidad y la obesidad en general. Es considerable su efecto sobre el bazo y los riñones. Vitalizando los centros nerviosos lumbares y sacros, beneficia a todos los órganos por ellos inervados (sexuales, vejiga, próstata y recto). Es de excepcional eficacia contra los disturbios del estómago, donde estimula la producción del jugo gástrico. Normaliza el hígado, los riñones y los intestinos, limpiando en éstos el catarro, curando también la sequedad de vientre. Para un mejor efecto contra las hemorroides, se puede asociar a esta beneficiosa *asana* lo que los yoguis llaman *aswini-mudra*, contracción y relajamiento de la musculatura anal. Es específicamente indicada para vencer la dilatación del hígado y del bazo. Cura la diabetes y la polución nocturna. Vence insuficiencias hepáticas y restaura el apetito. Ha sido comprobada, por médicos de los institutos yoguis de la India, la cura del lumbago crónico y de los dolores del ciático. Incomparable para rejuvenecer y adelgazar. Es indicada para restaurar las fuerzas de las mujeres, después de las tareas diarias. Tantos son sus beneficios que los yoguis la llaman "la fuente de la energía vital".

Efectos psíquicos. — Aumenta la autoconfianza, y la sensación de autodominio, de levedad y de energía.

D) *Padahasthasana o pose de cigüeña.* (A 10)

Pada significa pies y *hastha* manos. Esta pose es igual a la antérior, puede practicarla de pie. Forma parte de la *salutación al sol*, cuando las palmas de las manos se apoyan en el suelo.

Estando de pie, los ojos cerrados, inspire profundamente levantando los brazos. En seguida, espirando lentamente, incline el cuerpo para adelante hasta que las manos toquen los pies, y la cabeza, las rodillas. Procure asir al dedo mayor de cada pie con el índice de la mano correspondiente o, si no puede, tomar los tobillos. Permanezca así hasta sentir incomodidad, deshaciendo entonces la *asana* al mismo tiempo que inspira. (Foto 29).

Vale lo que fue dicho en cuanto a la cantidad en la *pose de pinza.* Además de ser igualmente benéfica como la *paschimotanasana*, está indicada para el aumento de la estatura y para el embellecimiento del cuerpo femenino, otorgándole esbeltez y gracia.

Todas las asanas *hasta ahora presentadas consistieron en flexiones para adelante. En lo que sigue describiremos las asanas llamadas complementarias de éstas, exactamente por comprender flexiones para atrás. Es siempre conveniente hacer seguir una* asana *por su complementaria.*

E) *Ardha-bhujangasana o media pose de cobra.* (A 11a y A 11b)

Ejecución. — Esta *asana* sirve de ejercicio preparatorio para la *pose de cobra.* Arrodíllese sobre la rodilla izquierda, teniendo el pie derecho medio metro al frente, de manera que tanto el muslo izquierdo como la pierna derecha estén en perfecta verticalidad. El tronco erecto, la cabeza y la columna vertebral en una sola línea. (Foto 30). Haga una inspiración lenta y completa y, al comenzar a espirar, flexione la pierna derecha lo más que pueda, de manera que el tronco, descendiendo, pero manteniendo una perfecta verticalidad, lleve las puntas de los dedos a tocar el suelo. Los brazos deben quedar pendientes al lado del tronco. (Foto 31). Manténgase así, la respiración detenida, de tres a siete segundos. Comience el movimiento de retorno a la posición inicial inspirando concomitantemente. Repita tres veces y alterne la posición de las piernas.

Variante. — Cuando llegue el punto más bajo, es decir, cuando el peso fue transferido a la pierna que está adelante, vuelva el tronco para el lado de la pierna que quedó extendida para atrás y agarre el tobillo, fijándolo (Foto 32).

Efectos terapéuticos. — Aumenta la flexibilidad. Mientras comprime agradablemente los músculos dorsales, distienda con energía los abdominales. Estimula los órganos de la pelvis. Desenvuelve el sentido del equilibrio y la autoconfianza.

Observación. Otra versión de la "media postura de cobra" (*ardha-*

bhujangasana) es una que da al cuerpo el aspecto de una esfinge. (Foto 33).

Comiénzase acostado sobre el vientre, el cuerpo estirado, sin tensión, las piernas unidas. Asiéntanse las palmas de las manos un poco adelante de los hombros, alineando con la cabeza; que se halla con la frente apoyada en el piso. Paulatinamente, mientras inspira, se levanta primero la cabeza y después el tronco, de a poco, hasta que el cuerpo quede semejante a una esfinge. A esta altura, no es preciso estirar los brazos. Quedan flexionados. Mantenga la posición en *kumbhaka*. Los ojos cerrados para sentir más profundamente la postura. Vuelva a la posición inicial, aflojando la *kumbhaka* así como el esfuerzo muscular que mantenga el cuerpo doblado. Al llegar al punto final, relájese en el suelo.

F) *Bhujangasana o pose de cobra.* (A 12)

El nombre de esta *asana* proviene de que el cuerpo queda muy semejante a una cobra en posición de lucha.

Ejecución. — Acuéstese en el piso barriga para abajo, colocando las palmas de las manos a la altura de las axilas. Simultáneamente con una inspiración profunda, va levantando la cabeza y en seguida, paulatinamente, el resto del tronco, sin despegar del suelo la parte que queda de la pelvis a los pies. En el principio del movimiento, no se valga de las manos, sino solamente de los músculos de las espaldas. A partir de cierto punto del cual estos músculos ya no pueden ayudarlo, empuje con las manos hasta completar el movimiento. No permita que los pies se separen el uno del otro. Deben permanecer unidos. A medida que su flexibilidad vaya aumentando, usted va consiguiendo mirar hacia el cenit, lo que implicará un fuerte estímulo para la tiroides. Lo más importante es acentuar la curva impuesta a la columna y mantenerla el mayor tiempo posible, mínimo cinco segundos. Para descender, proceda de modo inverso. Al principio, apoyándose en las manos y, finalmente, con la ayuda de los músculos dorsales y lumbares, hasta que la frente toque el suelo. En cuanto a la duración de la *asana*, mantenga el *kumkhaka* (Foto 34). Deshaga la posición y relájese.

Actitud mental. — Concéntrese sobre las vértebras que, una a una, van siendo solicitadas con los movimientos para erguirse —cervicales, dorsales, lumbares y sacras— e inversamente al deshacer la postura.

Efectos terapéuticos. — Promueve abundante irrigación sanguínea en la musculatura de la espalda, que es eficazmente desarrollada. Los músculos más enérgicamente solicitados son el trapecio, los dorsales, el sacrolumbar y los glúteos; de ahí se puede inferir su papel de modelador de un cuerpo elegante; restaura la flexibilidad de la columna. Proporciona salud, vigor y juventud, aumenta el calor del cuerpo y corrige la inapetencia. Las mujeres tienen mucho que ganar pues como tonificante del útero y de los ovarios es una garantía contra la leucorrea, amenorrea, dismenorrea y otros disturbios. Los riñones son particularmente beneficiados, no obstante también lo serán todos los órganos abdominales, gracias al aumento de la presión intraabdominal que determina. Está indicado especialmente en la prevención de los cálculos nefríticos. A tal punto estimula la tiroides, que es contraindicado en los hipertiroideos. Es de un efecto fulminante contra los dolores en la espalda, tan frecuentes en los que tienen ocupaciones sedentarias. Combate la sequedad de vientre. Beneficia a los treinta y un pares de nervios raquídeos, que salen por los espacios intervertebrales, así como también a la cadena de ganglios del sistema vago-simpático. Quien conozca la fisiología del sistema nervioso en general concluye desde luego el valor extraordinario de esta *asana*. Contraindicada en los dolores lumbares. Debe ser evitada por enfisematosos, enfermos del corazón y portadores de hiperlordosis lumbar.

Efectos psicológicos. -- Desarrolla la confianza en sí mismo, alejando complejos de inferioridad.

G) *Ardha-shalabhasana o media pose de langosta* (A 13)

Por ser muy difícil la pose de langosta o *shalabhasana*, que describimos más abajo, el practicante debe hacer antes un entrenamiento de esta *asana* preparatoria, hasta que haya adquirido la fuerza y la flexibilidad suficientes.

Ejecución. — Los ojos cerrados, acuéstese en el suelo, barriga para abajo, mentón en el piso, con los brazos estirados a los lados del cuerpo, las palmas de las manos en el suelo. Inicie una inspiración y vaya levantando la pierna derecha tan alto como pueda, con cuidado de no dejarla flexionar, conservando la izquierda en la posición inicial, es decir, en el piso. Mantenga la posición deteniendo la respiración de dos a diez segundos, finalizados los cuales deje lentamente la pierna volver a la posición primitiva y, simultáneamente, exhale el aire. Relájese. Repita con la pierna izquierda. Evite arrollar el cuerpo. Concentre el pensamiento sobre región del cóccix. (Foto 35). Relájese.

H) *Shalabhasana o pose de langosta.* (A 14)

Ejecución. — Tome la misma posición inicial arriba descrita y, simultáneamente, con una inspiración, por un impulso vigoroso, con las manos presionando el piso y contrayendo la musculatura de las espaldas, yerga ambas piernas lo más alto que pueda, sin flexionarlas. Mantenga la posición en *kumbhaka* de dos a diez segundos, entonces, espirando, baje lentamente las piernas. La posición de las manos queda a su elección. Vea cuál es la mejor: a) las palmas apoyadas en el piso; b) cerradas, con los puños sirviendo de apoyo; c) dadas vuelta para arriba y cerradas. En lugar de los brazos extendidos, puede tenerlos un poco flexionados, con las manos cerca de la cintura, lo que facilita sobremanera el esfuerzo de elevar y mantener las piernas. Pueden todavía las manos quedar debajo del cuerpo, a la altura de la región pubiana (Foto 36). Contraindicaciones: hipertensión, ciertas cardiopatías, enfisema pulmonar, hiperlordosis lumbar.

Actitud mental. — Dirija la conciencia hacia la pelvis y la región lumbar (riñones).

—Nota. — Diferente de todas las otras, esta *asana* no es lenta y suave. Durante su ejecución, la respiración debe quedar retenida. (*kumbhaka*).

Efectos terapéuticos. — Mejora enormemente los pulmones, confiriendo mayor elasticidad a los alvéolos, distendiendo y activando el tejido pulmonar. Es la *asana* más potente para curar el estreñimiento. Revigoriza el diafragma así como la musculatura cardíaca. Gracias a la gran presión intrabdominal, masajea las vísceras. Tiene especial efecto benéfico sobre los riñones, limpiándolos y normalizándolos en su funcionamiento. Fortalece los músculos abdominales, lumbares, sacros y glúteos, reduciendo la cintura, embelleciendo por lo tanto la figura. Debe ser evitada por enfisematosos, por los portadores de lumbalgias (dolores lumbares), y por los portadores de hiperlordosis lumbar.

Efectos mentales. — Estimula la mente y acrecienta la firmeza del carácter.

Dhanurasana o pose del arco. (A 15)

Dhanus significa arco. Realmente el cuerpo toma el aspecto de un arco.

Ejecución. — Acostado boca abajo, los ojos cerrados, doble las piernas y con las manos agarre los tobillos. Inspirando, levante el tronco con la ayuda de la tensión entre los brazos y las piernas que tienden mutuamente a separarse: los brazos empujando para adelante; las piernas para atrás. Respire libremente y ponga atención en no permitir que las piernas se separen una de la otra. Deben quedar unidas todo el tiempo. Para deshacer la posición, relaje lentamente la tensión, dejando el tronco, las piernas y los brazos volver a la posición inicial, y relájese (Foto 37).

Actitud mental. — Dirija la conciencia hacia la región sacrolumbar.

—Nota. — Es un ejercicio que también implica impulso y cierta rapidez. Asimismo, todavía cabe recordar el inconveniente de las exageraciones y las violencias.

Efectos terapéuticos. — Es benéfico para las personas de ambos sexos y de cualquier edad, aun para aquellas de constitución endeble. Las mujeres se benefician especialmente no sólo por el embellecimiento de la figura como principalmente por la corrección de las irregularidades menstruales. Estimula a toda la actividad endocrina, con sorprendentes ventajas para la salud psicosomática en general. Elimina los dolores costales derivados de las actividades sedentarias. Debe ser evitada por quien sufra los dolores lumbares y por los portadores de hiperlordosis lumbar.

Efectos psicológicos. — Enriquece la personalidad, otorgando vivacidad a la mente. Es psicoestimulante.

J) *Chakrasana o pose de rueda.* (A 16)

Ejecución. — Acuéstese sobre las espaldas. Con los ojos cerrados, encoja las piernas de forma que los calcañares queden cerca de las nalgas. Encoja los brazos, haciendo que las nalgas se coloquen detrás de los hombros, con las palmas apoyadas en el piso y las puntas de los dedos cerca de los hombros. Inspire profundamente y, mediante un impulso, eleve el cuerpo lo más que pueda, formando con él un arco. Durante unos segundos, mantenga la postura y la respiración libre,

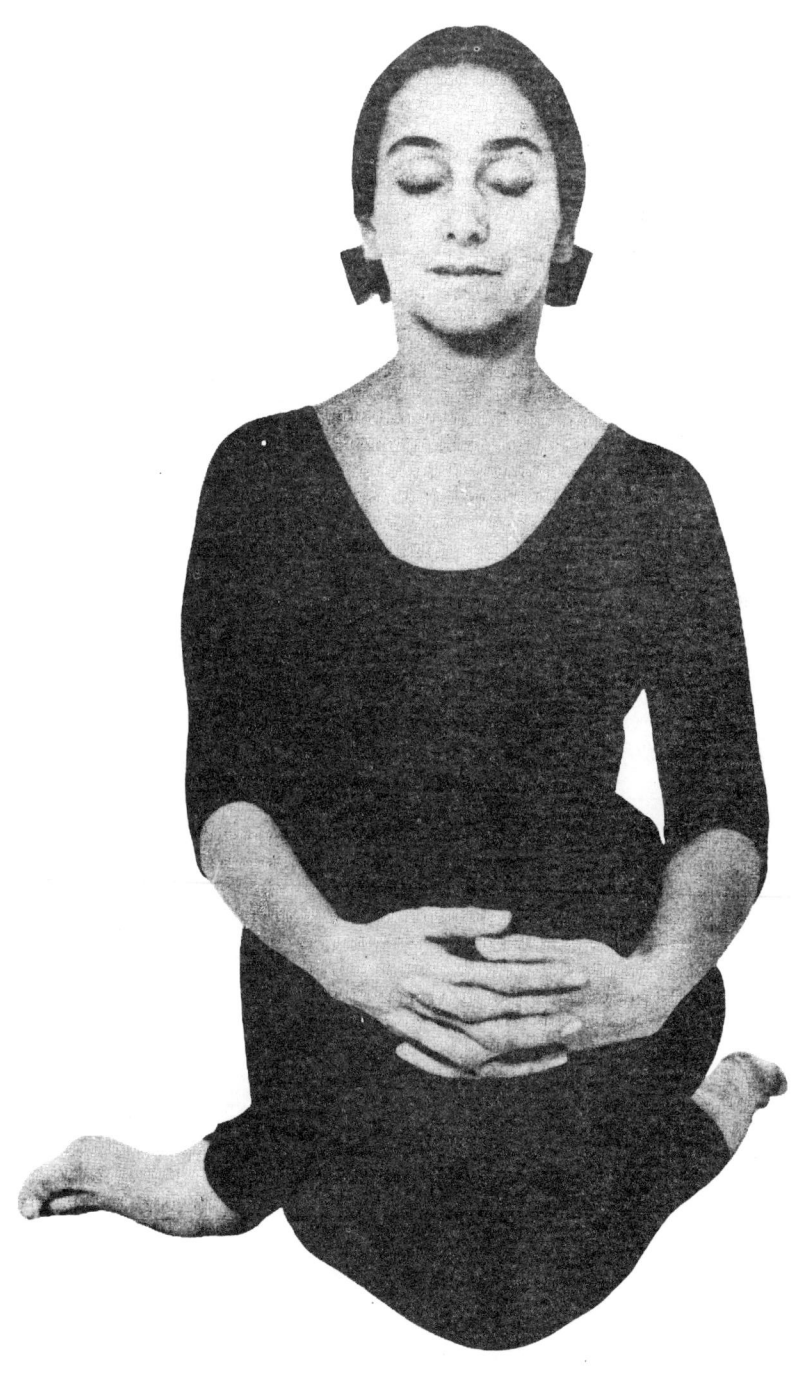

Foto 17 — A3 VIRÁSANA

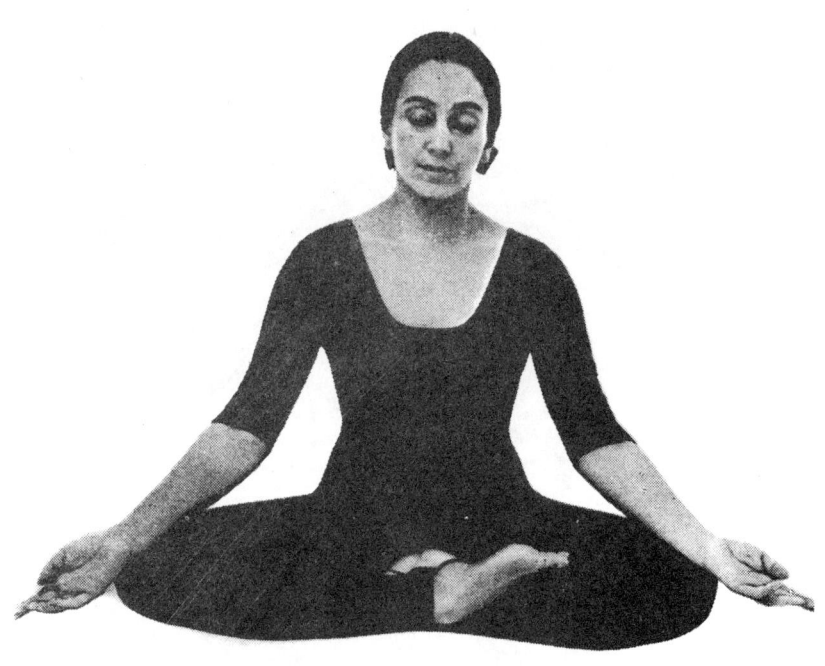

Foto 18 — A4 SVASTIKASANA

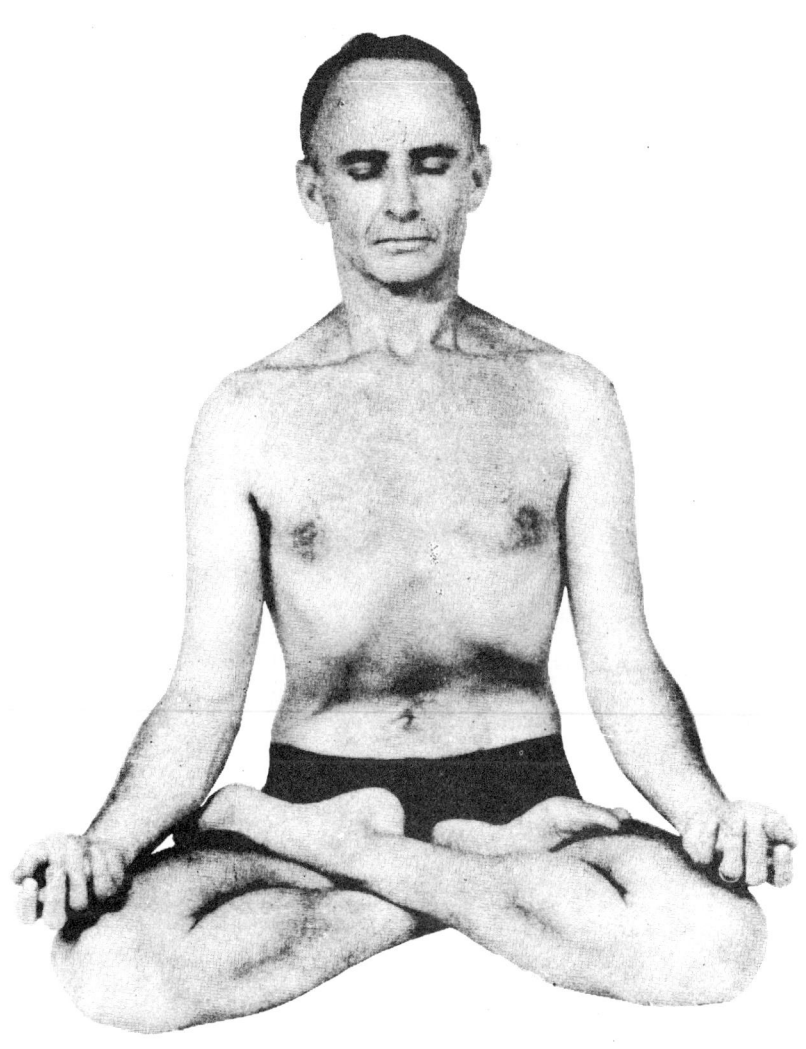

Foto 19 — A5 PADMASANA

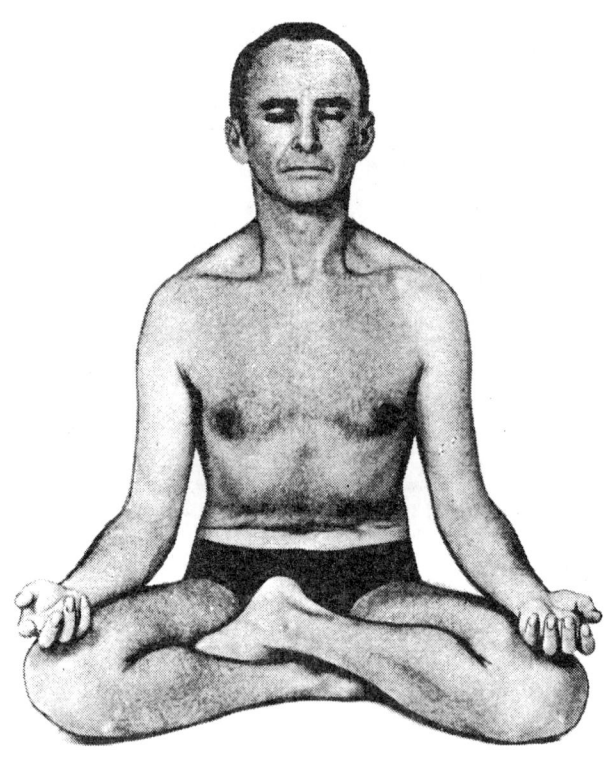

Foto 20 — A6 SIDDHASANA

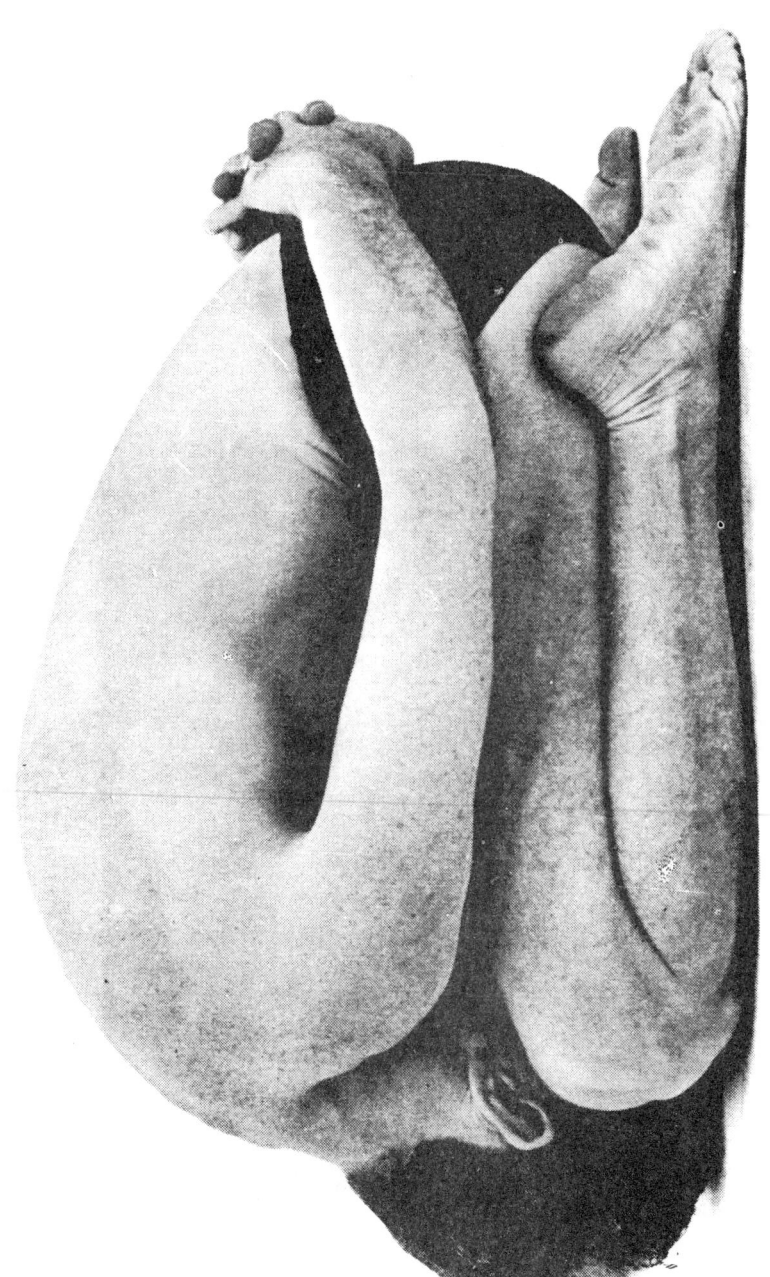

Foto 21 — A7 YOGA MUDRA: 1

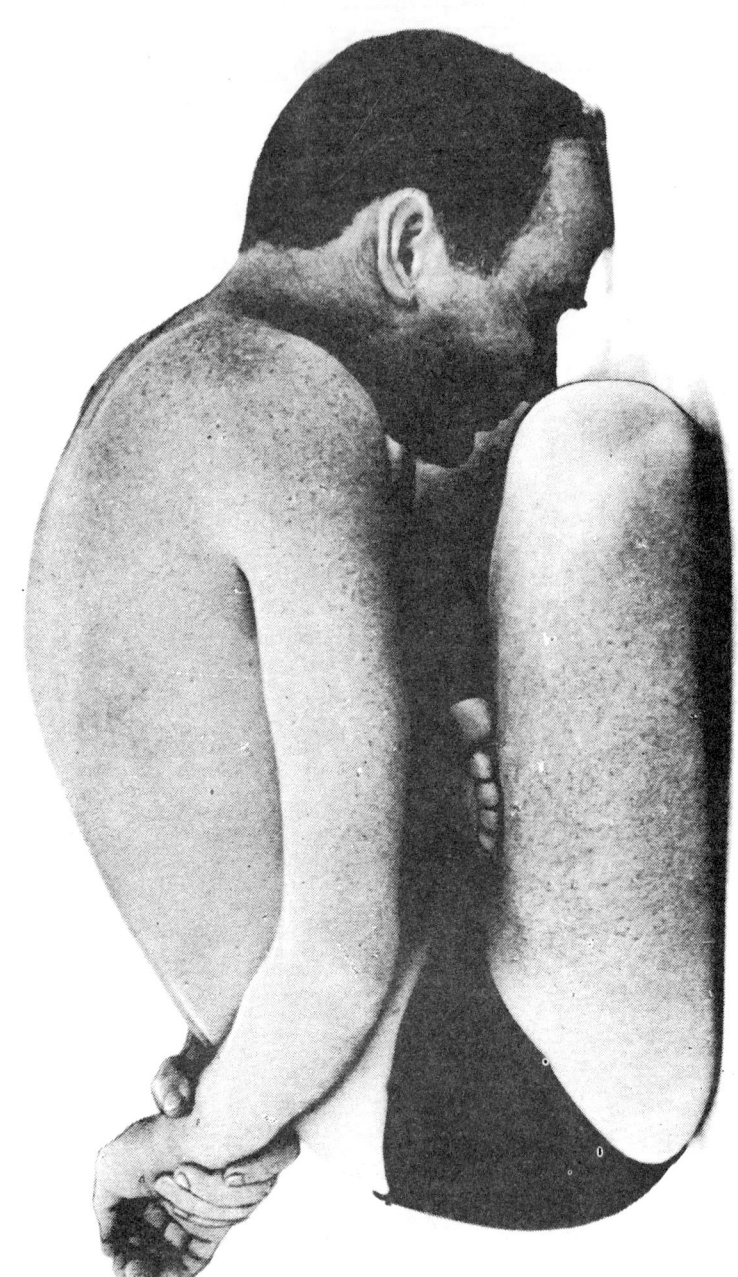

Foto 22 — A7a YOGA MUDRA: 2

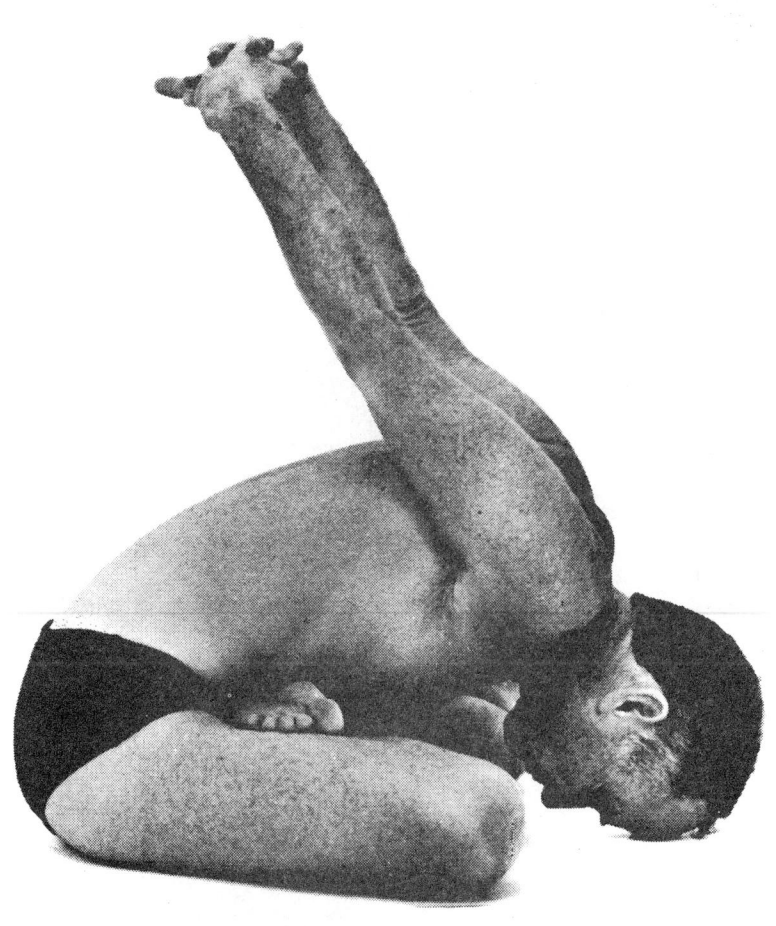

Foto 23 — A7a YOGA MUDRA: 3

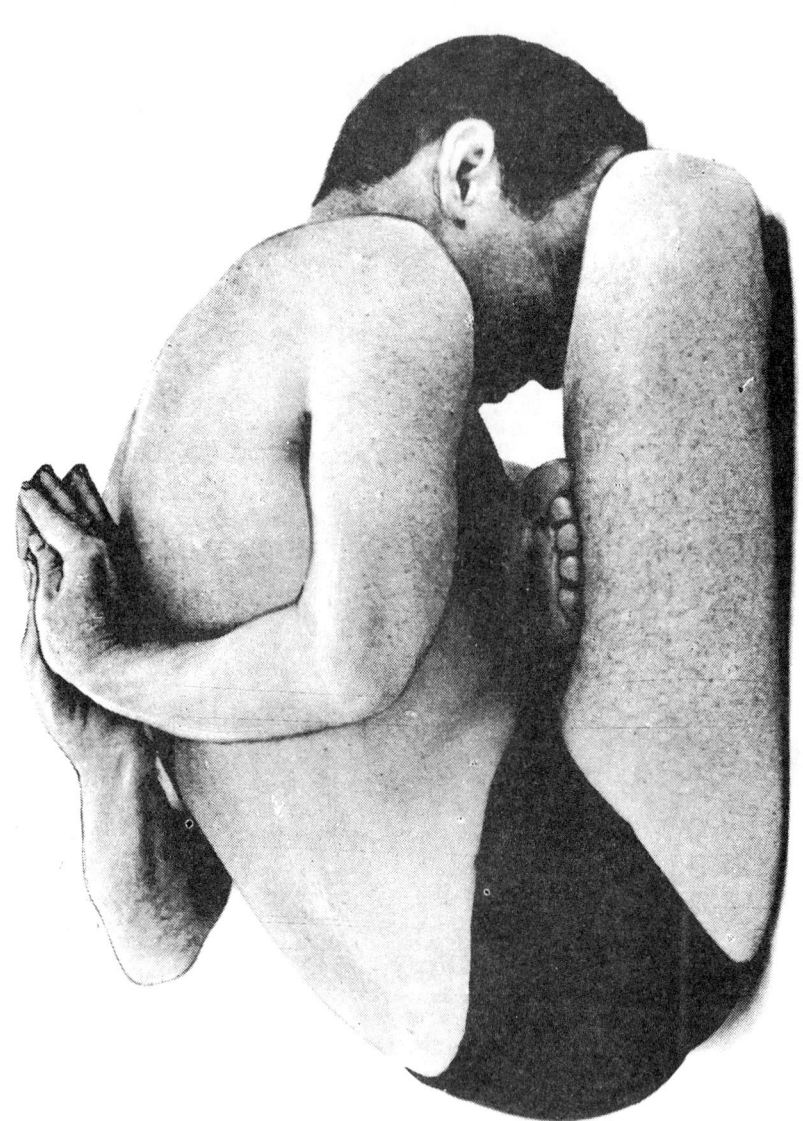

Foto 24 — A7a YOGA MUDRA: 4

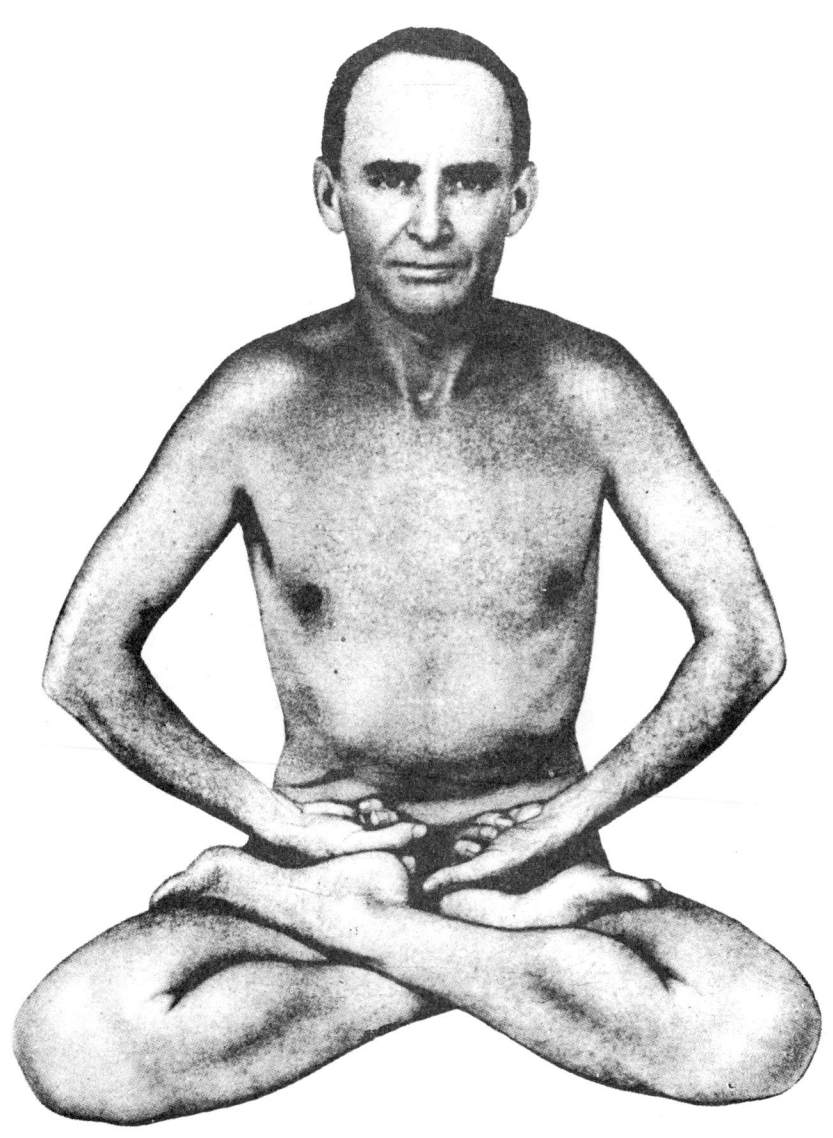

Foto 25 — A7b YOGA MUDRA: 5 (inicio)

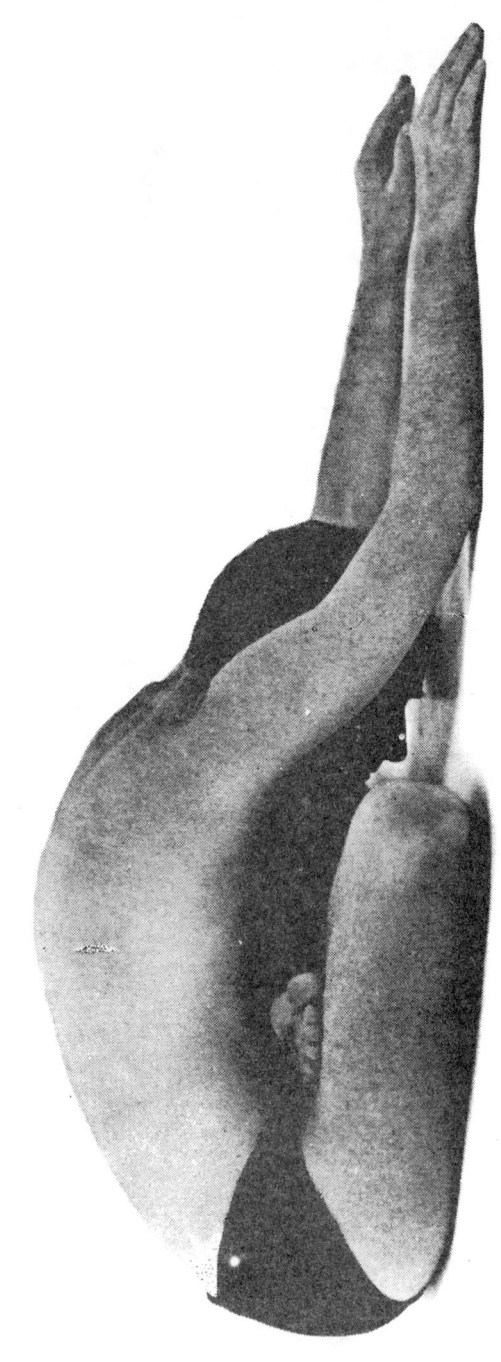

Foto 26 — A7c YOGA MUDRA: 6

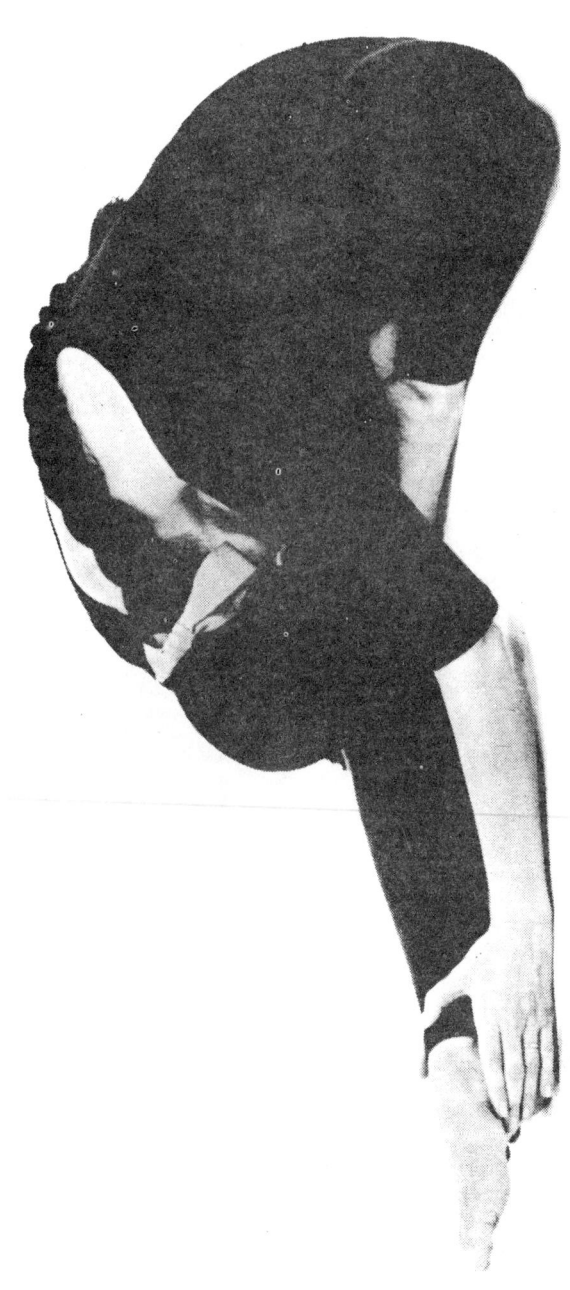

Foto 27 — A8 MAHA MUDRA

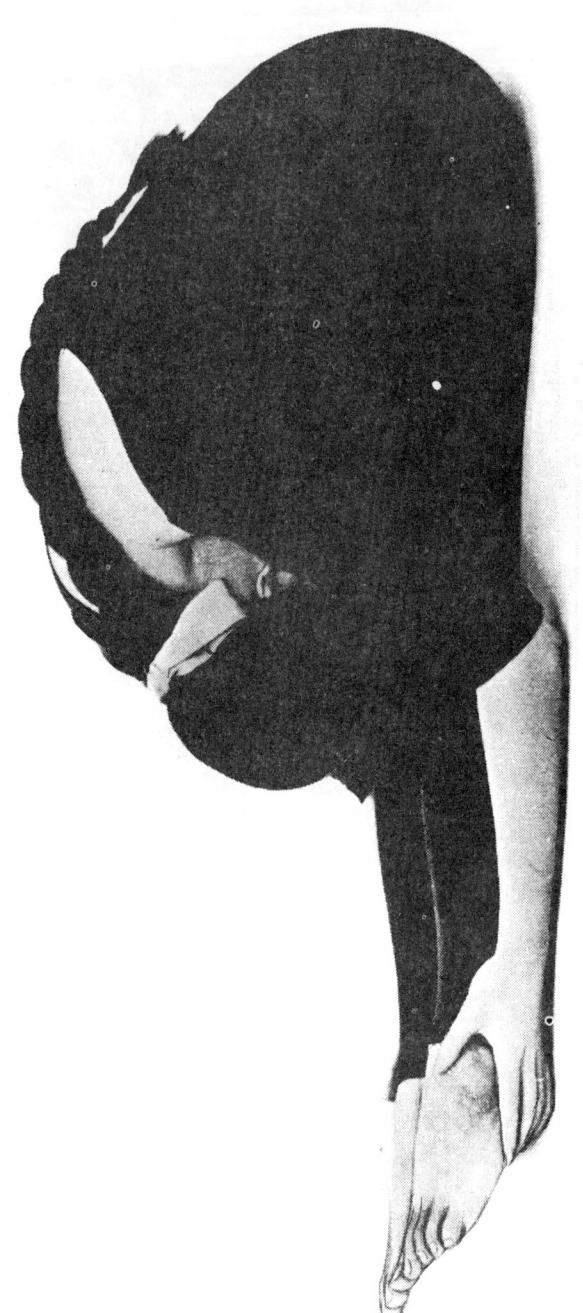

Foto 28 — A9 PASCHIMOTANĀSANA

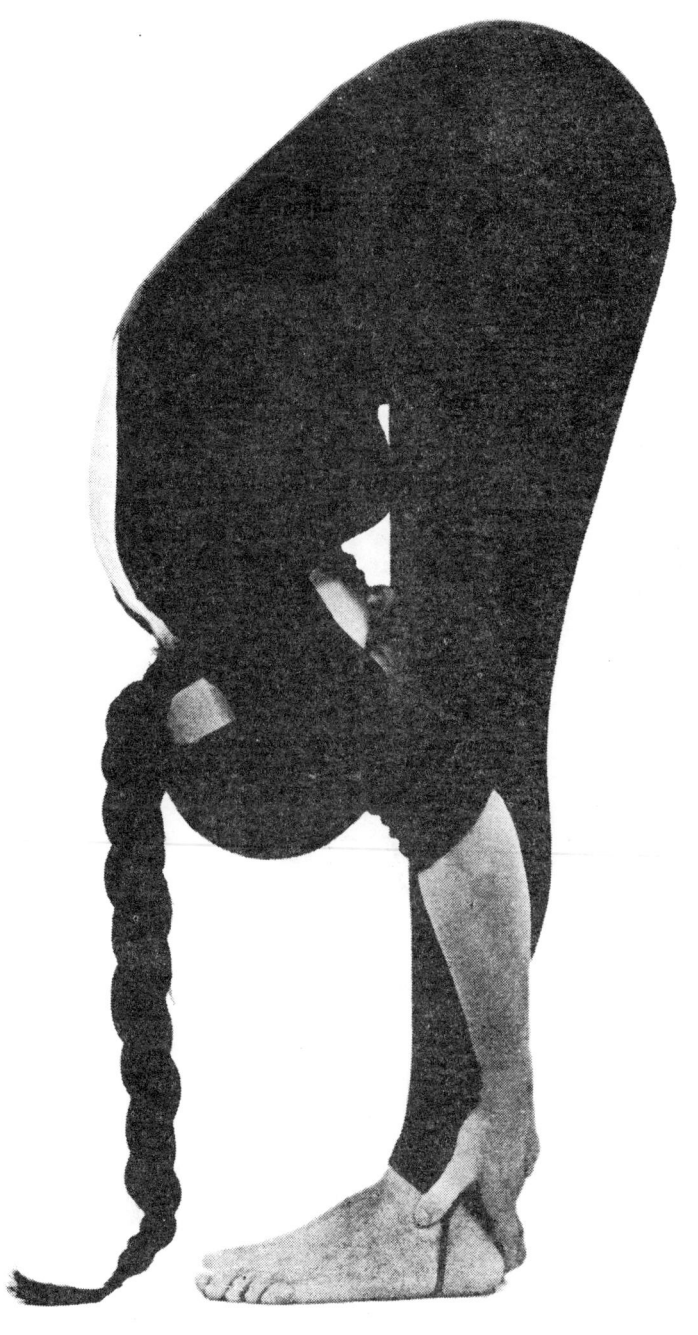

Foto 29 — A10 PADAHASTHASANA

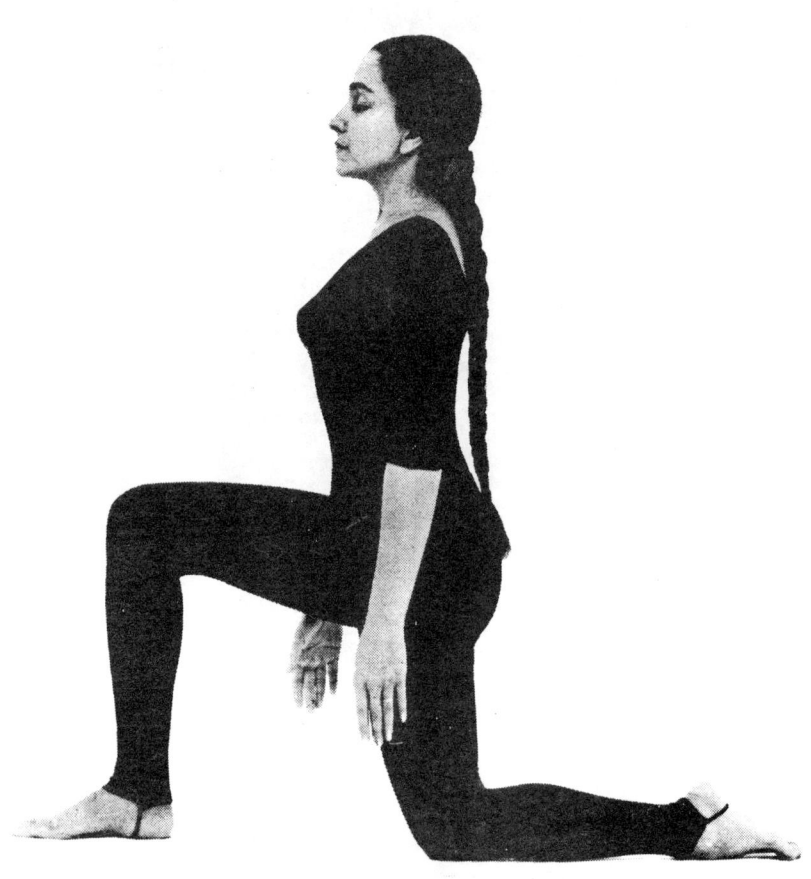

Foto 30 — A11 ARDHA-BHUJANGÂSANA n.º 1 (fase inicial)

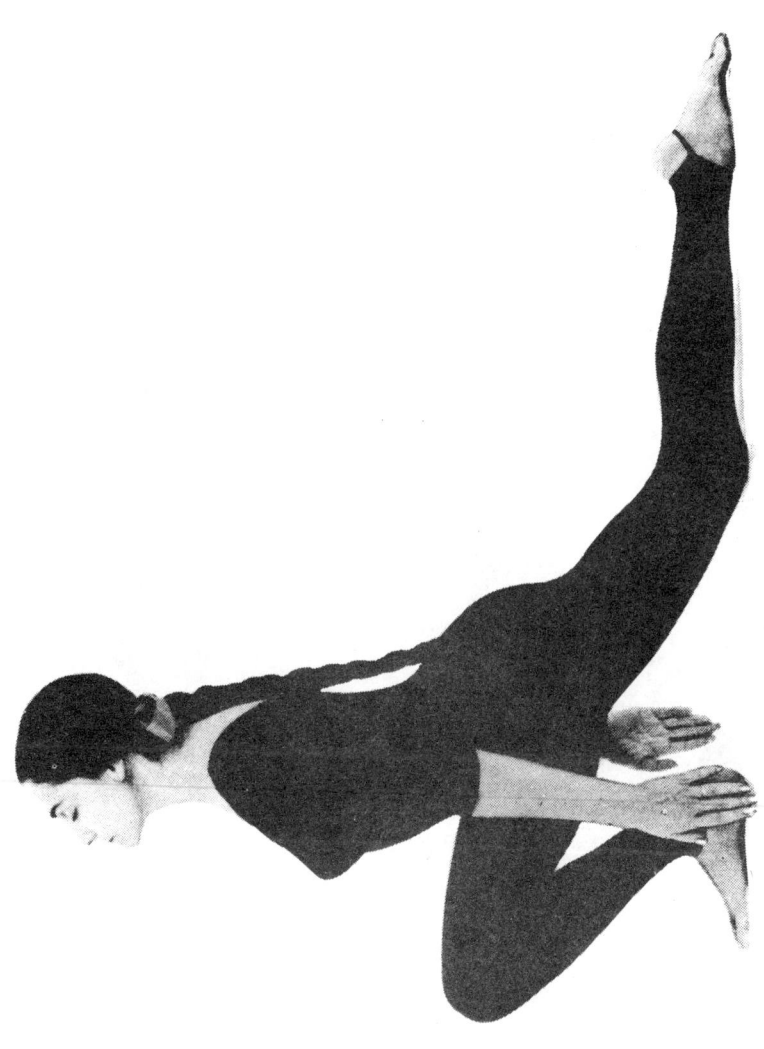

Foto 31 — A11 ARDHA-BHUJANGASANA n.º 2 (fase final)

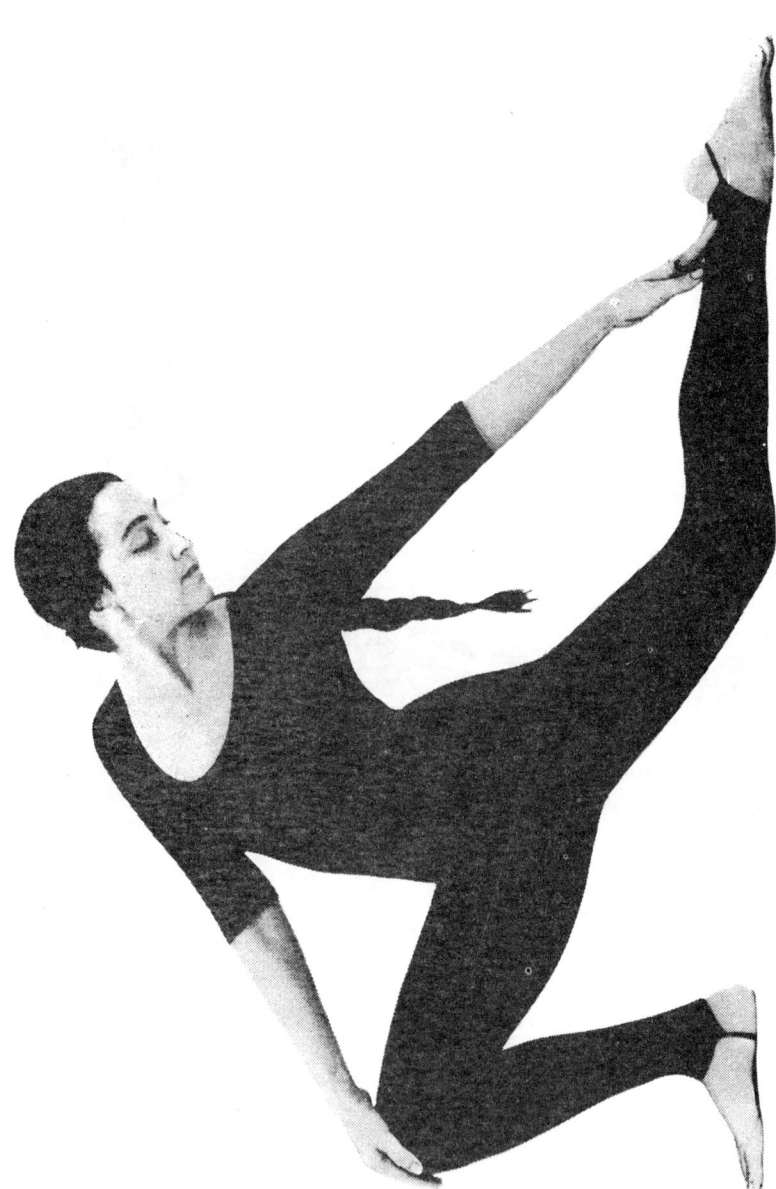

Foto 32 — A11 ARDHA-BHUJANGÁSANA n.º1   (variante)

entonces, lentamente vaya deshaciendo la posición, flexionando primero los brazos, hasta que la cabeza y los brazos reposen en el piso, y en seguida las nalgas (Foto 38). Relájese.

Efectos terapéuticos. — Además de los efectos de la *dhanurasana* o postura de arco, ya descritos, este estimula la tiroides y cura los desarreglos de la tráquea y la laringe, gracias a la abundante irrigación local. Es una de las técnicas de mayores virtudes neuroanalépticas, es decir, capaz de elevar el tono nervioso. Contraindicaciones: dolores lumbares (lumbalgias) e hiperlordosis.

Efectos psíquicos. — Da vivacidad intelectual y aumenta la memoria. Es estimulante.

Variante. — a) Arrodillado, tome los tobillos con las manos e, inspirando, haga un impulso hasta que el cuerpo quede elevado y arqueado. La cabeza pendiente para atrás lo más que pueda. Concéntrese en las musculaturas de las espaldas y en la columna. Las manos pueden apoyarse en el suelo, detrás de los pies; es la llamada *pose de camello.*

L) *Pristhasana o pose revirada.* (A 17)

Ejecución. — De pie, los ojos cerrados, con los pies separados uno del otro y con los brazos colgando a los lados del cuerpo, inspire y lentamente flexione el tronco hacia atrás, flexionando también las piernas hasta que las manos alcancen la curvatura de las piernas. Permanezca así, con la respiración detenida durante pocos segundos, después de lo cual, espirando, retorne a la posición inicial. Concéntrese en la columna y en los músculos de las espaldas (Fotos 39 y 40). Si siente vértigo, deshaga la pose y experimente luego hacerla sin retener la respiración, dejándola lentamente libre.

Los efectos son equivalentes a los de todas las *asanas* que implican flexión de la columna para atrás. El ligero vértigo ocasional es consecuencia de la fuerte hiperemia (afluencia de sangre) en la cabeza. No tiene ningún peligro. Las contraindicaciones son también las mismas.

M) *Matsyasana o pose de pez.* (A 18, A 18a, A 18b)

Ejecución. — Partiendo de *padamasana* o postura de loto, los ojos cerrados, acuéstese de espaldas. Automáticamente las piernas, que se hallan cruzadas, se levantan quedando verticales (Foto 41). Mediante un suave impulso de las manos, que quedan a los lados de la cabeza, levante el tórax del suelo, de manera que la parte alta de la cabeza, apoyada en el suelo, mantenga el tórax elevado. Simultáneamente, las rodillas volverán a la posición normal. El cuello sufrirá un forzamiento soportable y estimulante, las manos quedan agarrando los tobillos (Foto 42). La respiración es abdominal. El *asana* debe durar hasta el momento de sentir los primeros síntomas de fatiga e incomodidad. Si después de la ejecución se siente fatigado, relájese acostado.

Dirija la conciencia hacia la glándula tiroides o hacia el plexo solar.

Efectos terapéuticos. — Especialmente beneficiosa para la tiroides y las paratiroides debido a la abundante irrigación sanguínea que produce en el área. Masajea los músculos de la nuca mientras estira los del cuello. Desarrolla la musculatura torácica. Las glándulas ubicadas en la cabeza (pineal y pituitaria) se benefician igualmente. La respiración se produce más libremente, debido al estiramiento de la musculatura. Los chakras *visudha* y *manipura*, respectivamente en el cuello y a la altura del plexo solar, son los que más se activan. Muy eficaz contra el estreñimiento, porque empuja del intestino al recto las heces acumuladas. Trae alivio al asma y a la bronquitis. Contribuye a evitar la tuberculosis. Es también aplicable a la cura de la amigdalitis purulenta. Es neuroestimulante poderoso, indicado por lo tanto para los neurasténicos. Como todas las retroflexiones, es contraindicada a los que tienen problemas con vértebras o discos lumbares.

Efectos mentales. — Propicia optimismo, autoconfianza, paz, claridad en la inteligencia y desarrolla una sensación de energía, con resistencia a la fatiga. Al ejecutarla, es intensa la alegría y la seguridad psicológica que se experimenta. Las personas apáticas, melancólicas, psicasténicas, tienen mucho que recibir de esta *asana.*

Observación. — Es complementaria de otra que se llama *sarvangasana*, de la cual nos ocuparemos más adelante. Los músculos que una contrae, la otra los estira, y viceversa. Después de ejecutar una hay que ejecutar la otra, siendo aconsejable que la duración de la *matsyasana* sea un tercio de la de su complementaria *sarvangasana.*

Variaciones. — a) Si usted todavía no consigue hacer la llave de las piernas, que de hecho es difícil, no tiene importancia. Ejecute esta variación: acostado, las piernas juntas y estiradas, fuerce la curvatura de la columna, afirmando en el piso lo alto de la cabeza, ayudándose con los antebrazos, que se apoyan desde las manos hasta los codos, tal como está indicado en la foto. Esta postura es la *ardhamatsyasana* (A 18a, Foto 43).

b) Otra variación: Partir de la *padmasana*. Comience a reclinarse para atrás hasta que la espalda pose en el piso. No permita que las piernas cruzadas se levanten. Para aumentar la deliciosa sensación de estiramiento muscular, acueste los brazos detrás de la cabeza y estírelos hasta no poder más (Foto 44). Puede también cruzar las manos detrás de la cabeza. Se dice que, en esta pose, y practicando el yogui un tipo especial de respiración *plavini pranayama*, podrá flotar en el agua, de allí su denominación de "pose de pez" (A 18b).

N) *Supta-vajrasana o estiramiento sobre el suelo.* (A 19)

Arrodíllese en el suelo, con los ojos cerrados, deje las nalgas asentarse en el espacio entre los calcañares. En seguida, apoyando el peso del cuerpo sobre los codos y los antebrazos, va acostando la espalda en el piso hasta sentirse completamente echado. Ahora estire lo más que pueda los brazos hacia atrás de la cabeza, como si quisiese alcanzar al punto más alejado. Permanezca el tiempo que pueda, respirando libremente. Suspenda al sentirse incómodo. Para ello tome los tobillos y apóyese nuevamente en los antebrazos. Repita tres veces (Foto 45). Una buena variación se obtiene juntando contra el pecho las manos en preces, palma contra palma.

Efectos terapéuticos. — Fortalece la musculatura de los miembros inferiores. Estimula los nervios cutáneos y los vasos capilares de las piernas. Beneficia acentuadamente los órganos de la pelvis. Es considerado por algunos como uno de los modos más deliciosos de vencer la fatiga. Corrige las deformaciones de la espalda. Aumenta los espacios intervertebrales, indicada por tanto en muchos casos de discopatías (dolencias de los discos) y en espondilosis.

Efectos psíquicos. — Aumenta la sensación de bienestar, tranquilidad y placer. Mejora el estado de las personas frágiles de nervios.

Observación. — Conviene hacer en seguida la *paschimotanasana*, su complementaria.

Hasta esta altura fueron descritas *asanas* implicando flexiones de la columna para adelante y para atrás y estiramientos. Llega el momento de tratar las que la flexionen lateralmente.

O) *Trikonasana o pose triangular.* (A 20, A 20a)

Ejecución. — De pie, con los ojos cerrados, las piernas separadas (tres palmos de distancia entre los pies paralelos), mientras inspira profundamente, levante lateralmente los brazos hasta la horizontal, con las palmas de las manos para abajo. Espirando lentamente, flexione el tronco para la derecha, conservando los brazos alineados con los hombros hasta que los dedos toquen el piso al lado de los tobillos. En este momento dé vuelta el rostro para arriba. Permanezca así, con los pulmones vacíos y el vientre recogido, durante unos cinco segundos; es entonces cuando debe iniciar la inspiración y simultáneamente el retorno a la posición inicial. Ahora, cuando espira, deje caer los brazos lateralmente (Foto 46).

Repita lo mismo para la izquierda.

La conciencia concentrada en la columna vertebral.

La cantidad adecuada es de tres repeticiones de un lado y del otro.

Observación. — Evite los defectos de ejecución que podrían comprometer la eficacia del ejercicio: a) las rodillas no se deben doblar: b) evite que los brazos pierdan el alineamiento. No importa que al principio no consiga tocar con los dedos el piso. Lo que más interesa es la ejecución correcta. Observe en la foto una interesante variación (Foto 47).

Efectos terapéuticos. Hace trabajar intensamente los músculos dorsales y laterales, así como la columna vertebral, asegurándoles rejuvenecimiento. Estimula el movimiento peristáltico intestinal. Tonifica los nervios raquídeos y los ganglios nerviosos. Masajea los riñones. Reequilibra el apetito y previene la sequedad de vientre. Reduce las grasas laterales en la cintura, embelleciendo la silueta. Benéfico para la vesícula, el páncreas y el colon. Indicado para la salud de los órganos femeninos.

Efectos psicológicos. — Acentúa la autoconfianza. Es estimulante.

P) *Chandrasana o postura lunar.* (A 21)

Ejecución. — De pie, con los ojos cerrados, los pies paralelos a tres palmos de distancia, inicie una flexión del tronco para la derecha, hasta que la mano alcance el tobillo o la pierna. El brazo izquierdo, relajado y colgando sobre la cabeza, concurrirá con su peso para acentuar la flexión deseada. Mantenga la *asana* respirando libremente hasta sentir

cansancio. Retorne a la primitiva posición, verticalizando el tronco.
(Foto 48).

Lo que se dijo en cuanto a las precauciones, cantidad, actitud mental y efectos de la *trikonasana* son válidos para ésta.

ASANAS DE TORCION

Las *asanas* que hasta aquí estudiamos imprimen a la columna vertebral flexiones en varios niveles, para adelante, para atrás y para los costados. En la cultura física occidental, de modo mucho menos intenso y perfecto, ciertos movimientos gimnásticos también consiguen tales flexiones. Sólo en el *Hatha Yoga*, entre tanto, existen ejercicios que promueven la torsión de la columna alrededor de su propio eje.

A) *Vakrasana o pose de torsión.* (A 22)

Ejecución. — Siéntese con las piernas juntas y extendidas. Atraiga la pierna derecha hacia usted, de manera que el muslo se apoye fuertemente contra el abdomen y la rodilla quede alta. Ahora, levante el pie derecho y hágalo apoyar en el lado externo del muslo izquierdo. El tronco y la cabeza manténgalos erguidos, sin contracciones. Gire para la derecha el conjunto tronco-cabeza hasta poder colocar la mano derecha en el suelo, detrás del cuerpo, y la izquierda habiendo pasado sobre la pierna levantada, viene a apoyarse en el suelo del lado interno de la rodilla izquierda. La presión del brazo izquierdo mantiene hacia atrás la rodilla levantada. La cabeza vuelta para atrás. Los ojos cerrados. Mantenga la posición hasta que intuya que debe cambiar. No obstante estar los pulmones semibloqueados, mantenga la respiración superficial con ritmo normal (Foto 49).

Haga la torsión para el lado opuesto, cambiando la posición de las piernas.

Concéntrese mentalmente en la columna vertebral.

Ponga cuidado de que el tronco y la cabeza no pierdan la verticalidad.

Efectos terapéuticos. Provocando mayor aflujo sanguíneo en la columna, esta posición tonifica los nervios raquídeos y los ganglios del simpático, proporcionando rejuvenecimiento general a todo el cuerpo y, de cierta forma, contribuyendo a corregir distonías del

117

simpático, habiéndose observado excelente ayuda en casos de dolencias de vértebras y discos.

Efectos psicológico. — Fortalece la voluntad, el distemor y el sentido del equilibrio. Al mismo tiempo da vigor y serenidad.

B) *Ardha-matsyendrasana.* (A 23, A 23a)

El nombre *Matsyendrasana* recuerda a su creador, el *Bhagavan Matsyendra.* Por ser de ejecución muy difícil, es precedida por esta que se llama *ardha-matsyendrasana* y que quiere decir *media asana*, con la cual nos contentaremos, pues además de ser asequible, ofrece resultados semejantes.

Ejecución. — Sentado en el suelo, con los ojos cerrados, acomode el calcañar derecho debajo del muslo izquierdo y en seguida, haciendo al pie izquierdo sobrepasar el muslo derecho, asiéntelo en el suelo, manteniendo la verticalidad del sistema cabeza-tronco. Ahora, gire el hombro derecho de manera que la rodilla levantada pase por debajo de la axila izquierda. Estire el brazo izquierdo apoyando el tríceps contra el lado interno de la rodilla, y agarre firmemente las articulaciones o si no el dedo mayor del pie izquierdo. Con el fin de completar la torsión, doble el brazo izquierdo para atrás de las costillas, asegurando con la mano los músculos laterales de la cintura (Foto 50), o apoyando su palma en el suelo, detrás del cuerpo (Foto 51). Por fin virando la cabeza, encare, por encima del hombro, lo que haya detrás de usted.

En las primeras veces verá que sólo con el pulmón vacío será posible la torsión completa. Con el entrenamiento, mientras, podrá llegar a una respiración superficial y con ritmo normal; entonces podrá detenerse más tiempo en la postura.

Mantenga la conciencia concentrada sobre la columna vertebral. No se desanime con las dificultades iniciales. Insista. Cuando sus piernas se vuelvan más gráciles y las articulaciones menos rígidas, ejecutará a la perfección esta *asana*. Procure no perder la verticalidad del tronco.

Efectos terapéuticos. — Corrige los desvíos de la columna vertebral. Actúa sobre las suprarrenales. Combate la dispepsis y el estreñimiento. Regulariza las funciones del hígado, páncreas y riñones. Agudiza el apetito. Cura el lumbago y el reumatismo muscular del tronco. Tiene un efecto poderoso contra el asma. Gracias al flujo de sangre

118

que provoca en- las vértebras, en los nervios raquídeos, en los plexos y ganglios, combate como ninguna otra el envejecimiento precoz. Está indicada en los tratamientos de los disturbios gastrointestinales y en la corrección de las distonías del simpático. En resumen, es una de las *asanas* más beneficiosas. Es indicado en algunas dolencias de las vértebras y discos.

Efectos psicológicos. — Aumenta el sentido del equilibrio, del autodominio y la seguridad. Desarrolla el poder de la voluntad y la alegría interior.

ASANAS DE EQUILIBRIO

Algunas *asanas* tienen objetivamente la finalidad de desarrollar el equilibrio del cuerpo, pero, simultáneamente, el equilibrio mental. En otras palabras, al ejecutarse una de ellas, se logra una doble ventaja: el aplomo físico y psíquico.

A) *Ardha-vrikhasana* o media postura de árbol (A 24)

Ejecución. — Estando de pie, los ojos abiertos, con los brazos naturalmente caídos, apoye el peso del cuerpo sobre la pierna y, con la ayuda de las manos, lleve el pie derecho a apoyarse sobre el muslo izquierdo, lo más alto posible, de manera que la planta quede dada vuelta para arriba, mientras la rodilla apunta para abajo. Ahora, junte las palmas de las manos encima de la cabeza. Permanezca así, respirando naturalmente, hasta sentir fatiga. Llegado a este punto, cambie. (Foto 52).

Dificultades. — a) En la posición correcta, la rodilla doblada no debe quedar para afuera sino para abajo. Cuando no se tiene práctica tendrá dificultad para hacer esta corrección. Durante las primeras veces, hasta que adquiera la flexibilidad en la rodilla, se podrá colocar de pie con la planta apoyada a lo largo de la faz interna del muslo, quedando el calcañar bien alto.

b) En las primeras tentativas, teniendo en cuenta el equilibrio todavía precario, usted quedará dando saltitos. No se desanime. Insista. Evite mientras soluciones instintivas pero erróneas, como la de inclinarse para adelante proyectando para atrás las nalgas o flexionar la pierna de apoyo. La mejor forma de adquirir equilibrio es mirar un punto a su frente. Esto tranquiliza la mente.

Variación. — Las manos pueden quedar unidas en el pecho o los brazos pueden quedar extendidos y un tanto inclinados en relación al cuerpo. En cualquiera de estas variaciones, la belleza plástica de la *asana* es reconocida por las personas con sensibilidad.

Efectos terapéuticos. — Es excelente para reducir la gordura abdominal. Vitaliza los órganos digestivos y los riñones. Vitaliza la articulación coxofemoral.

Efecto psíquico. — Predomina como beneficio de naturaleza psíquica el sentido general de equilibrio emocional y mental. Desarrolla en alto grado el control del sistema nervioso, al mismo tiempo que contribuye para una vida mental llena de paz. Induce al sentimiento de autoexpansión.

B) *Vrikhasana o postura del árbol.* (A 25)

Ejecución. — Alcanzada la posición anterior, es decir, apoyado sobre una de las piernas y las manos unidas en lo alto de la cabeza, estire los brazos para arriba. Simultáneamente con la espiración, inclínese para adelante hasta que las puntas de los dedos alcancen el suelo (Foto 53). Teniendo el pulmón vacío, mantenga la posición por algunos segundos y en seguida, inspirando, retorne a la posición arriba descrita. Alternando la posición de las piernas, repita el ejercicio.

Naturalmente que este ejercicio, siendo mucho más difícil, no debe ser practicado a no ser después de una perfecta ejecución del anterior. Para disminuir el desequilibrio durante la inclinación para adelante, concentre la atención en la región del abdomen. Durante todo el tiempo, los ojos abiertos.

Efectos. — Además de todos los de la *asana* preparatoria, naturalmente reforzados, facilita mucho la respiración profunda.

C) *Padangusthasana o pose sobre la punta del pie.* (A 26)

Ejecución. — De cuclillas, con el calcañar derecho apoyado en el perineo, doble la pierna izquierda apoyándola sobre la derecha. Junte las palmas de las manos a la altura del pecho, extienda los brazos un poco para adelante y para los lados. Mantenga el equilibrio unos pocos segundos, teniendo la mente fija en las manos y mirando firme y sereno hacia el punto al frente, respirando profunda y lentamente. Cambie la posición del pie, en seguida (Foto 55).

Efectos terapéuticos. — Beneficia los órganos de la pelvis y desenvuelve la musculatura aponeurosis, y las articulaciones de las piernas. Sus efectos mentales son mucho más relevantes.

Efectos mentales. — Es la más eficiente *asana* en el sentido de la fijación y la concentración mentales, debido al alto grado de control del sistema nervioso que implica. Da calma. Desarrolla seguridad psicológica y autodominio.

Observación. — Es una variación muy interesante y provechosa: extienda hacia adelante la pierna que, en la *asana* anterior, quedaba sobre la otra y, para facilitar la ejecución, agarre con la mano los tobillos del pie de la pierna estirada. La otra mano queda doblada para atrás de las espaldas. Mirar atentamente hacia la punta del pie ayuda a mantener el equilibrio.

D) *Mayurasana o pose del pavo real.* (A 27)

Esta *asana* es bastante difícil para las personas no habituadas a la gimnasia. Cuando inicié el tratamiento yogui, yo la miraba como a una cosa bastante fuera de mi alcance. Las tentativas eran para hacer reír a quien las presenciare. Por eso mismo nunca proporcioné este ridículo espectáculo a ninguno. Estaba gordo, por consiguiente muy pesado, y la energía muscular de los brazos era como la de cualquier persona de vida sedentaria, es decir, casi nula. Pero yo hice lo que usted va a hacer: acepté el desafío. Con la práctica del Yoga, fui alegremente viendo desaparecer la gordura al mismo tiempo que los músculos del brazo y del cuerpo entero comenzaron a nacer debajo de la piel. Allá un día, con satisfacción, conseguí un resultado animador. De ahí para adelante la cosa se fue tornando fácil.

Ejecución. — Arrodíllese en el suelo con las rodillas separadas. Apoye las manos entre las rodillas, de manera que los dedos apunten hacia los pies. Siéntese sobre los calcañares y junte la barriga a los codos, guardando éstos una distancia entre sí que sólo la práctica le dirá, no debiendo estar ni muy juntos ni muy separados, con el fin de no comprometer el equilibrio. Ahora, incline el tronco hasta tocar el suelo con la frente. Levantando las rodillas y las piernas, el cuerpo queda apoyado sobre los codos y la frente. Continúe levantando y estirando las piernas lentamente, mediante un considerable esfuerzo muscular. Procure ahora el equilibrio entre el tronco y las piernas, que se comportan como brazos de una balanza, cuyo apoyo son los brazos que sostienen ahora todo el sistema. Si usted levanta la cara, mirando para un punto a su frente, sus piernas quedarán más fácilmente en posición horizontal (Foto 58).

No son apenas nuestros brazos los que tienen que hacer fuerza. No es poca la que debe hacerse con este gran conjunto muscular dorsal y lumbar con el fin de que el cuerpo quede como una tabla. Esto causará fatiga muscular al principiante, convidándolo a deshacer la *asana*. No se deje vencer por el desánimo.

Concentre la conciencia sobre el abdomen, en el punto en que se apoya sobre los codos.

En las primeras veces va a sentir dificultades para respirar normalmente. Tendrá entonces que hacerlo con la respiración detenida. Más tarde, su pericia aumentará y usted podrá hacerlo con naturalidad.

La permanencia en la posición irá progresivamente aumentando, siendo dos minutos el máximo aconsejable.

Efectos terapéuticos. — Es una de las posturas más fecundas en resultados. Tonifica enérgicamente el estómago, hígado, intestinos, vesícula, riñones y páncreas, debido a la presión intrabdominal que produce. Fortalece la musculatura de los brazos y la dorsal. Beneficia de una manera notoria los progresos digestivos. Debido a la presión sobre el abdomen, el flujo sanguíneo en la parte descendente de la aorta está dificultado y, después de deshecho el estado de rémora sanguínea, esto es, al terminar el ejercicio, una inundación de sangre arterial fresca invade los órganos de la digestión. Por eso es que el *mayurasana* cura la gastritis crónica y la insuficiencia hepática. Su acción sobre el páncreas le otorga virtudes curativas sobre la diabetes. Vence el estreñimiento, pero su virtud terapéutica más importante es la cura de hemorroides. Alivia el exceso de gases en el estómago, así como la secreción biliar. Es también uno de los ejercicios más revigorizantes para todo el cuerpo, equivaliendo a una dosis hipodérmica de adrenalina o digitalina.

Efectos psicológicos. — Contribuye a incrementar el equilibrio mental en forma efectiva. Estimulante para el psiquismo todo, crea inmediatamente una sensación de energía y autoconfianza. Equilibra las corrientes *Ha* y *Tha* y despierta el *kundalini*.

Observación. — a) Por su belleza plástica es muy apreciada por los atletas, no debiendo cometerse exageraciones en su práctica. Las personas que presentan estados avanzados de dispepsia no podrán sacar provecho del poder curativo de esta *asana* en virtud de volverse dolorosa; b) Una variación, llamada *lolasana*, consiste en combinarla con la "llave de pierna" de la *padmasana*. (Foto 59, A 27a).

Para ejecutarla, primero forme la "llave de pierna" y después, para alcanzar la horizontalidad del cuerpo, proceda de la manera ya indicada.

Otras *asanas* de equilibrio existen, pero las que describimos son las más asequibles y suficientemente eficaces. Preferimos tratar de modo especial las que, exigiendo y creando equilibrio, consisten en posiciones invertidas (cabeza para abajo).

ASANAS DE INVERSION

No siendo acostado, el hombre vive con la cabeza en el punto más alto de su cuerpo. Nunca invierte esta posición. Algunos niños felices todavía saborean estimulantes volteretas, pero los austeros adultos jamás. ¡No saben lo que están perdiendo! Las *asanas* invertidas producen agradables sensaciones inusitadas a los que las practican. No solamente sensaciones pasajeras deliciosas, sino principalmente salud y rejuvenecimiento seguro.

Invirtiendo la posición del cuerpo, contrabalancean los tributos que el hombre paga por su condición de bípedo. Estos tributos existen realmente; no los percibimos, entretanto, porque nos hallamos, desde la infancia, como anestesiados en relación a ellos. Los pagamos sin sentirlos. Nuestra posición erecta es la responsable de la insuficiencia normal de nuestra respiración, por la deficitaria irrigación sanguínea del cerebro, por la deficiencia de los procesos de asimilación y del dinamismo endocrino-nervioso. Solamente después que avanzamos en la práctica de estas *asanas* y nos sorprendemos con los cambios benéficos en todos esos aspectos de nuestra vida, podemos, entonces, comprobar que veníamos viviendo equivocados y viviendo a medias.

Al tratar del rejuvenecimiento, en el capítulo anterior, procuré mostrar que el envejecimiento precoz en el hombre en relación con los mamíferos corre por cuenta de la situación de bípedo conquistada por el animal-hombre. Allí señalé cómo y cuánto la fuerza de gravedad actúa contra la juventud empujando para abajo al esqueleto, los músculos, las vísceras, la piel, en fin simbólicamente arrastrando al hombre para abajo, en dirección a la tierra (Fig. 1).

123

Sacando partido de la propia gravedad, haciéndola trabajar en favor de la preservación de la juventud y de la vida, los maestros yoguis enseñan las *asanas* invertidas. Por la atracción de la gravedad la sangre fluye beneficiosamente; el sistema nervioso se fortalece; las vísceras retoman sus posiciones primitivas; el corazón reposa; la mente se aclara; el organismo infaliblemente rejuvenece. Dicen los hindúes que cuando nos hallamos apoyados sobre la cabeza, las agujas del reloj, para nosotros caminan en sentido contrario. Es cómo si el tiempo desandase.

Yo era cadete de la Escuela Militar de Realengo cuando sufrí el único desmayo de mi vida. En aquel día había tomado dos dosis de una sulfa, teniendo la recomendación médica de evitar cualquier esfuerzo físico. Deberes escolares, entretanto, me llevaron al gimnasio y, después de los ejercicios de cierta vivacidad, veo la "cosa". Náuseas, sudor frío, vista turbia, somnolencia, languidez irresistible. Cuando sentí que me iba... alguien tuvo la idea de darme un remedio milagroso: me dejó con la cabeza más baja. Inmediatamente percibí que la vida, la energía, la conciencia me invadían como traídas por el aflujo de sangre que fui sintiendo lentamente descender. Concluí, desde entonces, por experiencia, que un escaso proveimiento sanguíneo en el cerebro compromete todo el funcionamiento vital. En el hombre común, o que no practica *asanas* invertidas, es normal esta insuficiencia sanguínea en la cabeza, donde podemos inferir que el hombre llamado "normal" vive en pobres condiciones biológicas, por más fuerte y bien dispuesto que se sienta.

Veamos cómo y por qué la gravedad pasa a ser nuestra aliada en las posturas invertidas.

Cuando la cabeza queda para abajo y los pies para arriba, el flujo sanguíneo se altera por consiguiente. Por su propio peso, aliviando por lo tanto el bombeo del corazón, la sangre arterial rica y fresca invade el cerebro en cantidad mayor de lo normal, dilatando los vasos, ejercitando su musculatura, fortificándolos, volviéndolos por lo tanto más resistente a la arteriosclerosis. La sangre venosa, que comúnmente forma verdaderas cisternas en la región abdominopelviana, dañando la salud de las vísceras y las glándulas, por la acción de la gravedad, llevando su peso hacia el corazón, es drenada para este órgano. El drenaje de la sangre venosa por la acción de la gravedad impide también la formación de várices en las piernas y hemorroides.

La sangre arterial que en torrentes desciende de la cabeza, no beneficia solamente el cerebro y sus funciones, sino que también a las glándulas más nobles del sistema endócrino —la hipófisis y la epífisis— cuya importancia procuramos resaltar en el capítulo especial. Asimismo en lo que atañe al cerebro, la irrigación por gravedad va a llevar un suplemento de vida y energía a las partes más elevadas del cerebro, correspondientes al *chakra sahasrara*, donde, según las enseñanzas yoguis y las comprobaciones recientes de la medicina occidental, residen inmensas y misteriosas facultades paranormales, tales como la telepatía, la clarividencia, la premonición, en fin, los llamados poderes ocultos. En las personas normales esos poderes duermen en estado de latencia. Sólo a costa de ejercicios y merecimiento se van a manifestar.

No son sólo los órganos de la cabeza los que se benefician. Bajo la acción de la gravedad, el diafragma se dobla para abajo. Acompañándolo, también descienden el estómago, el hígado, los riñones, los intestinos, en fin todas las vísceras, así como la pared muscular del abdomen. Esta es la manera más eficaz y tal vez la única de corregir esta anomalía propia del envejecimiento, que consiste en el aumento del volumen y en el dislocamiento de los órganos.

Si bien al tratar de cada postura en particular estudiaremos sus efectos psicosomáticos, podemos ahora inventariar algunos de los beneficios comunes a todas ellas:

1) Curan algunos tipos de dolores de cabeza.
2) Alivian el corazón.
3) Curan las várices.
4) Evitan las poluciones nocturnas.
5) Aumentan la resistencia al frío.
6) Alejan inmediatamente la sensación de fatiga.
7) Curan trastornos hepáticos, pulmonares, genitourinarios y renales, así como la diabetes, la sordera, la piorrea (en su principio), el estreñimiento.
8) Contribuyen a la normalización de los ovarios y el útero.
9) Aumentan el poder de la digestión, curando la dispepsia, derivada de una mala irrigación y de la degeneración de los órganos digestivos.
10) Vigorosos tónicos de los nervios, actúan también como sedantes y curan la neurastenia, que es producida por la dege-

neración de los nervios, lo que produce fatiga rápidamente, sensaciones de peso en la cabeza, abatimiento, pereza, insomnio, falta de memoria y de capacidad de concentración. Curan la melancolía, la histeria, las depresiones nerviosas y las distonías del simpático.

11) Seguro remedio contra una hernia que todavía esté en sus comienzos.
12) Constituyen la mejor terapia contra la visceroptosis.
13) Vencen el asma y las congestiones de garganta.
14) Tonifican la glándula tiroides, una de las más importantes para el mantenimiento de la salud física y mental.
15) Proporcionan sensible mejoramiento en la vida afectiva, trayendo paz y vivencias superiores.
16) Aclaran los procesos mentales y facilitan la concentración.
17) Contribuyen al desenvolvimiento de las facultades psíquicas paranormales.
18) Vencen la timidez, el sentimiento de inferioridad, la pereza mental, la irritabilidad, las fobias y las manías.
19) Son muy útiles para el mantenimiento del *brahamacharya* o castidad. La energía seminal, con ellas, se transustancia en *ojas shakti*, esto es, en energía espiritual creadora. En lenguaje occidental podemos decir, según Swami Sivananda, que la postura sobre la cabeza es una forma eficiente de sublimación sexual, pues transforma la energía erótica en luz espiritual.
20) Constituyen un verdadero tesoro para intelectuales, artistas, científicos y místicos.

Pasemos a las prácticas:

Desde el principio debo recomendar mucha cautela, pues cuanto más enérgico es un remedio, más necesario se hace atender sus indicaciones. No vaya el lector a arrojarse en una imprudente tentativa de "plantar bananos" después de la lectura de sus fascinantes beneficios. El entrenamiento debe ser regulado, a no ser que usted tenga condiciones de atleta. En caso contrario, principalmente si usted es una persona gruesa y de edad mediana, insisto: atienda a la cantidad, la progresividad y las restricciones. Los que tienen problemas en vértebras y discos cervicales (pescuezo y nuca) no deben practicarla. Es preciso un largo período de adaptación aun en las personas sanas.

La primera cosa que usted tal vez tenga que hacer será corregir el modo de acostarse para dormir. Las personas que duermen con la cabeza apoyada sobre una torre de almohadas evidentemente se están perjudicando con el bloqueo que sufre la sangre en el cuello, no pudiendo por lo tanto irrigar bien la cabeza. ¡Cuántos trastornos pueden resultar de ese mal hábito! Una cosa tan simple como librarse de las almohadas, por sí solo, puede producir un formidable alivio. ¿Qué tal si va disminuyendo gradualmente la altura de las almohadas? Dejando su cabeza más baja durante la noche, el flujo de la sangre arterial producirá el alivio de sus tensiones mentales, reposando mucho más. Tiente. Pero hágalo progresivamente. No exagere. Puede resentirse con eso. Más de una vez recuerdo: el Yoga es suavidad. Naturalmente los cardíacos no deben abandonar sus almohadas.

Disculpe, pero tengo todavía que entrometerme en sus hábitos. Su colchón es de esos bien cómodos, bien apropiados para la languidez, de esos colchones de muelle que el comerciante insinuante anuncia como el que proporciona "sueños maravillosos". Si lo es, cámbielo por otro menos maravilloso. Defiéndase de los trastornos de la columna vertebral, de los "picos de loro" (osteofitos). Cuídese de las deformaciones de la columna y de la mala circulación sanguínea durante la noche. El lecho bueno para la salud es el consistente, sin ser también —no exageremos— un medio de suplicio.

Acuéstese con el vientre para arriba, los brazos estirados a lo largo del cuerpo y las manos blandamente abandonadas. Esta es la manera de descansar mejor.

A)   *Pranali o plancha yogui*

En el principio del libro quedó dicho que la práctica del Yoga dispensa los aparatos especiales. Aquí tenemos la única excepción. Incluyo en este libro el *pranali* o *plancha yogui* pensando en aquellos que por condiciones de edad o de salud no puedan ejecutar las *asanas*.

Es una tabla de aproximadamente 60 cm de ancho por 2 m de largo, que debe ser apoyada por una de sus extremidades en una banqueta, mesita, caballete o en cualquier objeto resistente pero que tenga 30 cm de altura, para proporcionar una buena inclinación.

Acuéstese en la tabla con los pies más altos que la cabeza, con los brazos abandonados a los lados del cuerpo, descansando naturalmente en el piso. Deje que los ojos se cierren. Entréguese al ejercicio de respiración abdominal (pág. 69). Aproveche el reposo y la milagrosa recuperación que le son ofrecidos.

No lo practique más de tres minutos la primera vez. Realice tres sesiones diarias o cuando se sienta fatigado. Pero nunca después de una comida pesada. Solamente con un intervalo de tres horas. Si lo practica antes de comer verá cómo será más fácil la digestión. Cuando tenga acostumbrado el organismo, puede quedarse en *pranali* cuanto desee.

Los cardíacos generalmente no deben practicar *pranali*. Pueden, en tanto, aliviar sus males y disfrutar la agradable respiración abdominal y del relajamiento en posición horizontal. No obstante, conozco personas que fueron víctimas de infarto y que sacan partido del *pranali*. Los hipertensos deben tener cautela.

"En la posición inclinada, dice Gayelord Hauser (*Parezca más joven... viva más tiempo*, José Olímpio Editora, Río), al aconsejar el *pranali*, la columna vertebral se endereza y las espaldas se aplanan. Los músculos que comúnmente están tensos, tanto en posición sentada como de pie, quedan relajados a voluntad. Las piernas y los pies, liberados del peso que soportan habitualmente, y de la fuerza de gravedad, tienen oportunidad de descongestionarse. Los músculos abdominales quedan aliviados y la sangre fluye más libremente para los músculos de la quijada, de la garganta, de la cara, volviéndolos firmes, y beneficiando igualmente la piel, los cabellos y el cuero cabelludo". Es también el mismo libro el que refiere la presencia de la plancha yogui en institutos de belleza en América del Norte.

B)   *Viparita-karani.* (A 28)

Ejecución. — Acuéstese sobre las piernas unidas, los ojos cerrados, las manos al lado de los muslos con las palmas asentadas en el piso. Inspirando, levante lentamente las piernas (estiradas y unidas) hasta la vertical. Comenzando a espirar, a partir de ahí, haciendo fuerza con los brazos, apoyándose en los codos, levante la espalda, procurando no deshacer el ángulo recto formado por las piernas y el tronco Así hasta que los pies sobrepasen un poco la cabeza. Mantenga la posición con la ayuda de los codos y las manos. Aquéllos apoyados en el suelo y éstas aplicadas en la región pélvica posterior. La respiración libre. Piense en su tiroides. Mantenga la posición hasta que sienta los primeros síntomas de cansancio. Deshágala procediendo de manera inversa. (Foto 60).

Observaciones. — a) No se preocupe si en los primeros ensayos no consigue levantar las piernas conforme fue dicho. Alcance la posición final de la manera que pueda, pero en su aspecto estático el ejercicio debe ser perfecto. Con la práctica todo se hará fácil; b) para mayor facilidad de levantar el tronco y las piernas evite que los codos se alejen mucho uno del otro; c) es importante que el peso quede igualmente distribuido por los omóplatos, nuca y antebrazos, funcionando éstos como estacas; d) las personas fláccidas pueden alcanzar la posición si dan un impulso para atrás, balanceándose sobre la curvatura de las espaldas como un sillón de hamaca; e) con el perfeccionamiento, usted deberá alcanzar un punto de que pocos músculos interfieran el movimiento. En otras palabras, deberá aprender a relajarse al ejecutar el *viparita-karani*; f) *viparita* significa invertido en sánscrito, mientras que *karani* quiere decir efecto. El nombre de esta *asana* indica tres cosas: 1) que recibimos, como en el caso de las otras *asanas* de inversión, las radiaciones terrestres y cósmicas en sentido inverso; 2) que nuestro cuerpo se halla en posición invertida; 3) que el tiempo actúa en sentido inverso, esto es, que quedamos rejuvenecidos. De pie, nuestra posición en *viparita-karani*, rejuvenecemos.

Efectos terapéuticos. — Sus efectos son los comunes de las otras posiciones de inversión, más uniformes, más generales y armónicos en virtud de la manera en que la sangre circula. Ha sido utilizada en la India en la cura de los niños retardados por la insuficiencia tiroidea. Cura también el bocio y la molesta enfermedad de Basedow, así como otras disfunciones de la tiroides. Muy útil para los habitantes del interior, principalmente de las zonas de montaña, donde escasea el iodo y en donde por consiguiente la carencia tiroidea es endémica. Es una aliada de la belleza femenina. Otorga un color bello y natural, como también suavidad al rostro. Embellece la epidermis librándola de las arrugas. Evita la amigdalitis y el catarro. Está contraindicada en los hipertiroideos y en ciertos casos de hipertensión.

Efectos psíquicos. — Seguridad y autocontrol emocional. Simultáneamente estimula y tranquiliza.

C) *Sarvangasana o apoyo sobre los hombros.* (A 29, A 29a, A 29b, A 29c, A 29d).

Al pie de la letra, significa en sánscrito postura de cuerpo entero. *Ejecución.* — Habiendo ejecutado el *viparita-karani*, esmérese en levantar el tronco verticalmente, de manera que los pies alcancen el punto más alto posible. Naturalmente que esto deberá ser hecho con la ayuda de las manos, que se desplazan de la posición anterior hacia un punto más bajo en las espaldas es decir, de los riñones hacia los omóplatos. Cuando el cuerpo forme una perpendicular con el suelo, su peso estará distribuido sobre los sostenes que forman los antebrazos, sobre los hombros, sobre la nuca y la cabeza, el mentón presionará fuertemente el pecho. En posición, respire por la nariz, moviendo el diafragma. Concéntrese en la tiroides. Permanezca así hasta que le sea necesario reposar. Descienda primero el tronco, apoyando completamente en el suelo las costillas y sólo entonces las piernas comenzarán a descender rectas. Tenga mucho cuidado con los descensos bruscos. Hágalo con mucha lentitud. Cuando se encuentre de nuevo estirado en el suelo, quédese relajado por algún tiempo. No se ponga en pie inmediatamente después del ejercicio pues la inversión del flujo sanguíneo puede afectar el corazón (Foto 61). Las fotos siguientes (Nos. 62 a 65) sugieren las variaciones que pueden ser tentadas.

Observaciones. — a) Los principiantes tienen la libertad de alcanzar la posición vertical de la manera que puedan, inclusive ayudándose contra una pared. Acuéstese cerca de la pared y vaya subiendo con los pies, "caminando" pared arriba, mientras los omóplatos y la nuca permanecen en el suelo; b) los principiantes no deben prolongar la práctica y el número, entusiasmados por los efectos prodigiosos del ejercicio. Mucha prudencia; c) en las primeras veces la duración debe ser de algunos segundos, pero cuando, meses después, sea un perito, puede quedar hasta veinte minutos en la posición; d) cualquier persona que no presente anomalías cardíacas o de la columna vertebral puede practicarla; e) evite movimientos mientras se mantiene en posición.

Efectos terapéuticos. — Son realmente fabulosos los efectos de esta *asana*, mucho más efectivos que los obtenidos con los tratamientos en base a ondas cortas y otras radiaciones... Dos meses de este ejercicio hacen más bien a la circulación, al metabolismo y a la agilidad mental que los medicamentos más caros y las vacaciones" (Yesudian, op. cit.). De él podemos decir todo cuanto fue dicho del ejercicio anterior y mucho más. La sangre que desciende es retenida en la tiroides, mediante la "llave de mentón", estimulando enérgicamente a esta glándula. Cura y corrige las hemorroides, el estreñimiento, la congestión hepática, la visceroptosis, la dispepsia, las várices y la varicela, la amigdalitis, las hernias, temores y contracciones nerviosas. Es el más potente rejuvenecedor del organismo pues restaura las glándulas devolviéndoles la salud y la normalidad juvenil. Detiene la marcha de la impotencia masculina, característica de cierta edad. Restaura la normalidad de las glándulas masculinas que los excesos eróticos atrofian. "Este resultado, dice S. Muzumdar, es verdaderamente asombroso. Restablece el vigor perdido por la excesiva actividad sexual. Corrige la insuficiencia ovárica y elimina las anomalías de la menstruación, suprimiendo también las várices derivadas de los trastornos menstruales. Disminuye los períodos prematuros". Es una eficiente amiga en la menopausia. Al mismo tiempo que aumenta la potencia sexual, actúa transformando la energía erótica en creatividad, sensibilidad y brillo espirituales; en otras palabras, transustancia la energía seminal en *ojas shaki.* Al mismo tiempo da energía y seda los nervios.

Efectos psicológicos. — Vitaliza todos los poderes del alma, dando mayor brillo a la inteligencia, mayor poder creador, sublima el sexo. Al mismo tiempo que le da la vivacidad propia de la juventud, lo tranquiliza, no permitiendo que se transforme en un tiránico perturbador del psiquismo. Propicia, por lo tanto, el vigor erótico del joven y la trascendencia sexual del hombre evolucionado. El yoguin es un ser humano sexualmente superpotente, sin inquietudes sexuales por lo tanto. Es señor del sexo y no su cautivo. Facilita el efecto de las técnicas yoguis psicosomáticas especiales. Alivia las ansiedades.

D)   *Halasana o pose de arado.* (A 30, A 30a, A30b)

En sánscrito *hala* quiere decir arado. Realmente la postura recuerda un arado.

Ejecución. — Habiendo alcanzado la pose anterior, es decir, *sarvangasana,* su cuerpo está vertical. Ahora es muy fácil, dependiendo, naturalmente, de la flexibilidad de la columna, dejar caer las piernas para atrás hasta que las puntas de los tobillos toquen el piso, detrás

131

de la cabeza. Los brazos y las manos quedan apoyados en el suelo. Este es el primer estadio de *halasana*. (Foto 66). El principiante debe quedar así por unos quince segundos; llegado a este término deberá iniciar la segunda etapa, más difícil, que consistirá en acentuar el "pliegue" hecho con el cuerpo, tratando de alcanzar con los pies el punto más alejado posible. No doble las rodillas. La tercera etapa consistirá en flexionar las vértebras cervicales, procurando alejar todavía más los pies. Para eso, flexione los brazos y traiga la manos a la nuca, donde quedarán cruzadas. (Foto 67). Quede ahí el tiempo que pueda, pero sin querer aventajar al campeón de resistencia. Comience a "desenrollar", ejecutando todo a la inversa y usando los mismos movimientos descritos en las dos *asanas* anteriores. Concentre la atención en todas las diferentes vértebras que se fueran "doblando" y "desdoblando", respectivamente, de ida y vuelta. Las fotos muestran la postura y sus variaciones usuales. (Fotos 66 a 69). Mantenga la respiración libre, ajustada a las necesidades y a las restricciones consecuentes de la postura.

Observaciones. — a) Las personas de edad madura o aun las jóvenes que ya perdieron, por sus ocupaciones sedentarias, la flexibilidad de la columna *no deben tentar por lo tanto alcanzar la posición final.* Se arriesgan a dislocarse una vértebra o distender un músculo. El Yoga es suavidad, progresividad y lentitud, insistimos; b) Es importante aprender a relajar toda la musculatura que nada tiene que ver con el ejercicio; c) La "llave de mentón", de la *asana* anterior, aumenta en ésta mucho su presión; d) Esta *asana* es también complementaria de la *matsyasana* (postura del pez, Fotos 42 y 43). Lo que quiere decir que, después de la una conviene practicar la otra.

Efectos terapéuticos. — Al alcanzar el punto máximo de flexión, es decir, cuando esté apoyado sobre la región cervical y mejor un poco antes, sentirá una corriente de calor, altamente estimulante y agradable, vibrar a lo largo de la línea central de la espalda; esto transmite una sensación de intensa vida y energía. *Halasana* es un masaje natural y completo de todas las vértebras, acentuando la flexibilidad y la elasticidad de la columna vertebral entera. Aunque actúe sobre la tiroides su influencia es menor de la que ejercen las dos *asanas* precedentes. Tonifica los nervios raquídeos y el sistema simpático. Fortalece los músculos de la espalda y del abdomen y, lo que es mucho más importante, beneficia el músculo cardíaco. Gracias a la acción ejercida sobre el abdomen, fortalece sus músculos, así como reduce las dilataciones del hígado y del bazo, cuando no sean muy graves. Disminuye la gordura y ataca al estreñimiento. Se admite que pueda curar algunos tipos de diabetes por los beneficios que ejerce sobre el páncreas. Atempera los dolores en el bazo y en el hígado. Despierta el apetito. Haga una experiencia: cuando se sienta cansado, ejecute la *halasana*. Quedará convencido de su poder desfatigante. Ejerce considerable influencia sobre el *chakra vishuda*. "Aquellos cuyas vértebras están dislocadas como consecuencia de una vida sedentaria pueden curarse con este ejercicio. Los desvíos y deformidades vertebrales en los niños pueden milagrosamente corregirse" (Yesudian, op. cit.). Corrige desórdenes menstruales, así como cura la diabetes sin tratamiento de insulina, es también Yesudian quien lo dice. Estimula todo el sistema glandular, al que rejuvenece. Activa las funciones cerebrales en virtud de la abundante irrigación que alcanza a los centros nerviosos superiores. Cura el lumbago.

Efectos psíquicos. — Autodominio, superación del sentimiento de inferioridad, aumento de confianza en sí mismo, agilidad mental y alivio de los estados angustiosos.

E) *Shirshasana o postura sobre la cabeza.* (A 32, A 32a, A 32b, A 32c)

En sánscrito *shirsh* quiere decir cabeza.

Considerada por los yoguins como la *reina de las asanas*, para los legos parece un malabarismo exótico y apenas asequible para escasos atletas. No obstante su apariencia de ejercicio dificilísimo, es más fácil de lo que parece, pudiendo ser ejecutada por personas normales de media edad. No obstante, antes de describirla, vamos a tratar de destruir opiniones estereotipadas y erróneas acerca de los peligros que su práctica ofrecería.

Algunas personas imaginan que un vaso sanguíneo puede romperse en el cerebro. Tal derrame podrá acontecer con o sin la *asana*, en el caso de que ya existan las condiciones precarias anteriores, predisponentes al derrame. Ningún accidente se ha registrado en personas normales que confirme esta vana sospecha. No es verdad, también, que los jóvenes apenas puedan realizarla. Los autores consultados por mí, todos citan casos de alumnos suyos que, sexagenarios, sacaron provecho de esta *asana*. Yesudian se refiere a un longevo de 80 años "plantando bananos". Yo mismo tengo un alumno que comenzó a ejecutarla a los 75 años y hoy, con 78 cumplidos, continúa. Sin duda hay algún peligro para personas que sufren ciertos estados y condiciones de salud. Tales casos los enumeraremos y, espero, evitarán disgustos a los imprudentes.

Efectos terapéuticos. — En virtud de la mayor concentración de sangre y *prana* en los centros nerviosos cerebrales, esta *asana* ofrece todos los beneficios de las anteriores, no obstante más acentuados. Gastritis, estreñimiento, *visceroptosis*, disturbios del bazo y del hígado, hernia, asma, ciertos disturbios genitales femeninos, várices, algunas anomalías linfáticas, son algunas de las muchas enfermedades que esta *asana* evita y, la experiencia lo ha revelado, cura. El beneficio que ejerce sobre las principales glándulas endocrinas —pineal, pituitaria, tiroides y paratiroides— se transfiere amplificado a todo el organismo y a la mente, pues estas glándulas son las responsables del funcionamiento orgánico y psíquico como ya lo sabemos. Ayuda a desarrollar las facultades paranormales latentes en el hombre común, mejorándole las normales. De todas las *asanas*, ésta es la más poderosamente rejuvenecedora y la que más rápidamente alivia la sensación de fatiga. Cuando usted haya aprendido a ejecutar la *shirshasana* se sentirá dueño de un tesoro. En pocos minutos le devolverá la alegría, si usted estuviera deprimido; la energía, si se encontrara exhausto, la paz, si se hallara afligido; la confianza, que lo libera de la desorientación y del nihilismo; lo ayuda a mantenerse bien dispuesto y sereno; lo libera de las fobias y las inestabilidades emocionales.

Contraindicaciones. — Es necesario conocer los casos en que esta *asana* no debe practicarse. Naturalmente, por los mismos motivos que es tan enérgica y versátil, puede ser también, en ciertas circunstancias y para algunos individuos, de cierta peligrosidad. Si fuese inocua en los beneficios nada se tendría que recelar en los perjuicios. Así que como todo remedio potente, su uso debe ser prudente. Las contraindicaciones abajo citadas constan en las obras indicadas en la bibliografía. Según la opinión de Kavalayananda, citado por Muzumdar (op. cit.), debe ser evitada cuando ocurre:

a) Dolor y zumbido en los oídos. Los ejercicios sólo deben recomenzar cuando los trastornos hayan desaparecido;

b) Debilidad en los capilares de los ojos. De la misma manera, los ejercicios deben ser interrumpidos en cuanto se haya curado el mal. Hipertensión ocular (glaucoma);
c) Cuando la tensión sanguínea esté constante "arriba de 150 o abajo de 100 mm de mercurio";
d) Anomalías cardíacas o debilidad del corazón, que no sean psicógenas;
e) Catarro nasal crónico. En la fase inicial, la *asana* es una buena forma de cura.
f) Estreñimiento agudo, con heces coprolíticas.

Shirshasana está contraindicada para aquellos que sienten palpitaciones cuando están cabeza abajo, así como para los que sufren dolores dentales. En este caso es conveniente primero concurrir al dentista. Si usted tiene hemorragias nasales, tampoco debe practicarla, mientras no resuelva ese problema. Está contraindicada a quien haya sufrido un traumatismo craneal, a quien sufra de piorrea y a los que padecen desviaciones en las vértebras y discos cervicales. Las desviaciones de las vértebras lumbares, por el contrario, pueden ser corregidas. Quien sufra de neuralgia facial debe curarse primero.

Autores como Harvey Day, Sivananda y Blay nada dicen relativo a las contraindicaciones de la *shirshasana.*

Si usted ha practicado las otras *asanas* invertidas sin perjuicios, por cierto no tendrá que recelar de ésta. Por otro lado es aconsejable realizar la tentativa observando una graduación, de manera que a lo largo de las semanas (días o meses) consiga adaptar el cuerpo a la pose final. Veamos cómo realizar este entrenamiento progresivo. Es indispensable el previo fortalecimiento de los músculos que protegen la columna, especialmente los músculos cervicales. Sugiero la práctica de poses adaptativas antes de la ejecución completa.

F) *Ardha-shirshasana o pose del delfín.* (A 31)

Ejecución. – Arrodíllese, sentado sobre los calcañares. Inclínese para adelante, apoyando los antebrazos en el suelo, frente a las rodillas, hasta que lo alto de la cabeza se pose entre ellos. Cruce los dedos trenzados abarcando el occipital. Estire las piernas, levantando más las nalgas todavía. Ahora, se ejerce presión sobre el ángulo formado por los antebrazos. Para conseguir una verdadera simetría, mire por entre los tobillos, que deben quedar unidos. Repita tres veces. La respiración espontánea. Demore unos veinte segundos cada vez. Para asegurar la mejor verticalidad del tronco, al disponer en el suelo el ángulo formado por los antebrazos, procure adosar los codos a las rodillas. Deshaga la posición lentamente, procurando regular la circulación. (Foto 70).

G) *Shirshasana o pose completa* (A 32)

Antes de describir la técnica, quiero afirmar una vez más; usted va a conseguir realizar esta *asana*. También le digo: la satisfacción que va a sentir a medida que vaya venciendo las seudodificultades, será un buen premio y, todavía más, un buen remedio para sentimientos de inferioridad. Usted se dirá a sí mismo, admirado y feliz: ¡¿quién fue el que dijo que no era capaz?!. . . Para esto es necesaria una cosa: imite la obstinación de un niño que aprende a caminar, es decir, indiferencia a todos los fracasos iniciales.

Ejecución. — A unos treinta centímetros de la pared, tome la "postura del delfín" (la pared es para evitar una caída para atrás), dé la máxima verticalidad al tronco. En este punto, despegue los pies del piso, encogiendo las piernas (Foto 71). Estas quedarán suspendidas, exigiendo esfuerzos de equilibrio a los brazos, cabeza y músculos costales. Ahora, vaya simultánea y lentamente irguiendo y estirando las piernas, hasta que los pies alcancen el punto más alto. Las fotos muestran los movimientos intermediarios, la pose completa y las variaciones, éstas indicadas para alumnos adelantados. (Foto 72 a 75).

Observaciones:

a)   Si pierde el equilibrio hacia adelante, ponga cuidado para no detener la caída con la punta de los dedos. Caer al suelo con los dedos es un pésimo deporte. Si el desequilibrio lo lleva hacia atrás, apoye los pies en la pared. Simplemente así. No se caiga por miedo. Después de restaurar el equilibrio, vuelva a la posición.

b)   No deje a su espina curvarse bajo el peso de sus piernas. En la posición perfecta, el cuerpo aplomado, la verticalidad es a tal punto impecable, que ninguna oscilación se nota y ningún peso excéntrico se hace sentir, cayendo todo sobre la base triangular, por los antebrazos y la cabeza.

c)   La tensión del principiante implica muchos esfuerzos pequeños reequilibrantes, cansándolo. Mientras tanto, cuando se aprende el rela-

136

jamiento en la posición, el esfuerzo será mínimo. Esto es lo que no comprenden los profanos que hasta se ríen incrédulos cuando los informamos de que, "plantando bananos", el practicante de yoga consigue un reposo recuperador y al mismo tiempo estimulante. ¡Y cómo se admiran de un yoga que "aguanta" tanto tiempo en una posición tan fatigante e incómoda!

d) Algunos autores desaconsejan que se dé un impulso para arriba con el fin de alcanzar el punto más alto con las piernas. Personalmente no tengo que hacer restricciones. Fue exactamente así como conseguí vencer las dificultades de principiante. Solamente después, cuando la pericia se fue desenvolviendo, seguí los modelos clásicos. A partir de la "pose del delfín", con los pies bien próximos a la cabeza, con un impulso me lanzaba, grotescamente, entonces, las piernas hacia arriba que luego procuraban la pared salvadora. Con el tiempo, fui osando despegar los pies. Conseguí quedar unos segunditos en equilibrio. Cierto día, más confiado, audazmente traté de prescindir de la pared amiga y, ¡zas!, me caí para atrás. No me lastimé gracias a un infalible recurso: doblar la columna, trasformando las espaldas en arco. Fue un rodar suave, sin traumatismos. Nuevas tentativas y nuevas conquistas. El perfeccionamiento fue una consecuencia de la certeza de no caerme más.

e) En las primeras veces, se puede sentir la cabeza caliente con la sangre queriendo romper la piel. Esto es más una consecuencia del estado nervioso del amedrentado practicante. Muzumdar en tanto advierte que si el practicante "siente excesivo calor durante el ejercicio, debe interrumpirlo inmediatamente y relajarse" (Foto 81). En realidad, en las primeras veces, todos sienten calor en la cara, pero no es nada que pueda alarmar.

f) Para deshacer el ejercicio, proceder con lentitud, para reintegrar la circulación y la presión sanguínea a sus condiciones normales (Foto 71).

g) A fin de obtener mejores resultados, recomienda Sivananda, el practicante debe tomar un vaso de leche después del ejercicio; tener los intestinos y la vejiga vacíos; tomar previamente su baño y no después; evitarlo después de un ejercicio violento; realizarlo inmediatamente de una corta permanencia de pie y después en *shavasana* (pose de cadáver, Foto 81).

h) No utilice almohadas blandas. Hay que hacerlo en el suelo duro y forrado.

i) Algunos autores hindúes acreditan que el envejecimiento comienza simultáneamente en la glándula hipófisis y en las articulaciones tarsianas. La hipófisis en degeneración provoca la de todo el cuerpo: es lo que vimos en el capítulo anterior. Los tarsos anquilosados por la edad dificultan la circulación sanguínea y linfática, determinando las detestadas primeras señales de vejez. Excesiva gordura, desvíos de la columna vertebral y pies planos parece que apresuran la anquilosis de los tarsos. El automóvil, negando al hombre el ejercicio natural —caminar— también contribuye al envejecimiento de los tarsos. El pobre corazón trabaja y se cansa más de lo que debe para vencer la barrera que aquellas articulaciones ofrecen a la circulación arterial. Es por todo esto que, para aumentar el efecto rejuvenecedor de la *shirshasana*, el practicante debe masajear los tarsos, girando suavemente los pies, en cuanto esté apoyado sobre la cabeza.

EJERCICIOS VARIOS

A) *Simhasana o pose del león.* (E 1)

Tiene tanto de fea como de benéfica. Como algunos otros ejercicios, revela que el Yoga no menosprecia ningún músculo, ninguna parte anatómica. Esta técnica se destina específicamente a la lengua y a los órganos de la fonación.

Ejecución. — Arrodillado, siéntese sobre los calcañares y apoye las manos en las rodillas. Ejecute una inspiración completa. Abra la boca y eche la lengua para afuera, al máximo. Al mismo tiempo abra desmesuradamente los ojos y estire enérgicamente las manos y los dedos, poniendo los músculos rígidos cuanto pueda. Su rostro se enrojecerá y su cuerpo se pondrá caliente. Las raíces de la lengua se llenarán de sangre y de vida. Afloje la tensión general y recoja la lengua, al mismo tiempo que espira. Ahora, con el aire en los pulmones, presione el velo del paladar con la punta de la lengua. Repita tres veces (Foto 76).

Efecto. — Excelente para revigorizar los músculos y los órganos del tórax, así como la cara y la espina dorsal. Según Yesudian, investigaciones de *Shrimad Kavalayananda de Lonavla* ha demostrado los

138

efectos terapéuticos siguientes: es un buen ejercicio por el cual los músculos del cuello son alimentados abundantemente con sangre. Los nervios y las glándulas del cuello se robustecen. La garganta y la laringe reciben un masaje especial. La tiroides y sus glándulas auxiliares son reforzadas. Mejora el oído y la secreción salival se completa. Limpia la garganta y cura la amigdalitis en su principio (op. cit.). Cuando sienta los primeros síntomas de una inflamación de garganta, antesala de algunas gripes, practique el *simhasana* y probablemente quedará satisfecho con la receta. Los locutores, los comentaristas de radio, los profesores y oradores han obtenido grandes provechos con esta técnica. La voz se aclara inmediatamente.

Observación. — Sus efectos se acentúan marcadamente si se practica en *viparita-karani* (Foto 60) o en *matasyasana* (Fotos 42 y 43).

B) *Uddiyana-bandha o succión abdominal.* (E 2)

Este ejercicio consiste en sumir el abdomen para atrás y para arriba.

A primera vista, parece mucho más difícil y hasta imposible. Pero, a medida que otros ejercicios mejoran las condiciones de la musculatura abdominal y tonifican el diafragma, se va volviendo accesible. Aconsejaríamos a los principiantes que observen cómo es mucho más simple cuando nos acostamos sobre las espaldas. En esa posición, la gravedad colabora y el practicante, habiendo expulsado del pulmón todo el aire, empuja con fuerza la pared abdominal contra la espina dorsal, actuando sobre el diafragma que entonces se arquea. Después de sentirse dueño de la técnica, experimente hacer lo mismo en posición "de cuatro" en el suelo.

Hallándose "de cuatro", es decir, apoyado sobre las rodillas y sobre las manos, limpie el pulmón completamente y trate de elevar el abdomen. Después de haber practicado correctamente en esa posición, debe tentarlo en la posición final, que ahora no ofrece dificultad.

De pie, las piernas separadas, incline un poco el tronco mientras las manos se apoyan en los muslos, limpie el pulmón y proceda a la succión, como si el vientre tuviese que pegarse a las costillas. (Foto 77).

La dificultad inicial de este ejercicio es que depende de músculos normalmente fuera de nuestro control, pero, después de que los sometemos, no queda ninguna dificultad.

Observaciones. — a) Solamente debe ser practicado con el estómago vacío; b) Puede ser practicado también en *padmasana* o en cualquiera otra postura de meditación.

Efectos terapéuticos. — Reduce la adiposidad abdominal y la dilatación estomacal. Cura la dispepsia. Beneficia el plexo solar, importante regulador de la vida vegetativa. Masajea los intestinos, siendo muy eficaz en la cura del estreñimiento. Disminuye la pereza hepática. *Contraindicación.* — Los cardíacos y los tuberculosos, conformes al grado de lesión, deben cuidarse de las exageraciones.

C) *Nauli o danza del vientre.* (E 3)

Es uno de los ejercicios más difíciles y más espectaculares del Hatha Yoga y también uno de los más útiles. No piense que en poco tiempo dominará la técnica. Tal vez le lleve muchos meses, pero finalmente va a conseguirlo. Dedique una buena parte de paciencia y decisión a las tentativas.

Ejecución. — a) Estando de pie, las rodillas separadas, ejecute *uddiyana* y entonces, con las manos empujando los muslos, proyecte hacia adelante los dos músculos rectos abdominales en el centro (Foto 78). Esto es lo que se llama *madhyama-nauli*. Mantenga la presión y los músculos quedarán destacándose. Cuando sienta cansancio, afloje, inspirando profundamente. Relájese.

b) Cuando usted sea perito en la fase anterior trate de aislar los rectos a la izquierda y a la derecha. Proceda de la misma manera que acabamos de describir. Ahora, no obstante, presione apenas una de las manos, digamos la derecha, al mismo tiempo que se inclina un poco para el mismo lado. El músculo salta y se destaca (Fotos 19 y 80). Por cierto en las primeras veces no aguantará mucho tiempo; entonces afloje todo e inspire profundamente.

c) En esta tercera fase, trate, alternando la presión de una a otra mano, de hacer bailar los músculos de un lado a otro un vivo y estimulante "hula-hula".

Observaciones:

a) Este ejercicio tiene el nombre genérico de *Kriya*, esto es, pertenece a la categoría de las purificaciones;

b) No puede ser practicado con el estómago lleno;

c) Sus efectos aumentan si antes se bebe un vaso de agua fresca;

d) Habitúese a incluirlo en su higiene matinal;

Efectos terapéuticos. — Es una garantía contra la gastritis y el estreñimiento. Cura casi instantáneamente las molestias de los órganos del abdomen y de la pelvis, gracias al enérgico masaje natural que produce en las vísceras. Beneficia al plexo solar. Reduce la adiposidad abdominal. Evita las poluciones nocturnas. Vence la insuficiencia ovárica. Debido a que provoca voluntariamente el peristaltismo intestinal es infalible contra el estreñimiento.

Efectos mentales. — Es tal vez el ejercicio físico que requiere mayor concentración mental, constituyéndose por eso mismo en un medio para desarrollar esta facultad indispensable a la salud mental.

Contraindicaciones. — No deben practicarla sin consultar antes al médico: los que sufren presión alta y los que padecen de apendicitis crónica o disturbios cardíacos. También a los impúberes se les aconseja evitarlo.

D) *Ejercicios para los ojos.* (E 5)

Son ejercicios destinados a tonificar los músculos de los ojos y los nervios ópticos.

Ejecución. — Estando en cualquiera de una de las posiciones de meditación (loto, pose auspiciosa, de héroe y de diamante) dirija la mirada hacia el punto más alto que pueda sin, entretanto, inclinar la cabeza. Permanezca así unos segundos y cambie. Mire hacia el punto más bajo posible, casi para adentro de su propia cara. En seguida, sin dar vuelta la cara, haga lo mismo para la derecha y después para la izquierda.

Cuando esté lo suficientemente práctico, gire los ojos de arriba a la derecha, de ahí para abajo y después para la izquierda y, nuevamente, para arriba.

Los buenos efectos para los ejercicios, que concurren para la salud de los ojos, pueden ser aumentados enormemente. Para ello, concentre la atención, enviando mentalmente una corriente de *prana* al lugar. La *asana* que más refuerza los beneficios es la *viparita-karani.* (Foto 60).

E) *Aswini-mudra.* (E 7)

Puede ser practicado en *halasana* (arado), en la postura "de pinza" (*Paschimotanasana*) o en cualquier otra *asana* en que las piernas queden bien unidas.

Ejecución. — Después de inspirar, comience a espirar y concomitantemente y lentamente contraiga con suavidad la musculatura del ano (el esfínter). Si la ejecución fue bien hecha, debe irradiarse una vibración por toda el área; acentuada en el perineo. Inspire nuevamente, al mismo tiempo que relaja la contracción. En resumen: inspirando, afloje; espirando, contraiga.

Efectos fisiológicos. — Mejora el estado de las fibras musculares de la próstata y de los órganos erectores en el hombre. En las mujeres beneficia la musculatura de la región génito-urinaria. Activa la circulación sanguínea en la región. Mejora a los que sufren de hemorroides o de anomalías en los órganos de la reproducción, tonificando los nervios de éstos. Ayuda en la debilidad sexual. Alivia la necesidad de esfuerzos en la defecación. Combate la hipertensión.

Efecto pránico. — Contribuye a despertar el *kundalini.*

Contraindicación. — Debe ser evitado por todos los que practiquen la continencia sexual o la deseen.

Cantidad. — Comenzar con cuatro contracciones de tres segundos. Dos semanas después, aumentar progresivamente la duración y el número de movimientos uno por semana hasta llegar a diez.

RECOMENDACIONES GENERALES

Un programa de *asanas*, de la misma manera que una dieta inteligente, debe presentar variedad:

a) Las *asanas*, como la alimentación, tienen que ser variadas. Sólo así se podrá asegurar un desarrollo físico armonioso;

b) Después de cada una, un relajamiento y luego conviene practicar su complementaria. Las sesiones semanales programadas en este libro atienden a esto;

c) Tal como los medicamentos, deben ser dosificadas y obedecer a la progresividad;

d) En cuanto no se consigue hacer con perfección una *asana*, se debe tentar de cualquier forma hacerla. La perfección será alcanzada más tarde. Aun la más grotesca tentativa de ejecución ya presta servicio a la salud.

e) Las mejores condiciones para iniciar la práctica son: mente calma; olvido de preocupaciones y planes; baño que limpie la piel y, ritualmente, también purifique el alma; el estómago y los intestinos vacíos y el calentamiento de los músculos;

f) Las ropas más cómodas deben ser las preferidas. Las mallas o los trajes de baño (holgados) son los mejores. Corpiños, cinturones, y fajas deben evitarse porque impiden ciertos movimientos. Hay que tener cuidado con las hebillas y los botones que lastiman;

g) Jamás se ejercite en la cama o en superficies blandas. Use un paño grueso, lona, por ejemplo, estera de malla fina cubriendo el piso.

h) Si realizamos la sesión sistemáticamente a la misma hora, en el mismo local, sobre la misma cobertura, usando la misma indumentaria, sólo vamos a ganar, pues cada una de esas cosas queda impregnada de vibraciones acumuladas de sesiones anteriores hasta el punto de que al simple contacto con ellas quedamos inducidos inmediatamente en estados psíquicos predisponentes para el mayor éxito;

i) El ejercicio que más nos agrade puede ser prolongado. Pero, a no ser el relajamiento, ninguno debe pasar de media hora;

j) En cada *asana* ocupe su mente con los beneficios que ella propicia. Tenga la seguridad de que están alcanzados;

k) Sea puntual. En lo posible, considere sagrada la hora de sus prácticas;

l) Al acostarse, beba antes un vaso de agua fresca, sorbo a sorbo, sintiendo que en ella se encuentran los principios curadores, tranquilizantes, vivificadores de los cuales precisa, es decir, *prana*. Deje otro vaso lleno al sereno, cubierto con una gasa o tela fina, recibiendo fluidos benéficos (pránicos). Por la mañana, bébalo con la misma convicción y lentamente.

m) No olvide quitarse los anteojos durante la ejecución;

n) Casi todos los autores hindúes recomiendan que, terminada la sesión, se debe tomar un vaso de leche, principalmente si se ejecuta la pose sobre la cabeza. Ninguno explica por qué;

o) No trate, imprudentemente, de alcanzar la perfección inmediata. Un largo y paciente período de aprendizaje será necesario. Evite exageraciones y prisa. Cuando sienta displacer en una *asana*, cambie y luego relájese;

p) Nunca se deben practicar *asanas* sin hacer un intervalo de tres horas después de las comidas principales;

q) Evite el baño prolongado después de las prácticas. Deje pasar media hora;

r) No haga como algunos que, después de cinco o hasta tres meses de entusiasmo, abandonan el Yoga. Persista. Algunos resultados surgen a las pocas semanas, otros solamente mucho más tarde. No se inquiete por los resultados inmediatos. Los estragos que hicieron los años en su físico no se curan en pocos días. El Yoga no es un analgésico, que instantáneamente hace desaparecer los síntomas. El Yoga no se interesa por los síntomas, pero sí por las causas. El Yoga es una verdadera cura y no un mero alivio. Es una terapia real y definitiva, por eso es que actúa más lentamente;

s) Al término de una sesión, el practicante debe gozar de frescura, euforia, energía, serenidad, alegría. Si por el contrario estuviera jadeante, cansado, inquieto, exhausto, es que se ha cometido algún error. Localícelo y evite su repetición.

t) No olvide que el Hatha Yoga es una gimnasia, pero también es un ritual. Esto quiere decir que deben presidirlo la reverencia y la solemnidad, lo que exigirá de usted la participación perfecta y concentrada, no sólo de su físico sino de su mente y de su corazón, de sus músculos, de su pensamiento y de su sensibilidad;

u) Entre una *asana* y otra, es necesario el reposo, relajándose en *shavasana* (Foto 81). Se trata naturalmente de un relajamiento breve.

v) El local mejor para la práctica debe cumplir con algunos requisitos: aire puro o un cuarto bien aireado; exento de la presencia de ojos curiosos y, si es posible, exclusivamente destinado a las prácticas. Quien pueda disponer de un recinto así, reservado solamente para la práctica de Yoga, debe impedir que penetren en él personas extrañas, máxime las de baja vibración; debe adornarlo con flores. Las residencias del futuro tal vez tengan una habitación especial para Yoga, así como hoy tienen un comedor. Esto acontecerá el día en que los hombres, menos materialistas, sepan que es más importante aún que el pan de trigo el pan de la luz espiritual;

x) Si le desagrada determinada técnica, acate su intuición: evítela. El Yoga debe proporcionar alegría y no contrariedad;

z) Los yogas indianos practican el *japa*, esto es la repetición de palabras o frases sagradas, que los inducen a elevados estados psicológicos ligados à ellas. Aconsejan algunos maestros que, para una mayor eficacia de las *asanas*, debe practicarse *japa*. Usted puede hacer

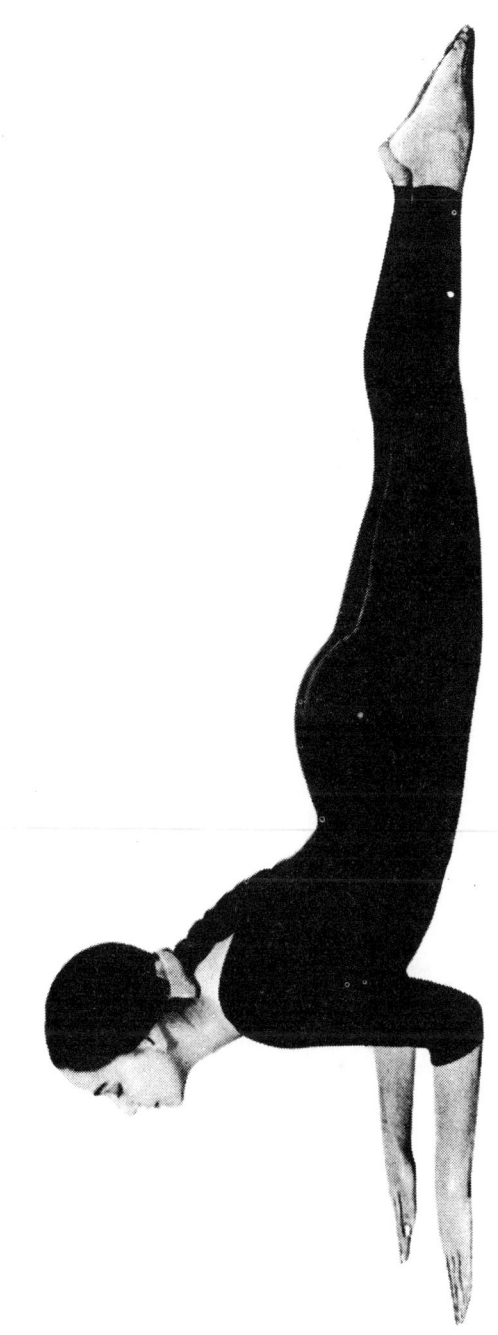

Foto 33 — A11b ARDHA-BHUJANGÁSANA n.° 2 (esfinge)

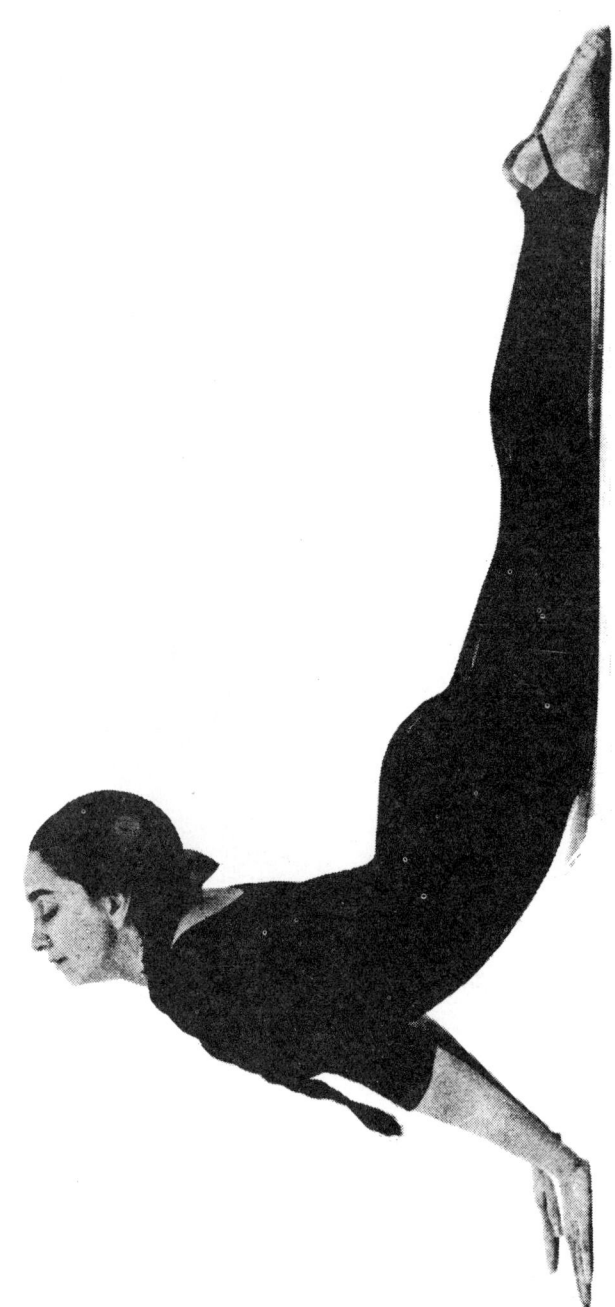

Foto 34 — A12 BHUJANGASANA

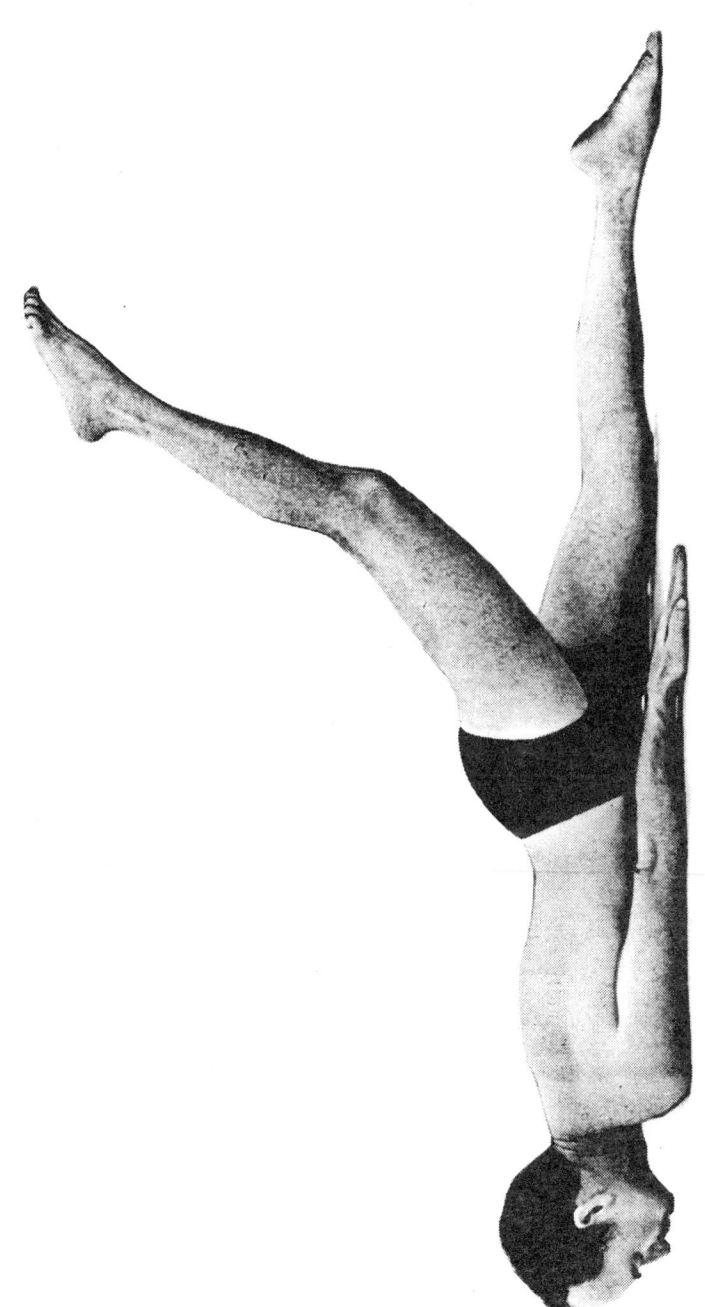

Foto 35 — A13 ARDHA SHALABHASANA

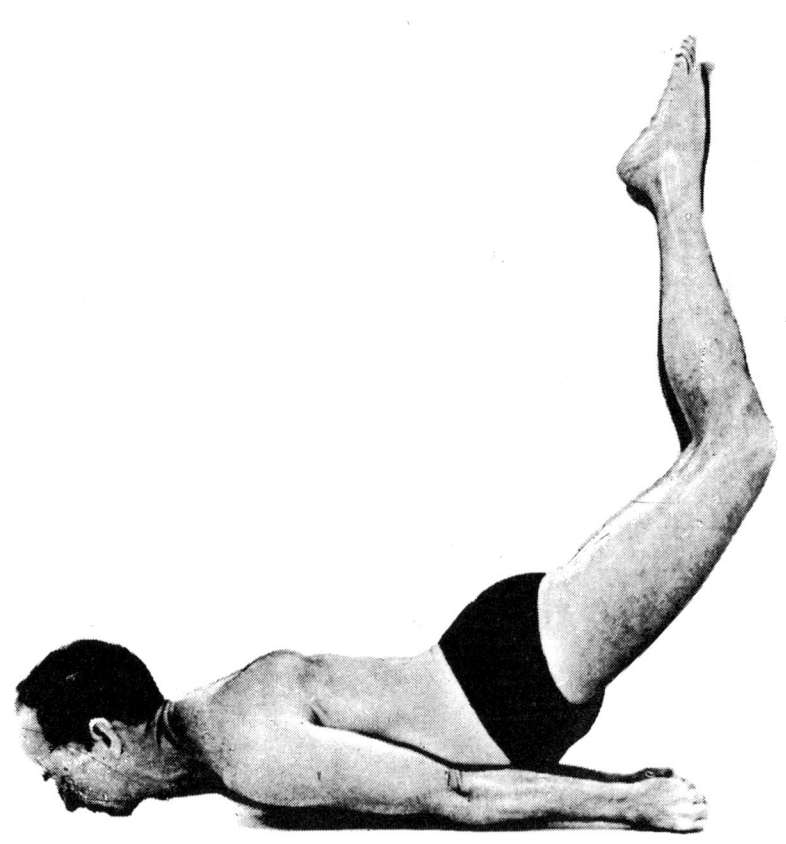

Foto 36 — A14 SHALABHASANA

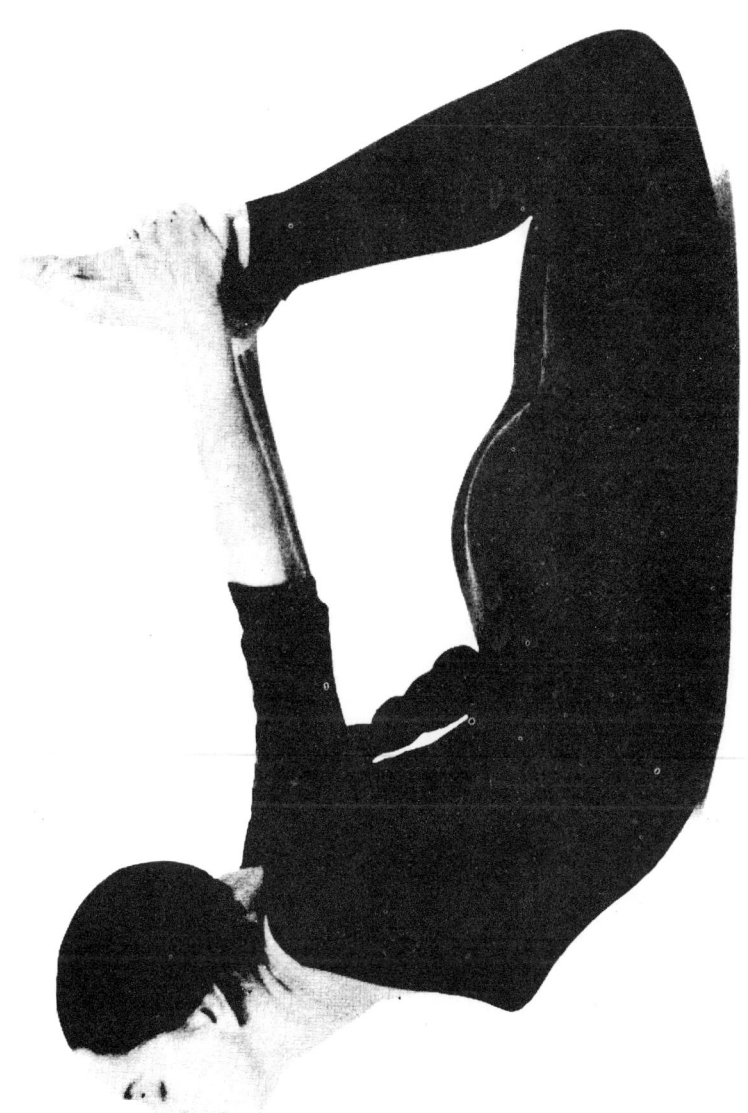

Foto 37 — A15 DHANURĀSANA

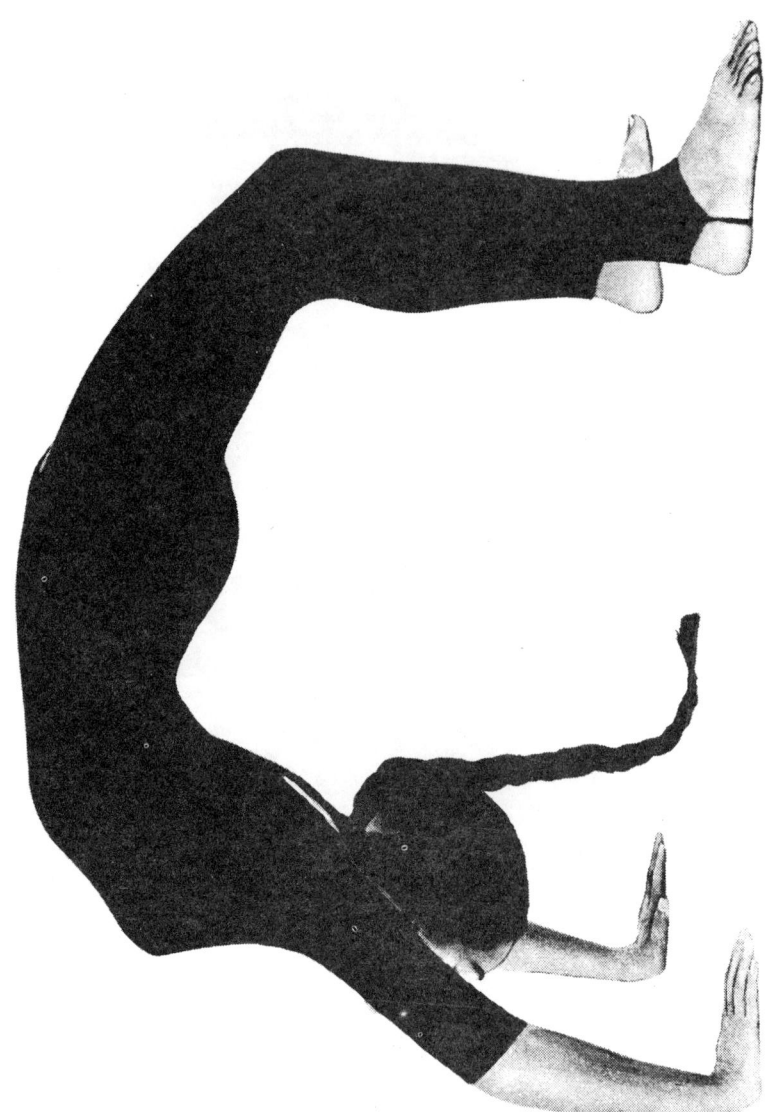

Foto 38 — A16 CHAKRĀSANA

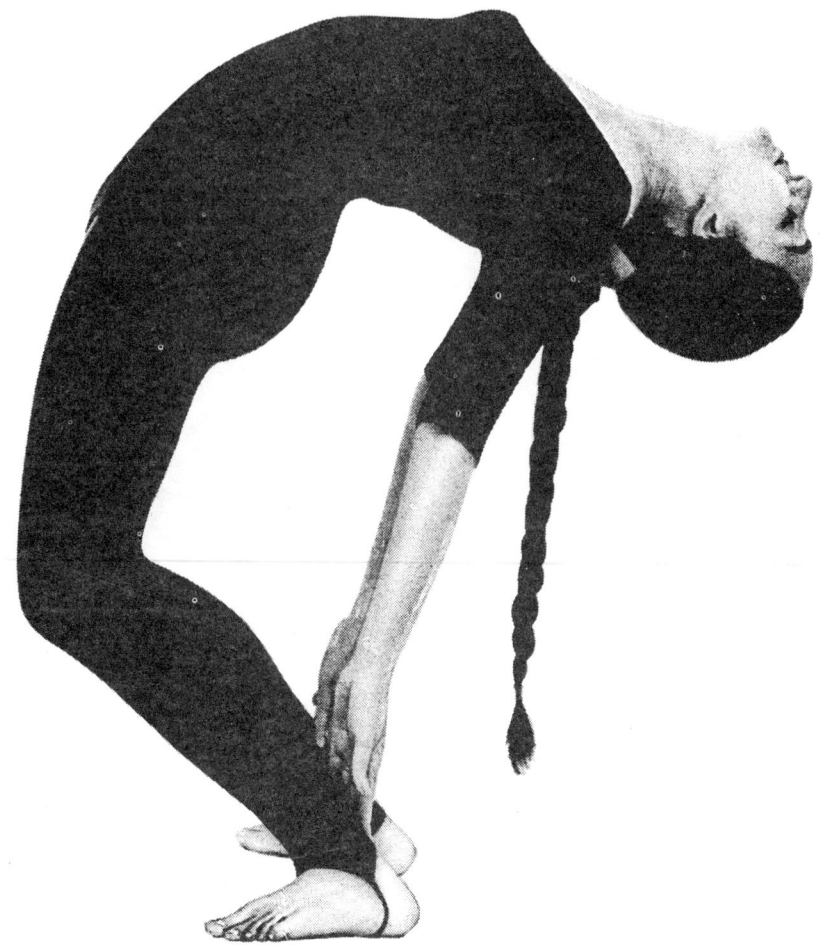

Foto 39 — A17 PRISTHASANA

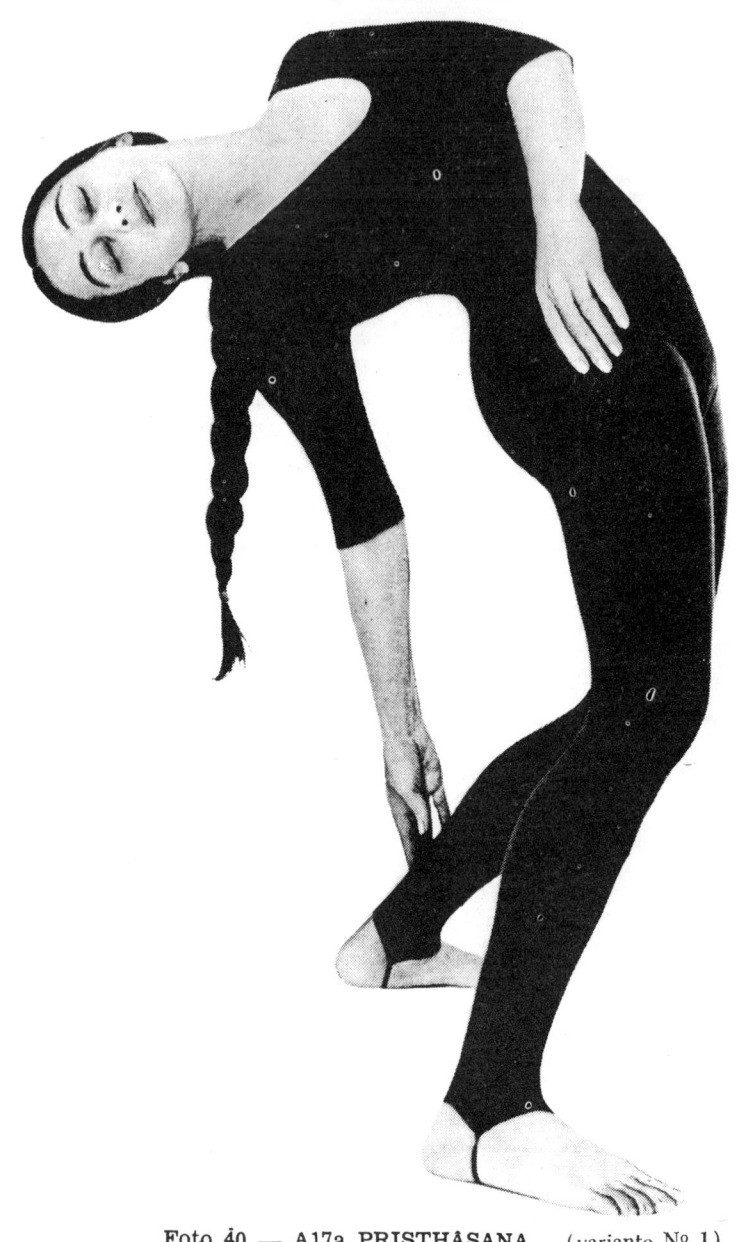

Foto 40 — A17a **PRISTHASANA**   (variante Nº 1)

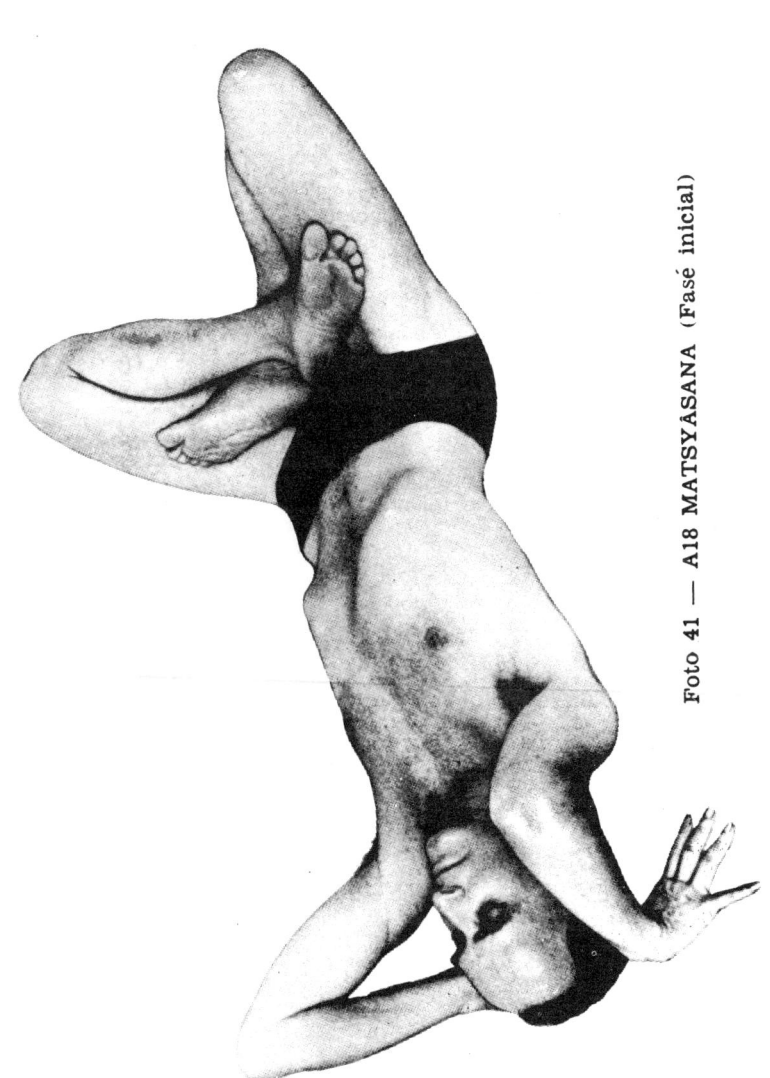

Foto 41 — A18 MATSYÁSANA (Fasé inicial)

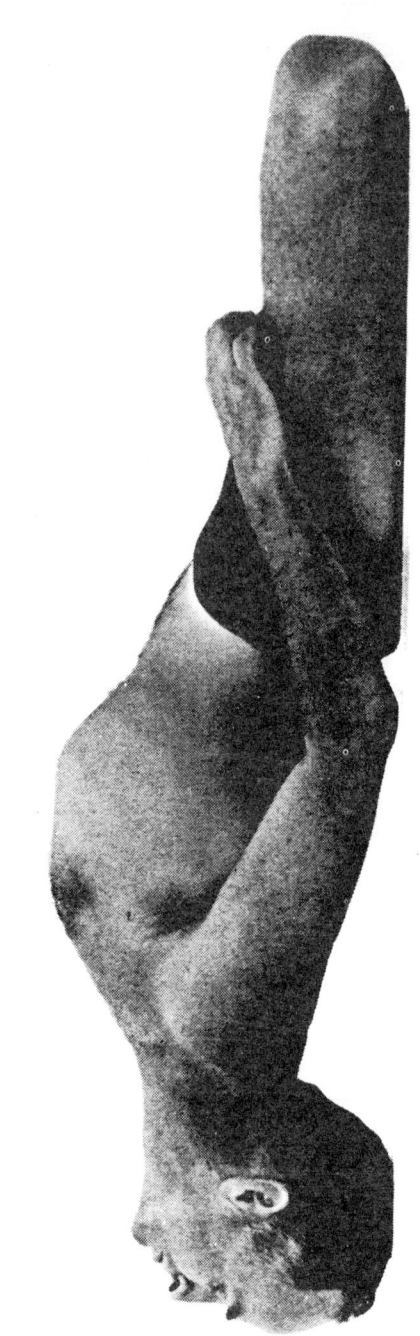

Foto 42 — A18 MATSYASANA (Fase final)

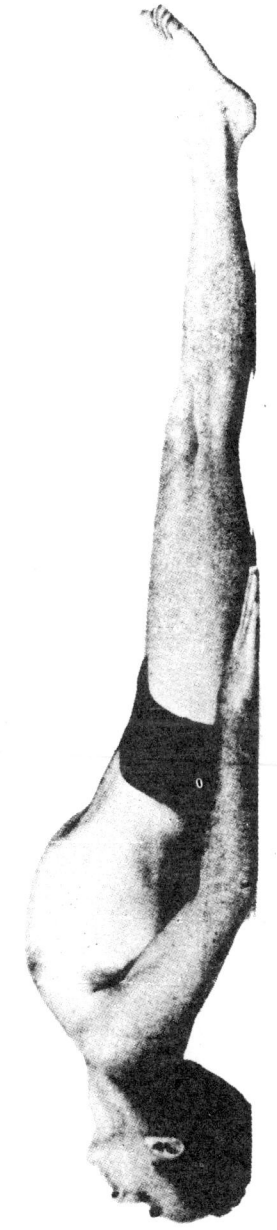

Foto 43 — A18a ARDHA MATSYASANA

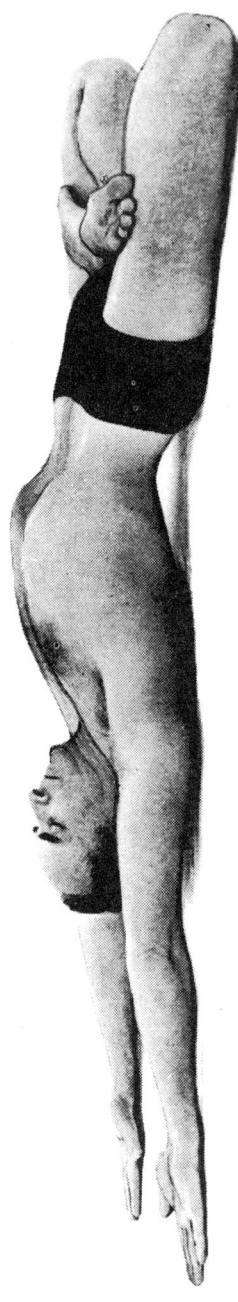

Foto 44 — A18b MATSYĀSANA (variante Nº1)

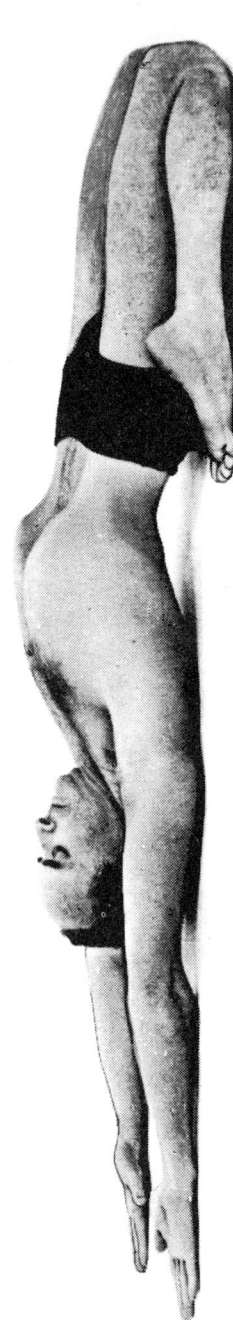

Foto 45 — A19 SUPTA-VAJRĀSANA

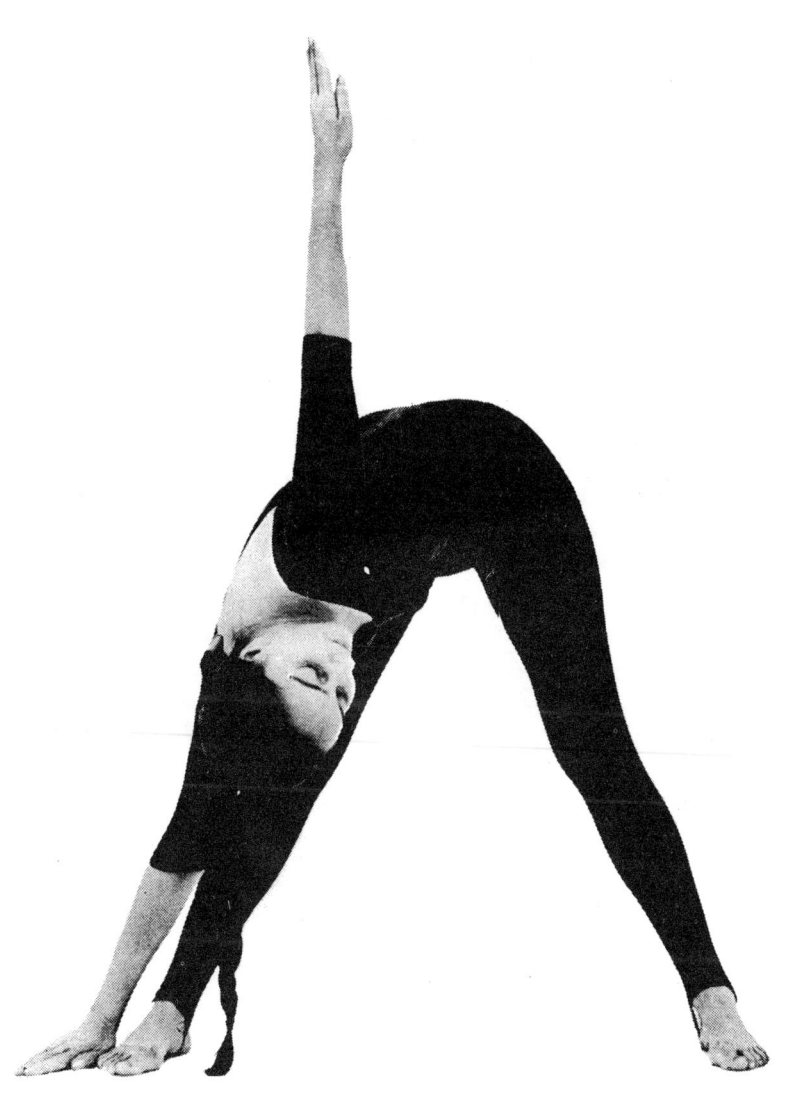

Foto 46 — A20 TRIKONASANA

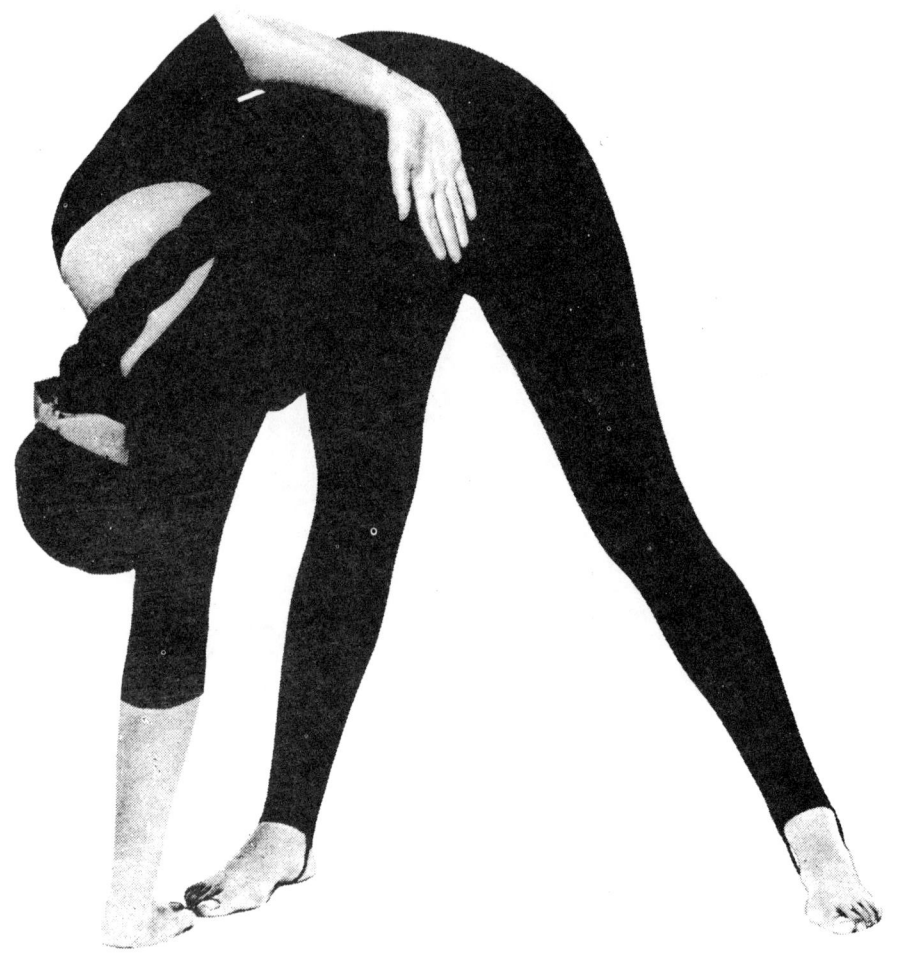

Foto 47 — A20a TRIKONASANA (variante Nº1)

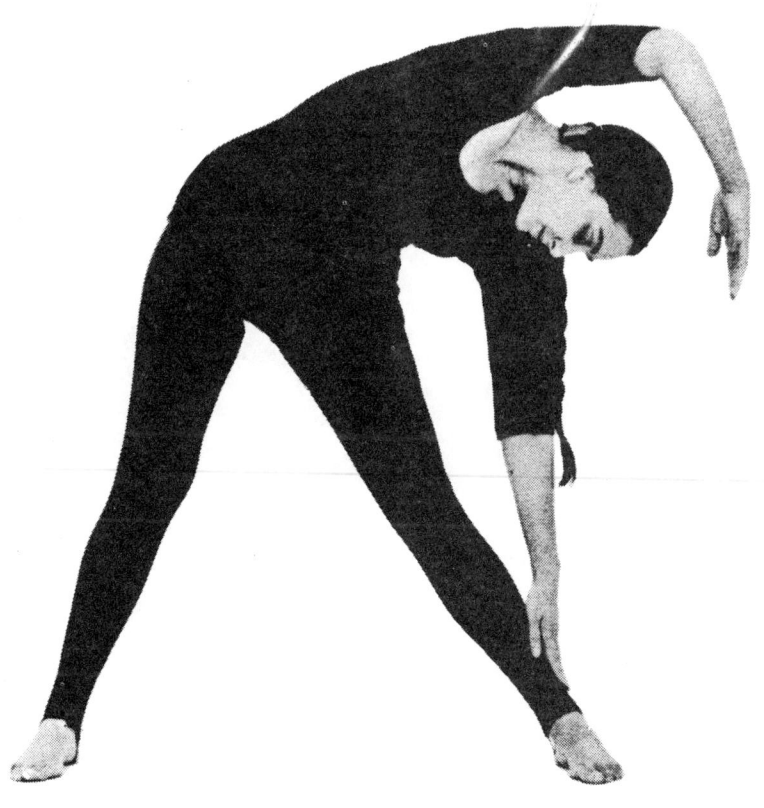

Foto 48 —- A21 CHANDRÂSANA

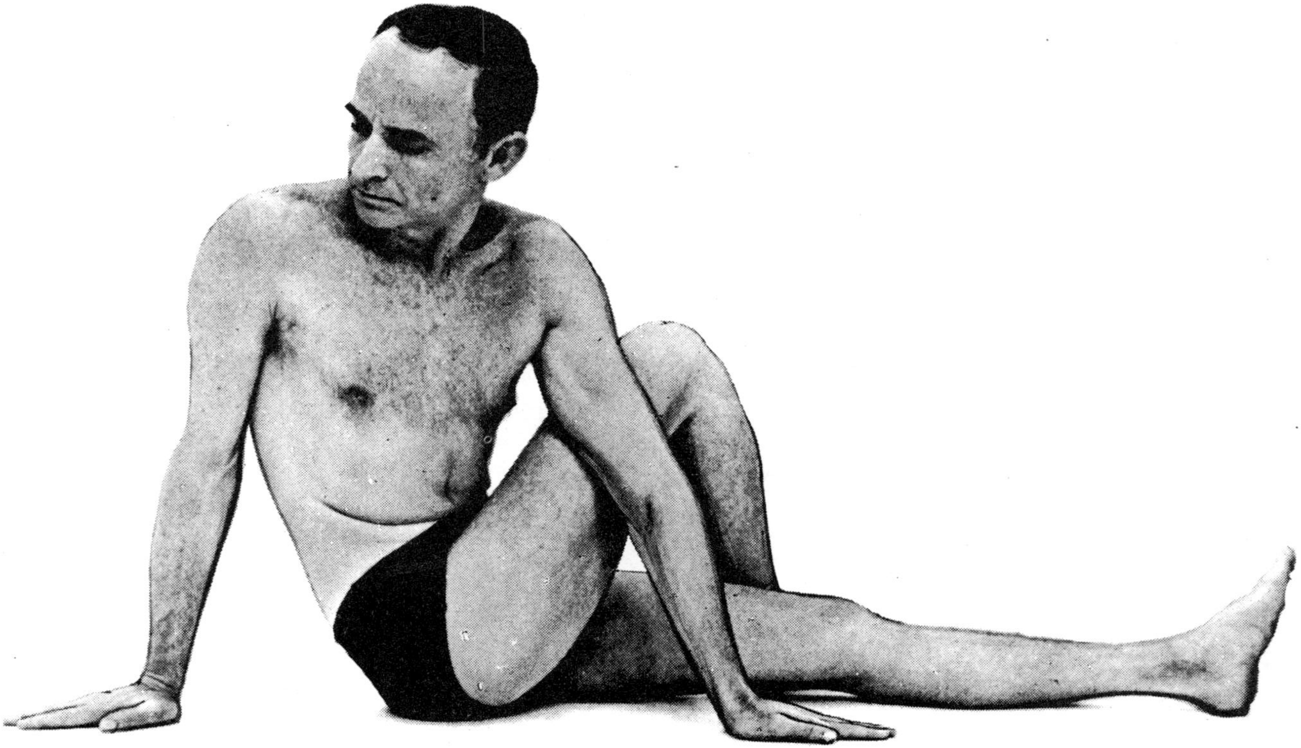

Foto 49 — A22 VAKRÁSANA

japa repitiendo con vibración elevada el nombre de Jesús o las palabras paz, salud, OM, etcétera.

a-1) En los prolegómenos de su entrenamiento, siga las sesiones programadas. Realice, durante muchos meses, una, dos, tres veces la serie de programas. Después de esto, usted estará en condiciones de elegir por sí mismo lo que le conviene pues su discernimiento será ya suficiente;

b-1) El régimen alimentario desempeña un papel importantísimo en sus prácticas, pudiendo contribuir para una mayor facilidad y provecho, así como también para dificultar o disminuir los beneficios. Seleccione cuidadosamente el alimento;

c-1) Absténgase de practicar a la noche lo siguiente: *uddiyana bandha, mayurasana, bhastrika* y *kapalabhati.* Estas prácticas podrán causarle insomnio por ser muy estimulantes (neuroanalépticas).

PURIFICACIONES

GENERALIDADES

El cuerpo humano es una verdadera máquina y, como toda máquina, su buen funcionamiento depende directamente no sólo del combustible y del buen estado de las piezas, sino también de la limpieza y lubricación. El Yoga tiene una serie de *purificaciones* llamadas *kriyas* que, completadas con las técnicas y prácticas higiénicas comunes al hombre occidental, aseguran la limpieza necesaria al bienestar, al equilibrio y a la salud.

EL BAÑO

El baño diario, sin el cual el hombre civilizado no pasa y por el cual es capaz de andar leguas y leguas, es un hábito saludable y agradable. El agua arrastra el polvo, las grasas, el sudor que taponan las mil narices por donde respira la piel: los poros. Sin un baño diario, la respiración cutánea se perjudica y, por lo tanto, la salud también.

El practicante de Yoga, en Oriente, no considera al baño solamente desde este ángulo. Para él, el baño es, más que todo, un rito de purificación. Por eso, el mejor baño es el que toma en un río, cuya corriente arrastra lejos la suciedad que sale de su cuerpo físico, como del cuerpo astral. El baño ritual en el Ganges es un hecho conocido en todo el mundo. Si no se cuenta con un río, el baño de ducha es el preferido. El de bañera debe ser evitado.

¿Qué se podría aconsejar en materia de baño?

1) Agua corriente, ni fría ni caliente, es lo mejor.

2) La ducha es mejor que la bañera.

3) Nada de excesos de jabones, pues los detergentes arrastran las grasas producidas por la piel, las cuales, bajo la acción de los rayos solares, se transforman en vitamina D. El abuso de jabón es una especie de desnutrición.

4) Al entrar en su "box" para la ducha, lleve consigo la convicción de que, por la rejilla de desagüe no solamente desaparecerán el agua y la espuma, sino principalmente las aflicciones, los resentimientos, las angustias, las incertidumbres, la fatiga, las fobias, los malos pensamientos y los sentimientos con los cuales usted entró en contacto en los ambientes en que estuvo y con las personas con quienes lidió.

5) Si quiere tomar un baño estimulante, baje la temperatura del agua.

6) Si está cansado debido a una jornada agotadora y necesita un sueño tranquilo, tome un "baño japonés", con que los luchadores de yudo se recuperan después de las luchas pesadas. Sumérjase en una bañera llena de agua tan caliente como pueda soportar (no como fuego, como se acostumbraba decir). Relájese, manteniendo afuera la cabeza. Aumente el provecho de esta recuperación con un masaje fácil, consistente en dar pequeñas palmadas rápidamente en las pantorrillas, a fin de "soltar" los músculos gemelos; después, con el índice y el pulgar, haga un masaje (de abajo para arriba) de los músculos que quedan debajo de la cresta de la canilla (tibia). Después de este baño, su disposición será enteramente otra.

7) Use la toalla como un estimulante para la piel, aplicando fricciones enérgicas en todo el cuerpo. Seque bien los tobillos. No se olvide de las orejas.

8) Cuando falta agua, aprenda a sacar provecho de la esponja.

9) Si tiene que tomar un baño frío, nada tema por no poder vencer la baja temperatura. Sáquese de la cabeza la posibilidad de resfriarse. Sólo le acontecerá una cosa: una reacción generalizada, que se manifiesta por una sacudida violenta en el organismo con aceleración respiratoria y cardíaca. Para disminuir tal efecto estimulante, comience por mojar apenas

las extremidades (manos y pies); moje después los brazos y las piernas y deje la cabeza y el tronco para el final, cuando el cuerpo está ya "acostumbrado".

LAVADO ESTOMACAL

Después de tomar una buena cantidad de agua filtrada, hervida, todavía tibia, ligeramente salada (sal de cocina), introduzca los tres dedos centrales de la mano derecha lo más profundamente posible en la garganta, provocando un estímulo mecánico, al que, reflejamente, el estómago responderá con bruscas contracciones y vómitos. Esta práctica debe hacerse por la mañana cuando el estómago todavía se halla vacío. Es conveniente recordar que si las uñas no estuvieran bien cortadas pueden herir la garganta. No existen otros peligros. No se producen malestares.

Las contracciones del estómago son verdaderamente vitalizantes y excelentes como ejercicio. El mucus es expelido, dejando el órgano en óptimas condiciones para cumplir sus funciones.

No es sólo el estómago el que se beneficia con esta práctica. Buena cantidad de mucus y catarro sale también por la nariz, limpiándola. Las lágrimas fluyen a los ojos, lavándolos.

LIMPIEZA MECANICA DE LA NARIZ

Diferente de la anteriormente descrita (cap. II), esta no se hace con agua, sino con un cordón de unos treinta centímetros, el cual, introducido por una de las ventanas, sale por la boca y, movido suavemente en uno y otro sentido, arrastra consigo el mucus, limpia y estimula la mucosa. Después de ejecutada la técnica, el practicante siente las fosas nasales desmesuradamente alargadas en comparación con el estado común.

A primera vista parece no sólo dificilísimo sino también irritante introducir un cordón por la nariz y sacarlo por la boca. Mientras, observando los pequeños detalles, la dificultad desaparece y la cosa se hace muy bien. En cuanto a la suposición de que es irritante, solamente la experiencia personal demuestra su falsedad.

148

Use un hilo de bramante de grosor medio, ni fino ni grueso, pero un tanto duro, esto es, con poca flexibilidad. Uno de *nylon* parece lo mejor. La punta no debe presentar hilachas que provocarían cosquillas en la mucosa. Por esto, la punta debe estar rematada en una línea. No es necesario decir que debe estar limpio. Pásele cera de abeja o parafina, con el fin de aumentar la flexibilidad, en seguida úntelo con un poco de saliva pasada con la punta del dedo [1]. Introdúzcalo en una de las ventanas, empújelo hasta que esté introducido en su boca. En este momento carraspee, lo que provocará que la punta suelta, empujada por el golpe de aire, se incline para afuera de la boca. Ahora, con los dedos índice y medio, a manera de pinza, trate de agarrarlo. Para completar, empuje por una de las puntas y después por la otra. Repita cuatro o cinco veces el movimiento hasta sentir que la desobstrucción es completa y que el mucus fue expulsado.

Este ejercicio, practicado todas las mañanas, es preventivo contra las rinitis y otras afecciones nasales. Los ojos también se benefician por el flujo de lágrimas que los lavan.

AYUNO

En la mayoría de los individuos, el estómago es una especie de horno siderúrgico que nunca se apaga, que desconoce reposo, vacaciones y recuperación. Claro que esto no puede dejar de ser causa de mal funcionamiento o de envejecimiento precoz del órgano. Adjuntando a la falta de cuidado en la selección de los alimentos, los abusos cuantitativos y cualitativos, las frituras, los alimentos mal ensalivados y deglutidos casi enteros, los refrescos, se puede imaginar cómo el amigo estómago deberá tener reclamos y protestas que hacer. No es de extrañar que, de vez en cuando, se enferme.

Las toxinas ingeridas en la alimentación y que no son eliminadas, se acumulan en el organismo. Este, no pudiendo detener el aumento de la cantidad ya existente, crea un superávit de venenos que no se puede imaginar hasta qué punto lo daña.

Tanto como para proporcionar un merecido y prudente reposo

---

[1] Para algunos es mejor sustituir el cordón por una goma hueca flexible.

al aparato digestivo que, como procuramos mostrar, en el caso del estómago, es muy conveniente para aliviar el organismo de sus escorias, el ayuno es una práctica altamente indicada. No es simplemente por motivos ritualísticos que algunas religiones prescriben un día de ayuno. No se trata solamente de un sacrificio que se ofrece a Dios. Sólo el sentimiento de alivio y ligereza proporcionado por un día de ayuno es capaz de vencer los preconceptos relativos al hambre voluntaria. Nadie enflaquece por dejar de comer dos veces por día. Esto no producirá tuberculosis ni desmayos. Así piensan los que creen más en lo que comen que en Dios.

Un ayuno francamente practicable por una persona normal consiste en tomar una primera alimentación (desayuno) por la mañana y después volver a alimentar solamente al día siguiente a la misma hora. En ese intervalo, el mate, como "alimento de frugalidad", asegurará la energía suficiente sin ocasionar grandes tareas al aparato digestivo.

En el día de ayuno no modifique su actividad. No piense en cuidarse mucho y acostarse para economizar fuerzas. Trabaje y diviértase como de costumbre. No se comporte como un monje practicando austeridad.

En los casos de perturbación gastrointestinal no hay mejor remedio que ayunar... Experimente desde la próxima vez (que deseo no ocurra...). Es muy grande el número de personas que mueren enfermas del aparato digestivo, pero no hay quien haya muerto de hambre por ponerse a ayunar por motivos higiénicos.

OTRAS PURIFICACIONES

Muchos otros *kriyas* (técnicas de purificación) se enseñan en los textos clásicos de Hatha Yoga y en los autores actuales. Entre ellos, el lavaje intestinal. No como se realiza en Occidente, con aparatos adecuados, sino con los recursos propios de quien ya alcanzó el dominio del reino vago-simpático. La técnica empleada en Occidente, además de producir los mismos efectos, es mucho más simple, higiénica y fácil.

Creemos que las técnicas aquí indicadas completan bien el sistema de vida que el libro pretende difundir.

150

HIGIENE ALIMENTARIA

VIVIR PARA COMER O COMER PARA VIVIR

> *"Que la alimentación sea tu único*
> *remedio".* *(Hipócrates)*

Como sistema ideal y completo de salud y vida feliz, el Hatha Yoga da mucha importancia a la nutrición. Los textos tradicionales, obviamente no hablan de vitaminas y calorías y las referencias que hacen de alimentos indicados o prohibidos no nos sirven, por cuanto giran en torno de los utilizados en la India milenaria. Las investigaciones, no solamente de la ciencia oficial, como las que el propio Yoga viene realizando, nos han suministrado esclarecimientos valiosos que en este capítulo serán tratados.

En nutrición, el hombre ha cometido las mayores violaciones contra la naturaleza. Las consecuencias, en forma de enfermedades, vejez prematura, irritabilidad, debilidad, obesidad, están ahí para comprobarlo. Mas el animal-hombre no se corrige. Tiende a persistir en el error. Yerra al comer escasamente. Yerra con su apetito devorador. Come equivocado por no elegir lo más adecuado. Yerra también en la forma de preparar y consumir.

CUANTO DEBEMOS COMER

Es el problema inicial. Individualmente no tenemos cómo remediar el vergonzoso y oprimente fenómeno de la escasez de alimento que aniquila a inmensas multitudes. Ha de llegar, sin embargo, un día en que desaparecerá esa nefanda Geografía del Hambre. Es una ansiedad general que la humanidad evolucione y acabe con la injusticia, el hambre y la guerra, que, en último análisis, son hijos de la ignorancia —avidya—, que nos mantienen idólatras de nuestro mezquino yo, o ahamkara, este yo impostor que nos transforma en insensibles y gananciosos voraces para acumular riquezas y derechos en detrimento de muchos otros hermanos que viven en la miseria. Además de los desnutridos por el pauperismo, están los enfermos, sin apetito. Mientras, hay también los desnutridos por el abuso de alimentos inadecuados. Estos comen en demasía, pero lo que no les sirve. Para ellos la vida no es más que una ansiosa aventura en el país de los menús, sin ninguna consideración en cuanto al valor nutritivo e higiénico de la nutrición.

Posiblemente habrá pocas personas que no sepan que ingerir grandes cantidades de alimentos es una forma de acortar la vida. A éstas le recordaríamos que la tan conocida expresión "cavar la sepultura con los propios dientes" está ahí para mostrar que esto está en el consenso general. Los hindúes enseñan que cada individuo, al nacer, trae consignada en su "contabilidad vital" la cuota de alimentos que deberá consumir mientras viva. Los más hábiles, comiendo parsimoniosamente un pequeño bocado cada vez, prolongan sus días. Otros, más ávidos, en pocos años agotan la disponibilidad y mueren pronto.

Sabiendo asimismo que están practicando un lento suicidio, muchos hombres y mujeres ingieren enormes cantidades en cada comida: no tienen cómo resistir a la gula obsesiva.

Son éstas las causas que hacen del hombre un glotón:

— idolatría del paladar;
— estómago dilatado;
— necesidades del plano inconsciente.

La señal con que la naturaleza reclama nuevas energías en sustitución de las gastadas en el trabajo es la incómoda sensación de hambre. El hambre prolongada se vuelve dolor insoportable. Si hambre es dolor, comer es placer. El placer natural mientras tanto casi ya no existe. Ha sido pervertido por los perfeccionamientos culinarios, por la arti-

152

ficialidad de los aderezos que incitan el apetito. Olvidándose de que el placer es un medio y una concomitante apenas, ciertas personas lo transforman en finalidad primera de la alimentación. No es raro comer hasta enfermar, por el simple motivo de que la comida es sabrosa. El cristianismo clasifica a esto como pecado. El pecado se llama gula, y el pecador, glotón: aquel que "vive para comer en vez de comer para vivir". Para él la comida es el más delicioso momento de la vida y los placeres de la mesa, una de las primeras razones de existir.

En las visceroptosis, el estómago y los intestinos, al aplastarse mutuamente, perjudican los movimientos peristálticos los unos de los otros. (Fig. 2). En un estómago así, lento por falta de movimiento, los alimentos necesitan quedarse más tiempo para poder ser digeridos. Cuanto mayor sea el tiempo que permanezcan en él, provocan una mayor fermentación. De ésta se desprenden gases que fuerzan las paredes del órgano, dilatándolo. Ahí reside la razón por la cual ciertos estómagos, de tan grandes, impiden a sus dueños verse los pies. Tales personas comen gran cantidad. No para nutrirse, sino para llenar y gratificar a sus estómagos dilatados. En este caso, se establece un círculo vicioso, que poco a poco va terminando con la víctima: el estómago dilatado pide más comida; la mayor cantidad de comida dilata todavía más la víscera.

Apenas un remedio interrumpe el proceso: la respiración completa asociada a ciertas *asanas* de Hatha Yoga. Con la práctica yogui, el estómago, tanto como las otras vísceras, son reconducidas al volumen y a la posición naturales. Sólo así se vence la visceroptosis.

Y ahora llega el caso de aquellos que viven pellizcando durante todo el día movidos por una irresistible necesidad de comer. Son los que sufren de *bulimia*. En el 70 % de los casos, el bulímico es hijo único o primogénito; casi siempre se orinó en la cama hasta los siete años y generalmente es una persona inteligente. Fabiana Cousin diría que, si usted es bulímico, "volvió al estado de la infancia, a la época de la dulce seguridad en que usted, para agradar a su madre, tomaba toda la sopa... Todas las opiniones están acordes en considerar que ese retorno a un estadio infantil es generalmente provocado por una frustración, una privación... Comer puede simbolizar, para usted, una recompensa que se da inconscientemente, o constituir un refugio, cuando todo va mal".

Comer puede ser, por lo tanto, una compensación psíquica para las horas de angustia, desorientación, frustración, inferioridad... El devorador de exquisiteces puede ser un neurótico.

La misma autora citada anota cuatro remedios contra la bulimia: los tranquilizantes, el psicoanálisis, la terapia por sueño y la clínica dietética. Mejor tranquilizante que los distintos *pranayamas*, meditaciones y *shavasana* no existe. Estos son los tranquilizantes naturales, de donde sólo se recogen beneficios, mientras que los tranquilizantes envasados ofrecen una serie de peligros, de los que trataremos oportunamente [1]. Nada más eficaz como psicoterapia que el Raja Yoga: *Yama* y *Niyama*, que forman un inteligente código moral, que mejor será llamado de higiene mental perfecta. ¿Qué es el *samyama* [2] sino la mejor forma de terapia por el sueño, autoaplicada? En *Yoga para nerviosos,,* tratamos el asunto de manera más profunda y práctica. En el IX Congreso Nacional de Psiquiatría, Neurología e Higiene Mental, presenté el estudio "Psicotropismo no químico", donde doy las bases de una yogaterapia psiquiátrica.

Practicando Hatha Yoga, cualquiera puede comprobar que en corto plazo dejará de ser un esclavo del apetito. Progresivamente se establece un estado en que el practicante, comiendo mucho menos, se siente conforme y satisfecho. Al levantarse de la mesa, lleva siempre una sensación agradable de ligereza y la convicción de que no empastó su estómago. "La cuarta parte del estómago debemos dejarla vacía, en una ofrenda a *Shiva*", preceptúan los viejos textos [3].

¿Y por qué el practicante disminuye la cantidad de alimentos y al mismo tiempo se siente más fuerte? Primero, porque con la respiración yogui gran parte de su nutrición ella la retira del depósito de la energía universal — *prana*. Disminuyen sus necesidades de comida en proporción en que perfecciona la técnica de *pranayama*. Segundo, ya esclarecido, eufórico y tranquilo, liberado del apetito neurótico, deja de ser un idólatra del paladar. Al mismo tiempo, para disfrutar de equilibrio, de seguridad, de amor, de satisfacciones subjetivas, vence

---

[1] Considere la fatídica, la nefasta talidomida. Considere el flagelo de las píldoras.

[2] Yoga sutil, interno.

[3] Mientras, técnicas como *bhastrika* y *paschomotanasana* corrigen la inapetencia.

las causas inconscientes de su bulimia. Tercero, porque habrá aprendido sobre *cuánto* debe comer y *cómo* debe hacerlo. En cuarto lugar, con las *asanas* y la respiración completa, consigue disminuir la dilatación de su estómago, que pasará a exigir menores raciones.

LO QUE ES EL ALIMENTO

Importantísimo aspecto del problema que no se puede pretender solucionar en un simple capítulo.

¿Qué se puede llamar una buena alimentación? Hauser responde: "En primer lugar es una alimentación adecuada la que suministra a las células de nuestro cuerpo, tanto en cantidad como en calidad, la nutrición necesaria. En segundo lugar, es la alimentación equilibrada la que provee a nuestras células los alimentos nutritivos vitales en sus debidas proporciones". En tercer lugar, y para completar, que no exija mucho trabajo para ser *digerida, asimilada* y *eliminada.*

Quien posee un automóvil, de ningún modo concuerda en abastecerlo con un combustible de última categoría, energéticamente pobre y capaz de dañar la máquina por la sobrecarga de residuos. ¿No es verdad? Pues bien, nuestro cuerpo es "como un motor de automóvil". Todo él está constituido de proteínas. Arterias, glándulas, colon, tejidos conjuntivos, músculos, piel, huesos, cabellos, dientes, ojos —todo— contienen proteínas y a ellas debemos nuestra capacidad de autorrenovación. Las grasas y los hidratos de carbono son el aceite y la nafta; juntos son quemados para la producción de energía. Las vitaminas y los minerales son las bujías de encendido, esenciales para la utilización y la asimilación del alimento, en la corriente nerviosa" (Hauser). El automovilista, protegiendo su vehículo, procura conocer las cualidades de los combustibles, para usar solamente los buenos. Con su cuerpo, mientras tanto, en general, el mismo automovilista es paradojalmente displicente.

Al definir el mejor régimen, por sus términos demasiado generales, Hauser, ciertamente, es poco claro. Seamos nosotros claros. Antes, sin embargo, queremos recordar: hay un régimen ideal para el adolescente, otro para el enfermo, otro para el lactante, otro para el obeso, otro para el delgado. Si su caso es particular, procúrese un médico especialista en nutrición y consúltelo. Lo que aquí decimos no le servirá.

Se llama alimento a toda sustancia que: a) nos suministra calor; b) fabrique nuestros tejidos; y c) repare las pérdidas. Los elementos esenciales que prestan esos servicios son las proteínas, las grasas, los hidratos de carbono, las sales minerales y las vitaminas.

A) Las *proteínas* son los elementos constituyentes de toda célula, además de actuar en el metabolismo. Cada célula es una máquina admirable hecha de proteína y calentada por hidratos de carbono. Como nuestro cuerpo es incapaz de fabricar proteínas, tenemos que tomarlas de los alimentos. Entre 50 y 60 gramos es la dosis de proteínas que diariamente necesitamos. Sometidas a las operaciones digestivas, ellas se transforman en aminoácidos, de los cuales 22 son esenciales para la vida. No todos los alimentos proteínicos son portadores de todos los aminoácidos. Algunos alimentos producen unos, otros producen otros. Antiguamente juzgábase que solamente la carne poseía todos los aminoácidos indispensables, siendo considerada imprescindible a la alimentación. Hoy se sabe que la soja, una leguminosa, es, en este asunto, tanto alimento como la carne. La castaña de Pará y el maní (cacahuete) son otros elementos vegetales de elevado valor proteico, que sustituyen perfectamente el uso de la carne. De todas las proteínas, la harina de soja es la reina pues además de las proteínas completas contiene los principales minerales y prácticamente todas las vitaminas conocidas.

En nuestra alimentación diaria, las proteínas no pueden faltar, pues, si faltaran, aquellas que componen nuestros tejidos serán desviadas hacia las vísceras más importantes, que como el corazón, no pueden detenerse. La consecuencia es el adelgazamiento rápido. El aspecto esquelético y trágico de las víctimas de los campos de concentración no tiene otra explicación más que ésta del consumo de las proteínas del propio cuerpo, sin el necesario proveimiento por la alimentación. De donde se concluye que los *vegetarianos, so pena de enormes perjuicios, no se pueden olvidar de incluir en sus comidas alimentos proteicos en sustitución de la carne.*

B) Las *grasas*, eruditamente llamadas lípidos, tienen la función principal de suministrar energía calorífica. También sirven de vehículos a las vitaminas, además de constituir un relleno que da formas armoniosas al cuerpo. Como se ve, son indispensables, principalmente como combustible. No debiendo faltar, también no deben ser excesivas en la dieta. Los excesos, no consumidos en el trabajo muscular, son acumulados, perjudicando la estética y la salud. Cuando se queman a temperatura elevada, se descomponen en ácidos irritantes para la mucosa estomacal. Es por lo que son tóxicas e indigestas las tan apreciadas frituras.

C) Las *sales minerales*, reguladoras de la nutrición celular y de la constitución del armazón ósea, son responsables por el equilibrio osmótino y ácido-base de los humores así como de la excitabilidad neuroendocrino-muscular.

Dieciséis minerales entran en la constitución y el funcionamiento del cuerpo, siendo los principales: el calcio, el fósforo, el iodo, el sodio, el hierro, el potasio, el magnesio. . .

1) El *calcio*, forma el 2 % de nuestro peso; responde por el crecimiento de los huesos, por la fortaleza de la dentadura y firmeza de las arterias, vitaliza el organismo entero y contrabalancea la acidez. En carencia, las secreciones internas pierden su sinergia, las células mueren y el corazón pierde el ritmo, llegando a detenerse. Una dieta no puede dejar de tener una buena dosis de calcio, pues de lo contrario el calcio de los huesos y de los dientes sería aprovechado por el organismo. En otras palabras, el cuerpo se desmineralizaría, con una concomitante excitabilidad nerviosa y con perjuicios tremendos [1]. Para no sufrir de piorrea, caries, nerviosismo, calambres, dolores de cabeza, uñas y huesos débiles, inclúyalo en su comida; leche en polvo, yoghurt, queso, pasas de higo, porotos, yema de huevo, leche, aceitunas, maní, lentejas, nueces, avena, pasas de uva, coles, brócolis, miel, castañas de Pará.

2) El *hierro*, fundamental en la elaboración de la hemoglobina de la sangre, asegura un rostro sonrosado, un calor agradable en las extremidades, memoria activa. Constituyendo el 0,004 % del peso del cuerpo, su falta acarrea palidez y desánimo. El es el que transporta desde los pulmones el oxígeno que todos los tejidos precisan.

Los alimentos donde más se encuentra son: yema de huevo; albaricoque, guisantes secos, melocotón seco, avena, trigo integral, maní, achicoria, pasas de uva, castaña de Pará, ciruela seca, acelga, berro, porotos, miel y jugo de uva.

3) El *fósforo*, imprescindible para una dentadura sana y huesos

[1] El azúcar y el alcohol vienen perpetrando esta nefasta desmineralización. Yo los acuso como ladrones expoliando el organismo.

perfectos, para la regularidad endocrina y el equilibrio del tono vital, participa en la formación de los más notables elementos de la célula nerviosa. Constituyendo el 1 % de nuestro cuerpo, beneficia el trabajo muscular, facilita el trabajo intelectual y ejerce un importante papel en el vigor sexual.

Las principales fuentes son: queso, leche en polvo, cacao, acelga, castaña de Pará, harina de soja, yema de huevo, castaña de cajú, maní, porotos, trigo integral, arveja seca, nueces, avena y germen de trigo.

4) El *Yodo* es otro mineral precioso que no puede faltar en la alimentación humana. Representa el 0,009 % del cuerpo, es indispensable para el buen funcionamiento de una de las más importantes glándulas del cuerpo: la tiroides.

Por la carencia de yodo, ella se agranda, produciendo el bocio, endémico entre las poblaciones que viven en lugares alejados del mar. Obesidad, lasitud, fatiga, depresión, pereza mental, componen el cuadro de la insuficiencia tiroides.

El yodo puede ser encontrado en la cebolla, porotos, uva, ananás, naranja, repollo, zanahoria, pepino y lechuga. Las mejores fuentes también son las algas marinas que, a pesar de ser abundantísimas, no forman parte todavía de nuestra mesa.

Para no sobrepasar los límites, no hablaremos de otros minerales que deben participar en nuestra dieta. Diremos solamente que, si hiciéramos uso de las principales hortalizas, semillas, raíces, legumbres y frutas que prestan su color a los tablones de nuestras ferias francas, obtendríamos la cuota necesaria de magnesio, sílice, azufre, manganeso, fluor, cobre. . .

D) Los *hidratos de carbono* o carbohidratos, principios energéticos y calóricos, como las grasas, son necesarios para el organismo en mayor cantidad que los otros elementos. Se presentan bajo la forma de almidones, féculas y azúcares.

El almidón —elemento farináceo de las semillas— y la fécula —elemento farináceo de las raíces— no poseyendo los inconvenientes de las grasas, constituyen combustibles ideales para el cuerpo.

Los azúcares naturales son de varias especies. En la uva se encuentra la glucosa; en la caña y la remolacha, la sacarosa; en la leche, la lactosa (el único que no se ha encontrado en los vegetales); en las frutas, la levulosa.

El azúcar refinado no es conveniente para la salud por sus características de difícil aprovechamiento. El azúcar negro y la melaza, menos nocivos, deberían ser las únicas fuentes de sacarosa de caña para los que no la pueden evitar totalmente. Hasta para agregar a las bebidas deberíamos utilizar la miel.

E) *Vitaminas*. Hasta aquí vimos que las proteínas y las sales minerales son elementos plasmadores, constituyendo la materia prima del cuerpo, y que los hidratos de carbono y las grasas sirven como combustibles, produciendo energía y calor. ¿Y las vitaminas qué hacen? Ni una ni otra cosa. Sin ellas mientras tanto, es imposible tener salud y aun vivir. Sin ellas, sin su acción catalizadora, no se procesaría la delicada operación de fabricar, de aquello que comemos, los elementos vivos de nuestro cuerpo. Aun diluidas en la proporción de uno en cien millones, ellas actúan. Su carencia genera las llamadas avitaminosis, que pueden asumir la forma clásica de enfermedades (beriberi, raquitismo, escorbuto, pelagra) o apenas la forma de molestias (anemia, dolores de cabeza, desánimo, dolores costales, perturbaciones dérmicas y visuales. . .).

De las 20 vitaminas que la ciencia conoce, 8 no pueden faltar en el hombre.

La vitamina A, promoviendo el crecimiento de los niños, protegiendo la piel, las mucosas y los ojos, es una gran aliada de la salud. Se encuentra en los alimentos sea en forma activa, directamente utilizable, o como *caroteno* (de "carotte", zanahoria), que, con la acción de un fermento del hígado, se hace activa.

Los adultos necesitamos cuatro veces más vitamina A que los niños, y las gestantes, una dosis todavía mayor. Los alimentos de color amarillo o verde son las fuentes más ricas. La vitamina A (forma activa) se encuentra en la manteca, la leche y los huevos. Las fuentes de caroteno son: calabaza, berro, lechuga, batata, remolacha, brócolis, zanahoria, achicoria, col, espinaca, pimiento, repollo, perejil, tomate, chaucha, aceite de dendé (una especie de coco, mas no es el mismo coco común llamado cóco-da-Bahía, es fruto de una palmácea; es pequeño y, cocido, da un óleo_rojo); abacate, ananá, mango, banana, sandía y naranja.

La familia de la vitamina B, con cerca de veinte miembros, con tendencia a revelarse todavía más numerosa, desempeña una función muy importante en la conservación de la salud. La B1 es la única sustancia que evita el beriberi. Actúa en el sistema nervioso. Su falta tanto puede causar estreñimiento como diarrea. Sin ella, los hidratos de carbono no serían asimilados. Tiene una relevante acción sobre una de las más importantes glándulas de secreción interna, la suprarrenal. Es en la cutícula que envuelve a los granos de cereales y que los *mejoramientos* (?!) nos roban, donde ella se encuentra más. Se halla en gran cantidad en la levadura de cerveza, en el germen de trigo, en las leguminosas (poroto, lenteja, soja, haba, garbanzo), en las frutas desecadas y en las oleaginosas (nueces, castaña de Pará, maní...).

La vitamina B2, o riboflavina, esencial para el crecimiento, activadora del apetito y necesaria para las funciones normales de la piel, es la vitamina de la larga vida. Indispensable para la vista, se usa en la cura de la ceguera nocturna. El adulto debería consumir diariamente 5 miligramos. Para esto puede recurrir a la levadura de cerveza, la leche, los huevos, quesos, papas, brócolis, arvejas, espinaca, chaucha y a todas las frutas oleaginosas. Otros miembros de la noble familia B son la *biotina*, necesaria para la salud mental y la producción de energía; la *colina* que mantiene las funciones normales del hígado y de la vesícula.

La vitamina C o ácido ascórbico evita el escorbuto, enfermedad que para los "sitiados de Laguna" fue más devastadora que la caballería paraguaya. Por su carencia los vasos sanguíneos se debilitan y no pudiendo contener más a la sangre la dejan pasar a los tejidos, oscureciendo la piel, enrojeciendo los ojos y degenerando después en úlceras. Las encías sangran, la combustión del azúcar se perturba, y la defensa contra las bacterias disminuye.

La acción de la vitamina C es versátil, auxiliando a la función respiratoria y a la formación de glucógeno en el hígado, concurriendo al buen funcionamiento de la suprarrenal, contribuyendo a la conservación de los cartílagos, dientes y vasos sanguíneos.

Es en las frutas donde más la encontramos, principalmente en las cítricas. La más rica fuente es el cajú amarillo, estando en segundo lugar el pimiento rojo. Se encuentra también en la col, guayaba, fresa, arveja fresca, todas las variedades de naranjas, ciruelas, nabo, papa, miel. , . Está más difundida en la naturaleza, pero es también la más frágil, alterándose rápidamente en contacto con el aire y con la ebullición. Un limón partido, después de 20 ó 30 minutos, pierde su vitamina C. Preparar jugos de frutas y legumbres y guardarlos en la heladera para consumirlos después es una práctica equivocada.

La vitamina D, administrada aun en una dosis de un billonésimo de gramo por día, es imprescindible en la formación, crecimiento y conservación de los huesos. La acción de los rayos ultravioletas del sol sobre las grasas naturales de la piel produce la vitamina D. Por eso es que los baños de sol curan y evitan el raquitismo. Los habitantes de las grandes ciudades, donde los rayos ultravioletas son detenidos por las impurezas del aire viciado, son los más propensos al raquitismo y tienen que recurrir a los pocos alimentos donde se cuenta esta vitamina: manteca, leche, quesos grasos, yema de huevo, castañas de cajú y castaña de Pará. Lo mismo sucede con las poblaciones de altas latitudes. El uso excesivo de jabones, despojando la piel de sus grasas naturales, es otra causa de raquitismo.

Es igualmente dañino el exceso de vitamina D. Perjudica, por acumulación de calcio en las arterias, al corazón y los riñones. Una excesiva radiación ultravioleta puede producir arteriosclerosis. ¡Cuidado, por lo tanto, con exagerar los baños de sol!

Mucho también podría decirse sobre la vitamina E, que actúa en la reproducción, combatiendo la esterilidad en ambos sexos (se encuentra en el germen del trigo); sobre la vitamina H, beneficiadora de la piel; sobre la vitamina K, que facilita la coagulación de la sangre. . . Es mejor detenerse aquí.

¿SERA EL HOMBRE UN CARNIVORO?

Para el practicante de Yoga y para cualquier persona, la alimentación más nutritiva y exenta de perjuicios es la huevo-lacto-vegetariana. Es la ciencia, es la experiencia que lo afirma. El hombre, en el estado evolutivo en que se encuentra, no es un carnívoro. Es así, la biología lo dice, un frugívoro. Considerando los datos que siguen, nuestra convicción aumenta.

Al prevalecer el criterio de la anatomía comparada, tan utilizada en las argumentaciones de los defensores de la zoofagia, parece lícito afirmar que por el contrario el hombre anatómica y fisiológicamente es un comedor de frutas: un frugívoro.

No obstante ser un frugívoro, también está preparado para consumir leche y sus derivados, huevos, semillas y raíces, que componen así un régimen huevo-lacto-vegetariano. Ese régimen ideal, entretanto, ha sido despreciado en virtud de prejuicios que giran en torno de la debilidad de los que no comen carne y de la excelencia de ésta como alimento esencial. En defensa de la carne se acostumbra referir la presencia de caninos en la dentadura humana. Si no es para que comamos carne, ¿para qué sirven los caninos? Bien, gorilas y chimpancés tienen caninos y más afilados que nosotros, sin embargo no comen carne. Los intestinos del hombre son largos para poder realizar el trabajo que les da la celulosa, presente en productos vegetales que debemos comer. Los de los carnívoros son mucho más cortos, pues los productos tóxicos de la carne no deben permanecer en ellos por mucho tiempo, bajo pena de acarrear serios disturbios en el organismo.

Hay una serie de razones por las cuales debemos abstenernos de comer carne:

1) Las toxinas del propio animal que en el momento de su muerte dejan de ser eliminadas van, poco a poco, envenenando el organismo que las ingiere.

2) El análisis químico de los caldos de carne, que se acostumbra dar a los enfermos, ha revelado una composición muy próxima a la orina. Esta es la opinión de Dieno Castanho.

3) Lo esquimales, que prácticamente sólo se alimentan con carne, a los 40 están envejecidos y muy pocos llegan a los 50;

4) La triquina y la tenia (solitaria) vermes causantes de graves enfermedades, usan la carne como vehículo para invadir nuestro cuerpo;

5) "La carne es un alimento de fácil descomposición, y las toxinas bacterianas, así como otros productos resultantes de esa descomposición provocan serios accidentes. Las llamadas intoxicaciones alimentarias, producidas generalmente por las toxinas de las salmonelas, son causadas, en la casi totalidad de los casos, por la ingestión de alimentos cárneos en mal estado" (Dieno Castanho);

6) Si los riñones de un vegetariano, por cualquier motivo, iniciaran una huelga, sobreviviría aún 48 horas. Si lo mismo le aconteciera a un carnófago, estaría liquidado en 24 horas. El grado de impureza en el organismo de éste explica el hecho.

7) El ácido úrico, que es un brindis ofrecido gratuitamente por cualquier carnicero de la ciudad, puede producir reumatismo, artritis, gota y uremia;

8) Los peces y los crustáceos no poseen una carne menos venenosa. "Los peces son de descomposición más rápida que los animales

162

ANATOMIA COMPARADA

ASPECTOS	CARNIVOROS	FRUGIVOROS (INCLUSIVE EL HOMBRE)
Fórmula dentaria	$I\dfrac{6}{6}$ C $\dfrac{2}{2}$ M$\dfrac{8}{8}$ (1)	$I\dfrac{4}{4}$ C $\dfrac{2}{2}$ M $\dfrac{10}{10}$ (1)
Dientes incisivos	Poco desarrollados.	Regularmente desarrollados con bordes lisos y cortantes.
Dientes caninos	Puntiagudos. Poderosos.	Rudimentarios. Romos.
Molares	Cónicos. Crestas puntiagudas y erizadas.	Mamelonados y rugosos. Cubiertos de esmalte.
Movimientos mandibulares (masticación)	Sin movimientos laterales.	Escasos movimientos de lateralidad. (Los herbívoros son los que tienen más.)
Glándulas salivales	Segregan fácilmente, hasta sin masticación.	Segregan más difícilmente. Masticación necesaria.
Parótida	Rudimentaria	Desarrollada
Tubo digestivo	3 a 5 veces el tronco	10 a 12 veces el tronco
Estómago	Pequeño y fuerte	Grande y de musculatura relativamente escasa.
Intestino	Túnicas fuertes	Túnicas relativamente escasas.
Colon	Pequeño	Grande

[1] I = incisivos. C = caninos. M = molares.

terrestres, y en cuanto a los crustáceos (camarones, langostas, etc.) es bien conocida su alta toxicidad debida, en gran parte, a que son animales que se alimentan de materia putrefacta. Cuando la prefectura marítima busca el cadáver de algún ahogado, muchas veces lo descubre por el cardumen de camarones que se junta para comer las carnes en descomposición" (Dieno Castanho). Tiene razón la "marchinha" (música popular) que dice:

"Bicho dañino
Para dar indigestión
Es el camarón. Es el camarón."

Concluyendo, el camarón es el "urubú [1] del mar", y comer urubú no es una cosa que se debe hacer;

9) Según el doctor Ferreira de Mira, citado por Dieno Castanho, el 70 % de los bovinos matados para el consumo están tuberculosos [2]. El cocimiento no consigue destruir la toxina tuberculosa. Otros "regalos" son el carbunclo, la fiebre aftosa, la perineumonía bovina. . .;

10) Los animales fatigados y hambrientos parece que se vengaran de la crueldad de los hombres obsequiándolos con toxinas (resistentes al cocimiento) capaces de producir náuseas, vómitos, diarreas, ansiedad epigástrica, sequedad de garganta, dolor de cabeza, vértigo, cólicos. . .;

11) Las carnes en conserva son todavía más insidiosas. Contienen tóxicos como la cadaverina, muscularina, nervina, putrescina, bacilos de botulismo (en Porto Alegre, hace algunos años, una familia entera murió a causa de una simple lata de conserva);

12) Queriendo ser breve, concluimos por condenar la carne por los inconvenientes siguientes: rica en colesterol y purinas, causa eczemas, molestias hepáticas e infartos de miocardio; alimento pobre en vitaminas; alimento antinatural pues el hombre no fabrica el amoníaco con que neutralizaría los ácidos que ella produce; alimento acidificante, desmineralizante y esclerosante; demasiado excitante, perturba la vida psíquica, produce o acelera los procesos de degene-

[1] N. de T.: Cuervo que se alimenta de cadáveres podridos.

[2] N. de T.: Este porcentaje debe considerarse desde el punto de vista local de la época en que fue escrito.

ración orgánica, responsable por lo tanto del envejecimiento precoz, ya que provoca apendicitis, arteriosclerosis, eczema, enteritis, gastritis, reumatismo, úlcera péptica y vegetaciones adenoideas.

Los carnófagos, que en último análisis, disculpen la comparación, son narcófagos, procuran hilvanar una argumentación que les justifique el comer carne.

Dicen, por ejemplo, que sin su bifecito no pueden pasar; que no se sienten satisfechos después de una comida exenta de carne. Llaman vigor a aquella sensación que sobreviene a la comida con los asados mal cocidos. No saben que aquella innegable sensación de vigor representa una disminución mayor en sus propias reservas energéticas, provocada por la presencia tóxica de la carne. La misma ilusoria sensación anfetamínica también la provocan el alcohol y los demás tóxicos. Repetimos: la carne no tiene un principio alimenticio que los vegetales no tengan. Todos los aminoácidos encontrados en la carne se encuentran en la soja. Esta, mientras tanto, es mucho más rica en otros elementos y sin inconvenientes, sin toxicidad.

"Los venenos (toxinas) de la carne son en parte neutralizados por las propiedades antitóxicas de los vegetales y las frutas que los consumidores de carne también usan. La mayor y mejor parte de la nutrición de esas personas es el resultado del uso que hacen de frutas y vegetales. Son éstos los alimentos que los salvan de morir más rápido y de sufrir más frecuentemente intoxicados por la carne. Si alguien, mientras tanto, trata de alimentarse exclusivamente de carne por un período de tiempo demasiado largo, no resistiría esa dieta absurda" (Dieno Castanho).

Las trasnformaciones agradables que al poco tiempo se van manifestando en aquellos que cambian de régimen, son argumentos irrefutables, pues son los argumentos de la evidencia. Digestiones suaves y rápidas, sensaciones de vigor y de paz, de serenidad, de ligereza, de euforia firme y tranquila, inquebrantable buena disposición durante todo el día, noches amenas, mayor tolerancia a los rigores estacionales son las compensaciones para aquellos que ingresan en el vegetarianismo. Las repercusiones sobre el psiquismo son sensibles. Sentimientos, pensamientos, emociones, movimientos, todo se procesa en un diapasón nuevo de elevada categoría. Tenemos la convicción de que el aspirante al progreso espiritual ganará mucho si deja de comer carne.

"Las figuras más grandes de la humanidad, místicos, poetas, filósofos, líderes espirituales, tales como Gandhi, Cicerón, Séneca, Platón, Pitágoras, Apolonio de Tiana, Bernard Shaw, Epicuro, Helena Blavastski, Bernardino de Saint Pierre, Annie Besant, San Agustín, San Basilio, San Benito, Santa Teresa de Jesús, San Alfonso de Liguori, San Francisco de Asís, Buddha, Khrisna, Jesús de Nazaret... eran vegeterianos" (Ramatis). Los campeones de la espiritualidad llevarán ciertamente en consideración el dolor del animal abatido y, no sólo por motivos higiénicos sino también por compasión, evitarán comer carne. Actualmente, pugilistas como Eder Jofre, ex campeón mundial de boxeo, son vegetarianos, lo que vale como demostración de que no falta energía al que se alimenta con frutas, raíces, semillas, huevos, legumbres y de productos lácteos.

Si tan largo argumento consiguió convencer y si el lector decide volverse vegetariano, déjeme recordarle que la naturaleza no da saltos. Cambie de a poco. No cometa la imprudencia de abandonar súbitamente hábitos que desde la infancia están formados y fijados. Disminuya paulatinamente la ración de carne en sus comidas. Todavía otro aviso, dirigido a aquellos que por alguna circunstancia estén obligados a consumir algo de carne: no será por atender a un imperativo de su organismo que usted no deberá practicar el régimen yogui. Tendrá sin duda menos facilidad, pero podrá practicar el sistema. Una buena reducción en la carne a la par que una alimentación más variada, le dará resultados provechosos. La carne no compatibiliza con el Yoga. Perturba, apenas. Pero la práctica de Yoga acaba por eliminar los hábitos que fueren antinaturales, que serán erradicados naturalmente.

LA DIETA COMO FACTOR DE JUVENTUD
Y LONGEVIDAD

"En cuanto el hombre civilizado continúa mendigando salud, seguirá demostrando que, en nutrición, sabe muchísimo menos que los irracionales libres". (José Castro)

El alimento puede provocarnos la enfermedad o la salud, la longevidad o la vida corta. La brevedad de la vida humana es un hecho que comprueba que, como en otros aspectos, en la alimentación el hombre transgredió a la naturaleza. Cometemos atentados contra la salud y contra la vida por alimentarnos cuantitativa y cualitativamente equivocados. Así es que existe una dietoterapia, o sea la cura de muchos males del cuerpo por el simple agregado de un régimen alimentario correctivo. En su libro *Regímenes alimentarios,* el doctor Paul Chene prescribe regímenes dietetoterápicos para: enfermedades agudas, perturbaciones digestivas, dolencias hepáticas y vesiculares, enteropatías, gota, dermatosis, obesidad, diabetes, nefritis, dolencias cardiovasculares. En *Alimentación Moderna,* José Castro estudia uno a uno los principales alimentos lactovegetales, distinguiendo en cada uno: 1) valor nutritivo; 2) valor higiénico, y 3) valor trofoterápico. El valor trofoterápico es la capacidad de normalizar funciones y de regenerar órganos. Según este autor, de una alimentación adecuada puede esperarse:

1°) normalización de las funciones orgánicas;
2°) desintoxicación humoral y celular;
3°) desintoxicación del organismo en general;
4°) normalización física del organismo;
5°) equilibrio químico-biológico, o sea, equilibrio ácido-base, indispensable para dar lugar al equilibrio funcional de cada órgano;
6°) regeneración plasmática y celular, como medio de la verdadera salud, y total cura de causa y efectos, y no el simple alivio de los efectos sin corregir las causas fundamentales, como es común.

El doctor Hauser, el dietista más renombrado entre las figuras internacionales y artistas de cine, fundamenta su sistema de conservación de la juventud mucho más en la alimentación racional que en otros factores. ¿Y para qué proseguir si el lector ya sabe que las avitaminosis sólo tiene una cura: tomar vitaminas?

Se expande en todo el mundo occidental la alimentación macrobiótica. Trátase de un régimen dietético-filosófico, cuyo número de prosélitos se multiplica rápidamente. Sus efectos terapéuticos son admirables. Para este régimen multimilenario del Japón, el ideal es que la dieta ofrezca una proporción de 5 de potasio para 1 de sodio, o sea 5 de Yin (elemento negativo universal) para 1 de Yang (elemento positivo). No recomendamos la ortodoxia de este régimen.

Concluyendo, dejamos claramente explicado que los elementos nutritivos y de cura que no se toman en la mesa deberán ser incorporados en drogas desagradables o con agujas de inyección cuando todavía la intervención quirúrgica puede ser evitada.

LAS TABLAS ALIMENTARIAS NO SON ABSOLUTAS

Después de austeras investigaciones, los laboratorios pudieron publicar las tablas indicadoras de la composición de cada alimento.

No se fíe el lector solamente de las tablas, transformándose en un maniático de la nutrición, con ellas debajo del brazo.

La validez de ellas no es absoluta. La forma de la preparación y el comer, por ejemplo, puede alterar el valor de los alimentos tabulados. Consideremos lo siguiente:

a) El hombre no vive de lo que *ingiere*, pero sí de lo que asimila. Un alimento es alimento solamente en el momento en que es asimilado. Si una persona comiese una tonelada de celulosa, no aprovecharía nada de ella. Es totalmente inasimilable;

b) El valor nutritivo de un alimento cultivado en suelos enriquecidos con abonos orgánicos es mucho mayor que el que creció a costa de abonos químicos. Algunos de éstos son cancerígenos;

c) La época del año en que el alimento es cosechado también pesa sobre su valor nutritivo. Así es que una naranja temprana es muy diferente de la cosechada durante la zafra;

d) El calor excesivo destruye las vitaminas. El simple contacto con el aire también. Una naranja partida sólo contiene vitamina C por 20 ó 30 minutos. De esa forma se ve que el modo de preparación puede alterar el valor de los alimentos. El vinagre también destruye las vitaminas.

e) Las grandes cocinas, destinadas a atender colectividades numerosas, tales como navíos, cuarteles, restaurantes, no pueden ofrecer alimentos iguales a los preparados por la madre de la familia. Esta, además de los aderezos comunes, pone mucho amor. Los ocultistas creen que las comidas preparadas por las empleadas domésticas, "cargadas de bajas y negativas vibraciones", repercuten a veces como verdadero veneno, al punto de producir intoxicaciones aparentemente sin causa;

f) El valor de un alimento fresco es mucho mayor que el de uno viejo y marchito. Las conservas nutritivamente son bagazos, más positivamente son venenos. Recalentar es otra forma de convertirlo en una cosa nociva. "Un animal alimentado solamente con comida preparada 6 horas antes de su ingestión y después recalentada, muere rápidamente". (F. Khan);

g) La variedad de la alimentación es otro factor que favorece el mayor aprovechamiento en virtud de la sinergia que entre ellos se produce, facilitando uno la asimilación del otro. Una comida que se repite alimenta poco;

h) No deberíamos permitir que con nosotros se sienten a la mesa intrusos tales como el miedo, la preocupación, la prisa, el rencor, las conversaciones deprimentes, la ansiedad y el remordimiento;

i) Se aprovecha mejor una comida si después de ella podemos reposar algunos minutos. Una refección apurada y nerviosa provoca un aprovechamiento menor del que las tablas indican;

j) La masticación ocupa un papel importantísimo en el metabolismo. No solamente porque por ella se inicia la digestión, sino porque también en la boca se produce la asimilación pránica. La llamada masticación yogui consiste en triturar el alimento de manera tan completa que se transforme en una pasta, ablandada por una suficiente salivación. Con eso, se come menos pues la avidez de los comilones no se produce cuando paciente y lentamente se revuelve el bocado que va a ser deglutido. "Las experiencias de Horacio Fletcher demostraron que un hombre de 62 kilos puede ejecutar los trabajos más difíciles, ingiriendo apenas 400 gramos diarios de substanciales alimentos, lo que vale decir un tercio de lo que se precisa comúnmente. Para ello, por la masticación, los alimentos ingeridos fueron transformados en pasta". (F. Kahn).

LOS ALIMENTOS MAS COMPLETOS

Uno de los más famosos especialistas mundiales en regímenes alimenticios encaminados a la conservación de la juventud, Gaylord Hauser, en su libro *Parezca más joven... viva más tiempo*, señala como uno de los mejores alimentos para una vida larga y saludable a la levadura de cerveza, la leche desnatada en polvo, el germen de trigo y el yoghurt. Creemos que si él conociera algunos productos sudamericanos como el mate y algunas frutas su lista sería más completa.

A) *Levadura de cerveza.* — Alimento prodigioso. Contiene 17 diferentes vitaminas, estando en ella completa la familia B; 16 aminoácidos, 14 sales minerales. Prácticamente sin grasas, azúcar y almidón, tiene el 46 % de proteínas. Como se ve, es completo. Conviene comenzar a usarlo.

'La levadura pura es muy amarga. Amarguísima, se debe tomar mezclada con jugo de fruta, con preferencia, naranja. Las farmacias las venden en forma de comprimidos. Un tanto indisoluble es necesario utilizar una licuadora para poder mezclarla con la leche. Conviene comenzar con una cucharadita de té rasa y paulatinamente ir aumentando hasta llegar a dos cucharas de sopa por día. Las personas que sufran de rinitis o asma alérgica deben tener cuidado en caso de usar la levadura ya que puede agravarles el mal.

B) *Leche descremada en polvo.* — Dice el doctor Alejandro Moscoso: "El estudio de los hábitos alimentarios de varias razas indígenas del universo prueba elocuentemente el valor de la leche. Un físico bello, una buena salud y un carácter fuerte caracterizan a las razas en las cuales la leche ocupa un lugar de preferencia en la alimentación". Se puede decir que es uno de los alimentos más ricos en calcio, del cual se aprovecha el 86 %; la leche también tiene fósforo, hierro, las mejores proteínas que existen y vitaminas A, B_1 y B_2. Todo adulto debería tomar diariamente como mínimo medio litro de leche. La leche descremada en polvo que Hauser tan elocuentemente recomienda no debe sustituir a la leche natural y sí ser mezclada a ella componiendo lo que se llama "leche enriquecida". La leche en polvo también debe ser utilizada en la fabricación de panes, tortas, etc. Es aconsejable saber el origen de la leche para evitar tomarla de animales enfermos.

C) *Yoghurt.* — En Armenia se llama *matzoon*: en Yugoslavia, *kisselo melko*; en Rusia, *varenetz*; en la India, *dalhi*; en Egipto, *lebenaraib.* En todos esos idiomas significa la misma cosa: *vida larga.* Rico en B_2, fósforo, carbohidratos, calcio, proteínas, es un alimento excelente. Prolonga la vida y la salud. Benéfico para los enfermos. Cuajada como es, en él las proteínas de la leche ya se hallan parcialmente transformadas en enzimas, al mismo tiempo que el calcio, por la acción del ácido láctico, es de fácil asimilación. En el intestino, con sus fermentos, combate a los organismos patógenos y a la putrefacción, generando al mismo tiempo dosis considerables de vitamina B, que son absorbidas allí mismo a través de las vellosidades.

D) *Germen de trigo.* — Germen quiere decir embrión. Es la parte esencial del grano donde se almacenan sus proteínas. El germen de trigo es rico en vitamina E, toda la familia B, y hierro. Puede ser utilizado en bollos, panes, etc. Sustituye con ventajas a la harina de mesa.

E) *Azúcar morena.* — "El azúcar refinada, dice Dieno Castanho (op. cit.), es un producto casi enteramente falto de sales minerales y vitaminas, tanto es así que las propias compañías refinadoras anuncian su producto como siendo 99,9 % puro, lo que quiere decir que está constituido casi completamente por sacarosa. Pero, como el azúcar no puede ser utilizado por el organismo (tal como acontece con el almidón del pan), al no estar acompañado de sales minerales, su uso desmineraliza al organismo". Es con azúcar morena, melado o con miel de abeja que deberíamos endulzar los alimentos. Quien se quiera bien a sí mismo jamás debería usar azúcar emblanquecida por aditivos químicos cancerígenos.

F) *miel de abejas.* — No es azúcar como la morena. Es glucosa, es decir, azúcar natural, asimilable tal como se encuentra. Es la única azúcar producida en la naturaleza sin la intervención del hombre.

171

Rica en hierro, calcio, fósforo, posee además vitamina A, B$_1$ y C. Es un excelente alimento para los músculos y el cerebro conteniendo una cuota grande de hormonas, pues su origen está en las flores donde ellas abundan; la miel de abeja desarrolla los niños y adolescentes en crecimiento. José Castro dice que: 1°) es el mejor remedio contra el asma, bronquitis, mezclada con compota de manzanas y tomada a la hora de acostarse; 2°) aplicada en cataplasmas calientes, hace madurar los abscesos; 3°) es la "verdadera penicilina natural"; 4°) nada mejor para los corredores de carreras y los atletas; 5°) es el alimento ideal para los ancianos.

Quien no está acostumbrado a utilizarla debe ser cauteloso, tomando inicialmente media cuchara de té en agua o refresco, dosis ésta que se deberá aumentar siempre de acuerdo con la conveniencia del organismo.

G) *Germen de maíz*. — Tal como el de trigo, es altamente proteico. Contiene 31 % de proteínas semejantes a las de la leche. Posee 9 % de minerales. Es una buena fuente de complejo B. Dice Dante Costa: "Es muy rico en hierro: 300 partes por millón, lo que le confiere excepcional valor pues esa proporción no es sobrepasada por ningún otro alimento de los usuales entre nosotros".

Lamentablemente los industriales modernos todavía no están orientados en su producción. Considerando la gran producción de maíz, es de imaginar como tal cosa sería beneficiosa para ciertos pueblos carentes de proteínas.

H) *Soja*. — En la opinión de Afranio do Amaral, no existe otro producto natural que "posea en una molécula 5 % de sustancias minerales; en ese porcentaje se encuentran todas las sales necesarias para el equilibrio de la salud: desde el hierro hasta el cobre, del calcio al fósforo y del potasio al sodio". Solamente no tiene la vitamina D, por ser ésta una exclusividad del reino animal, pero es muy alta la cantidad de las otras sobrepasando en ese aspecto a la mayoría de los alimentos. La soja es un poroto, pero un poroto diferente. Es la única leguminosa que tiene "todos los aminoácidos indispensables para la nutrición humana". Por esto es llamada la "carne vegetal".

Es también Afranio do Amaral quien declara: "la soja sirve en el Oriente para la nutrición de cerca de la mitad de la humanidad. . . En

Oriente las poblaciones utilizan a la soja en varias formas. Desde que nace, el bebé es alimentado con leche de soja, muchas veces porque la madre va a trabajar al campo... cuando no se la dan a los bebés (la leche) acostumbran los orientales fabricar un *queso, tofu*... Con la soja preparan productos que sirven de sucedáneos de la carne y con ella se fabrican todos los tipos de manjares más deliciosos". Entre nosotros todavía no ha alcanzado la misma importancia, lamentablemente. Sería bueno que nosotros tal como los chinos, japoneses, hindúes y también como los americanos del Norte, gozáramos de este incomparable manantial de proteínas.

Todo vegetariano debe hacer un abundante uso de la soja, que puede ser utilizada como sustituto del poroto común, en grano, en harina, en aceite, manteca.

Según un documento de la Secretaría de Agricultura del Estado de São Paulo, la proteína contenida en un simple kilogramo de soja en gramo equivale a 2,2 kg de carne bovina, 5 docenas de huevos, 2 litros de leche, 1,5 kg de queso o 2 kg de porotos, haciendo justicia a los epítetos de "oro del suelo", "carne vegetal", "leche de los orientales", "grano sagrado", "símbolo de la fertilidad", "carne del pobre", "grano milagroso". Es por eso que un proverbio oriental dice: "Quien tiene soja, tiene carne, leche y huevos."

Por todas estas razones es que la aconsejamos para sustituir a la grasa de cerdo y a la margarina en la cocina.

Ya existen varias marcas de harina y leche en polvo.

I) *Otros alimentos ricos de origen brasileño* deben integrar la dieta de salud y rejuvenecimiento. El cajú amarillo, por ejemplo, es la mayor fuente de vitamina C, conteniendo además vitamina A y B_2. Su pulpa contiene 8,4 % de hidratos de carbono. El jugo, 10 % de hidrato de carbono, 2,8 % de proteínas. El maní, la castaña de Pará, el dendé, el buriti, etc., ricos en proteínas no lo son menos en vitaminas. La flora brasileña es una soberbia despensa mal utilizada. Semillas, hojas, raíces, frutas, y tubérculos están ahí al servicio de los vegetarianos.

J) *Mate.* — Al tratarse de alimentos prodigiosos, por justicia hay que destacar al mate o *ilex brasiliensis*, hierba nativa de las regiones limítrofes entre el Brasil y el Paraguay y que desde muchos antes de la colonización europea llevada a cabo por los jesuitas españoles, mantenía la energía y la salud de las poblaciones indígenas.

De sabor muy agradable, la infusión de mate, fría o caliente, es considerada por los estudiosos, y ha sido puesta en evidencia meridianamente por la experiencia diaria, como un alimento de extraordinario valor, no sólo como alimento propiamente dicho, sino como agente medicinal.

"Para el viajero extenuado tiene un gran efecto refrescante. Por el resultado de las experiencias hechas en el ejército alemán, se lo consideró una bebida inestimable para nuestras tropas". (Teodoro Roosevelt, presidente de los Estados Unidos).

Rico en vitaminas A, B_1, B_2 y C, así como también en calcio, magnesio, potasio, sodio, las investigaciones comprobaron también la presencia de vitamina E, ácido pantoténico, un elemento valioso de la jalea real. Se lo considera un "alimento de frugalidad", ya que mitiga no solamente la sed sino que también puede constituir por muchos días el único sustento. "En la última parte de la campaña al Paraguay, en los campamentos de Capivari y San Joaquín, durante 22 días fui testigo de que nuestro ejército se alimentó casi exclusivamente con mate recogido en los yerbales allí existentes y rudimentariamente preparado. .." (Carta dirigida por el general Francisco da Rocha Callado a David Lima Carneiro & Cía.).

Estimulante general, diurético, tónico de los nervios, del corazón y del cerebro, las poblaciones meridionales del Brasil le deben agradecer la fortaleza y la resistencia de que gozan. Si no fuese por su acción desintoxicante, los gauchos no podrían comer impunemente la cantidad de carne que comen. Su calidad de "alimento de frugalidad" hace de él un aliado indispensable en los días de ayuno. A pesar de ser estimulante, no perjudica el sueño.

Por múltiples razones creo que el mate deberá ser incluido obligatoriamente en el régimen del candidato a la salud y al rejuvenecimiento.

K) De todos los alimentos, el más prodigioso como fuente de vigor, salud y buenas condiciones psíquicas, el más completo y que por sí sólo constituye el 80 % del régimen macrobiótico, que tiene el mayor valor terapéutico, el que recomendamos como realmente capaz de milagros es el arroz integral, es decir, aquel del cual sólo fue retirada la paja. Es el arroz bruto, de aspecto sucio. En la cutícula pardusca, que el "mejoramiento" (?) estúpidamente retira, se encuentra su riqueza vitamínica incomparable, sus virtudes energéticas y curativas. El arroz muy bonito, "mejorado" es un arroz muerto, bagazo de almidón. Comience a consumir arroz integral y haga después un inventario de los provechos que notará en sí. Haga una experiencia. Un día en que sufra disturbios gastrointestinales, tueste arroz integral en una sartén seca y después haga un té (sin azúcar, lógicamente) y que éste sea por veinticuatro horas su único alimento y su único remedio. El resultado va a sorprenderlo.

L) *Factor indeterminado.* — Un ilustre nutrólogo brasileño —el doctor A. Mendes Monteiro— me indicó como alimentos de excepcional valor: los gérmenes, el palmito, el brote de calabaza, brócolis (flor de la col). En su opinión el extraordinario poder de estos alimentos reside en un *misterioso agente* todavía refractario a la investigación y al cual, por eso mismo, en ausencia de una mejor denominación, llamó *factor indeterminado.* Me puse a investigar por mí mismo si no sería el *prana* el tal factor indeterminado. Imposible, no es. ¿En todos aquellos alimentos, qué vemos? Vemos la vida inmensamente concentrada, en proceso de automanifestación, de crecimiento, de actualización de sus potencialidades. La semilla a germinar, la rama creciendo, la flor haciéndose fruto. . . ¿qué son además de condensaciones fabulosas del *prana*?. . .

COMBINACION DE ALIMENTOS

Entre los factores que mejoran la digestión y la asimilación se encuentra la compatibilidad de los alimentos que forman parte de la misma refacción. Hay combinaciones acertadas, pero hay otras que se deben evitar por las reacciones perjudiciales que un alimento determina sobre otro, disminuyéndose su valor.

A continuación damos ejemplos de buenas y malas combinaciones.

Buenas combinaciones:

Hortalizas con cereales.
Hortalizas con papas.
Ensaladas con cereales.
Papas con huevos.
Queso con cereales o papas.
Cereales con frutas secas.
Huevos con todos los alimentos, salvo productos lácteos.
Pan combina con cualquier otro alimento.

Incompatibilidades alimenticias:

Cereales o papas con limón.
Pasas con verduras o aceitunas.
Frutas ácidas con frutas dulces.
Frutas ácidas con miel, azúcar morena o azúcar.
Leche o productos lácteos con huevos.
Aceitunas con fruta.
Leche con legumbres.
Aceite con azúcar.
Papas con cereales.
Frutas con legumbres.
Miel o azúcar con legumbres. (Adaptación de Iglesias Janeiro.)

Llevar a la boca un alimento cuando todavía persiste el sabor del anterior, puede dar una indicación razonable de la conveniencia o inconveniencia de la combinación. Si el gusto es bueno, la combinación es buena.

MALOS HABITOS ALIMENTICIOS

Sería incompleto este estudio sobre la nutrición si no se señalaran algunos malos hábitos muy difundidos y relacionados con la nutrición: el alcohol, el cigarrillo, los refrescos populares y otros. El primero, hasta que se profundizaron las investigaciones acerca de las calorías, se lo consideró como un alimento: Es lo que veremos más adelante.

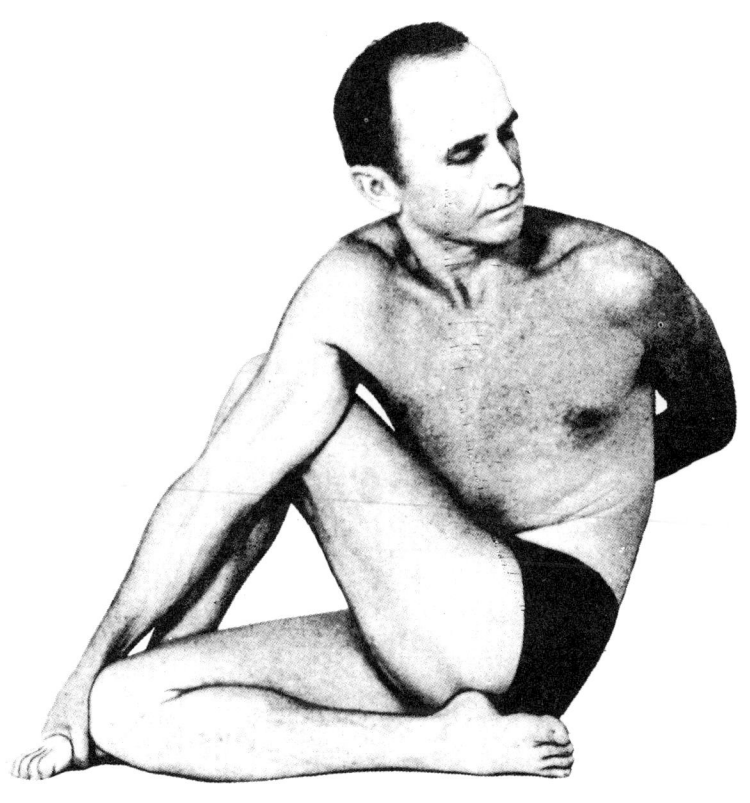

Foto 50 — A23 ARDHA-MATSYENDRÂSANA

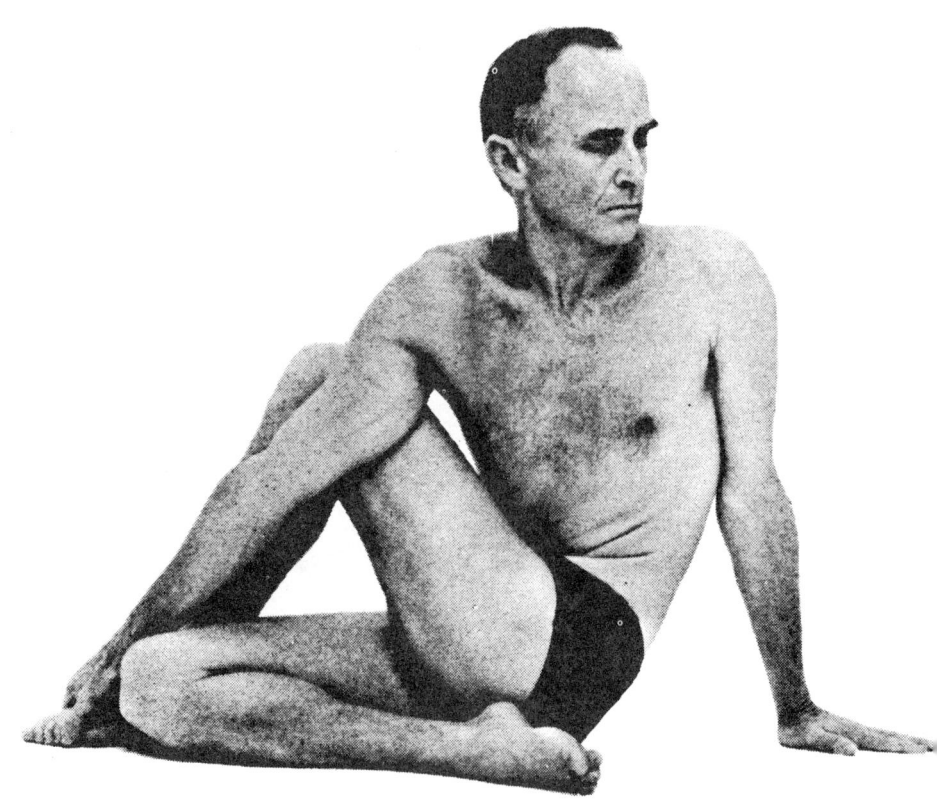

Foto 51 — A23a ARDHA-MATSYENDRASANA (variante Nº 1

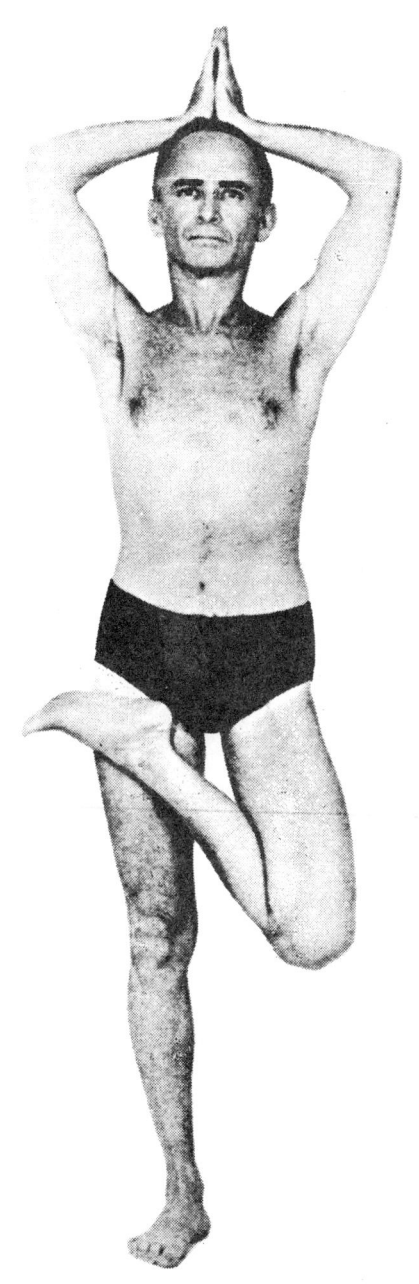

Foto 52 — A24 ARDHA-VRIKASANA

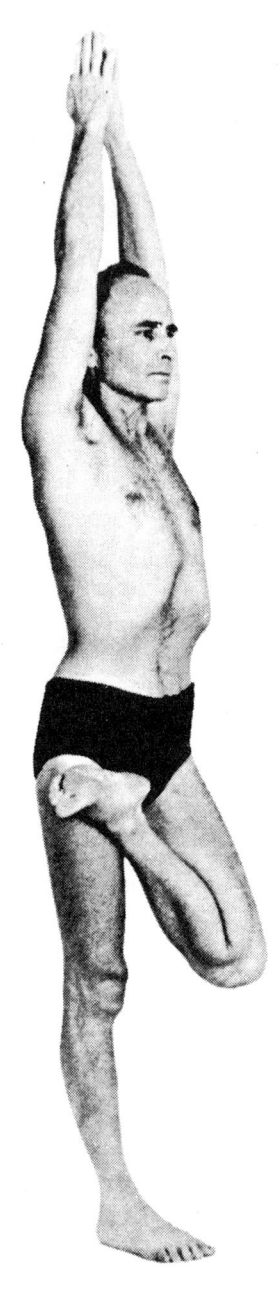

Foto 53 — A25 VRIKASANA (Postura inicial)

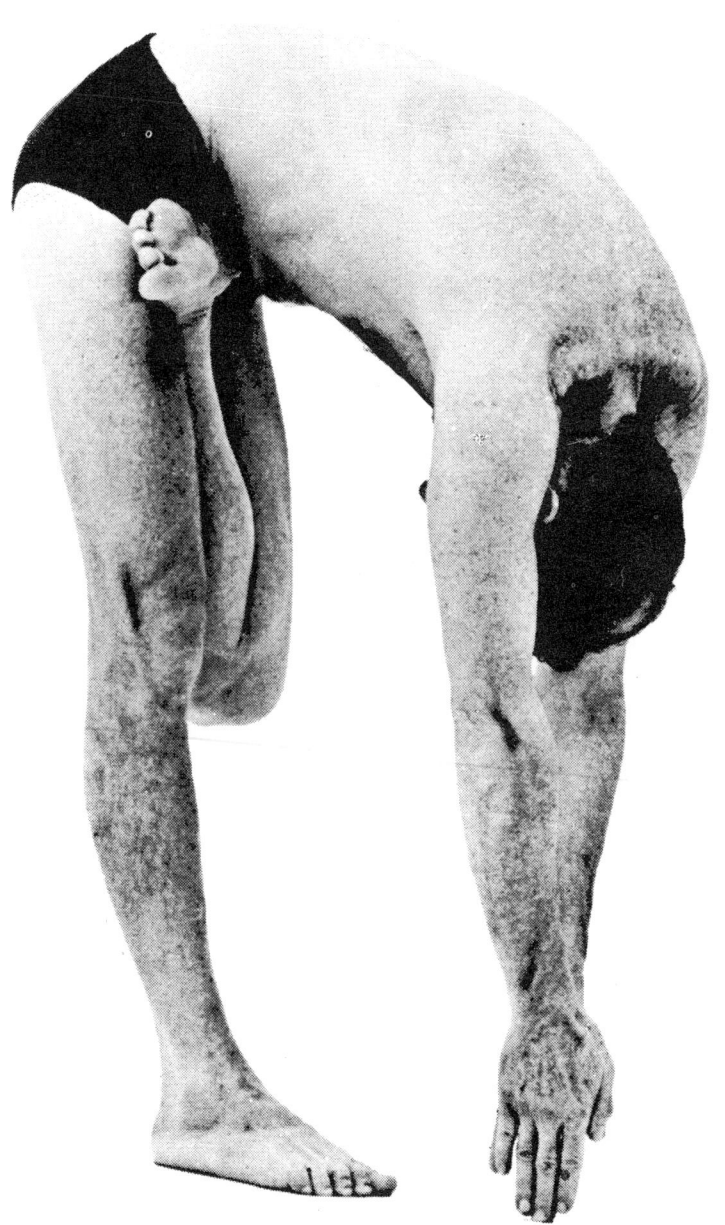

Foto 54 — A25 VRIKASANA (Fase final)

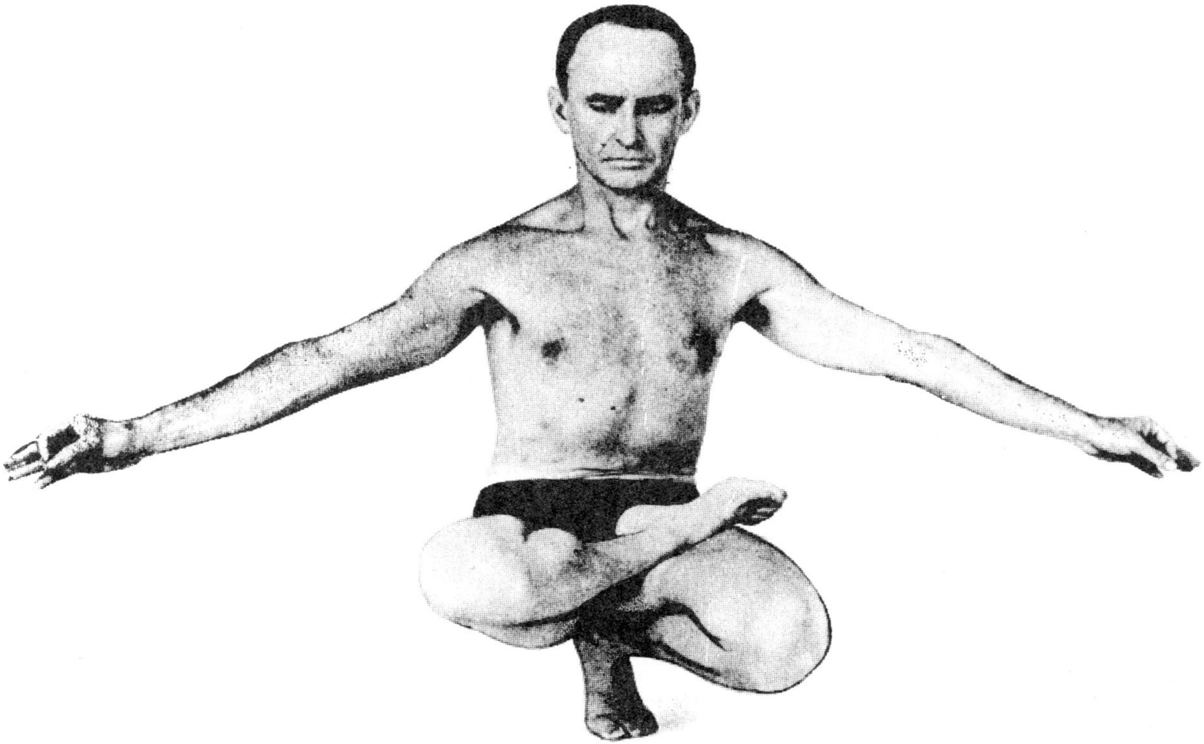

Foto 55 — A26 PADANGUSTHASANA

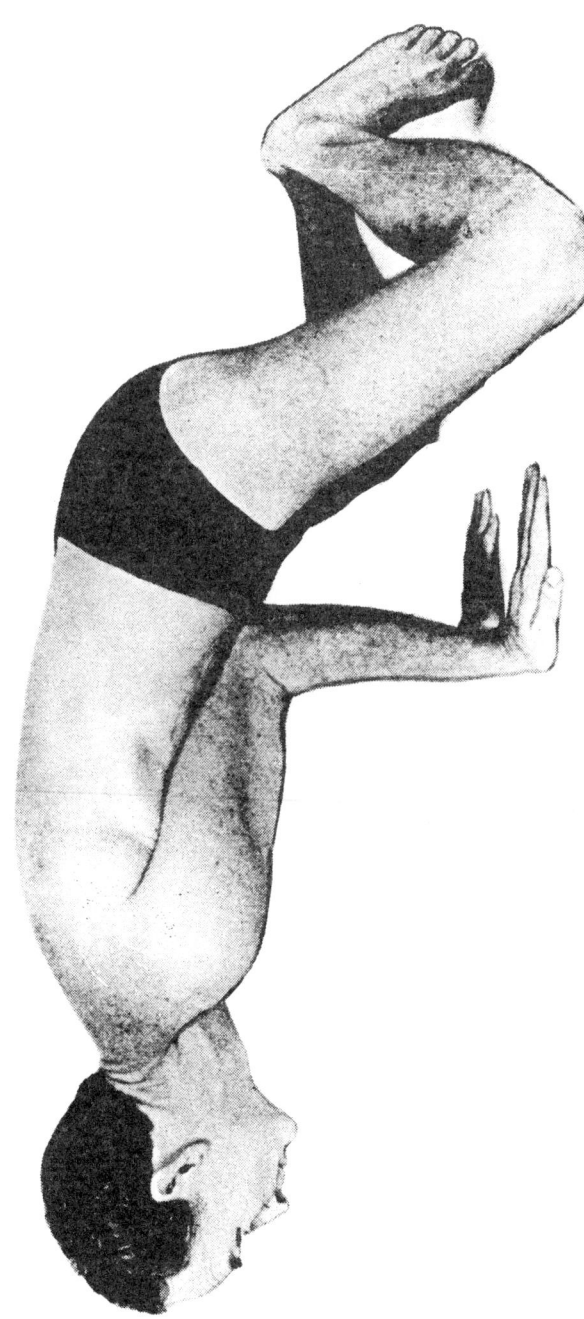

Foto 56 — A27 MAYURASANA (Fase inicial)

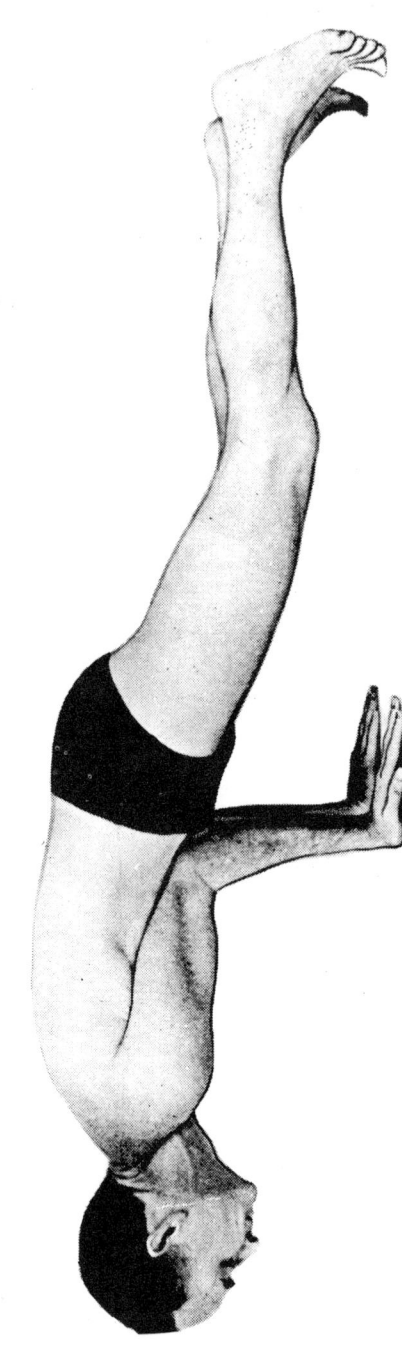

Foto 57 — A27 MAYURASANA   (Fase Intermedia)

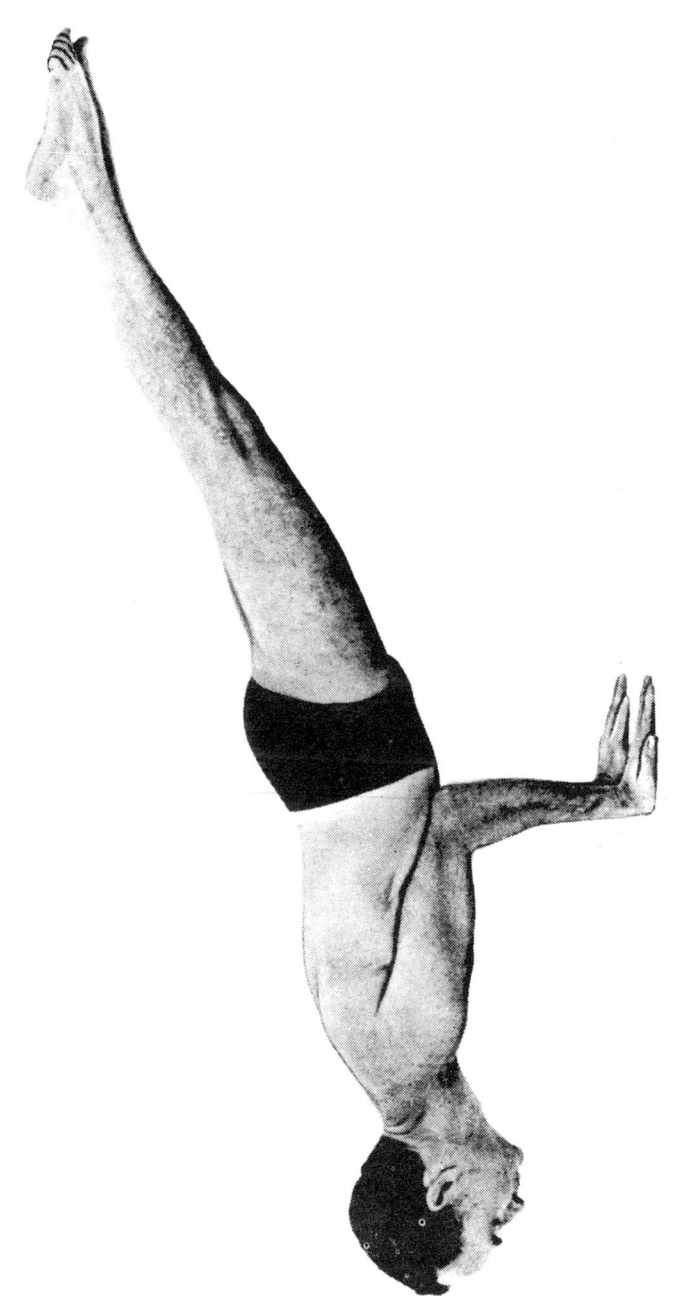

Foto 58 — 27 MAYURASANA (Fase final)

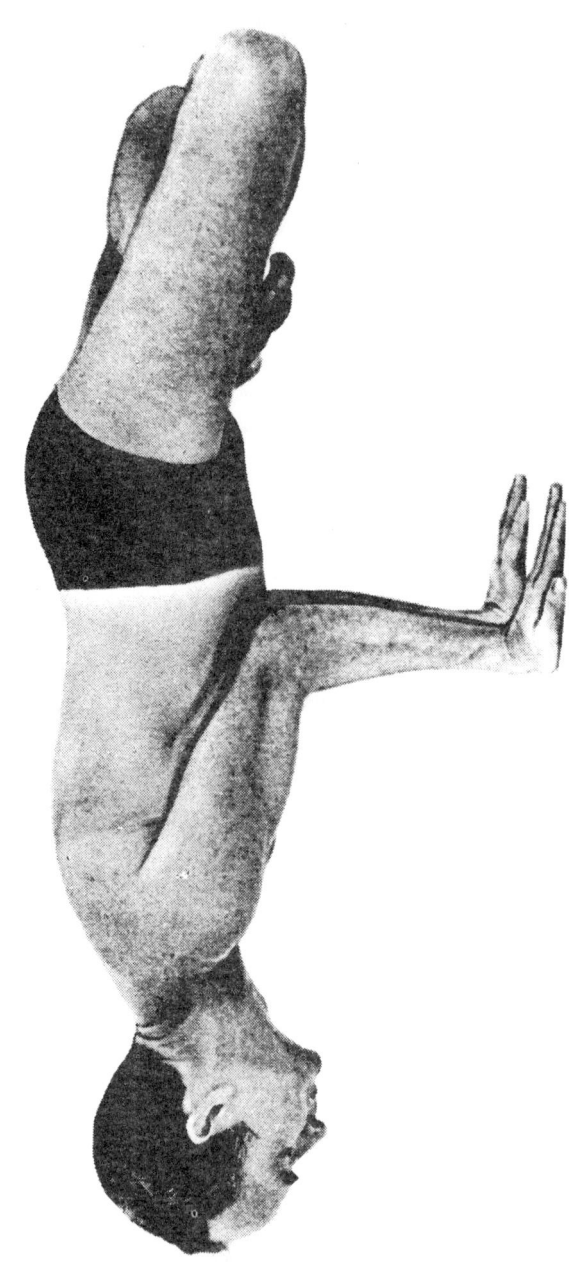

Foto 59 — A27a LOLÁSANA

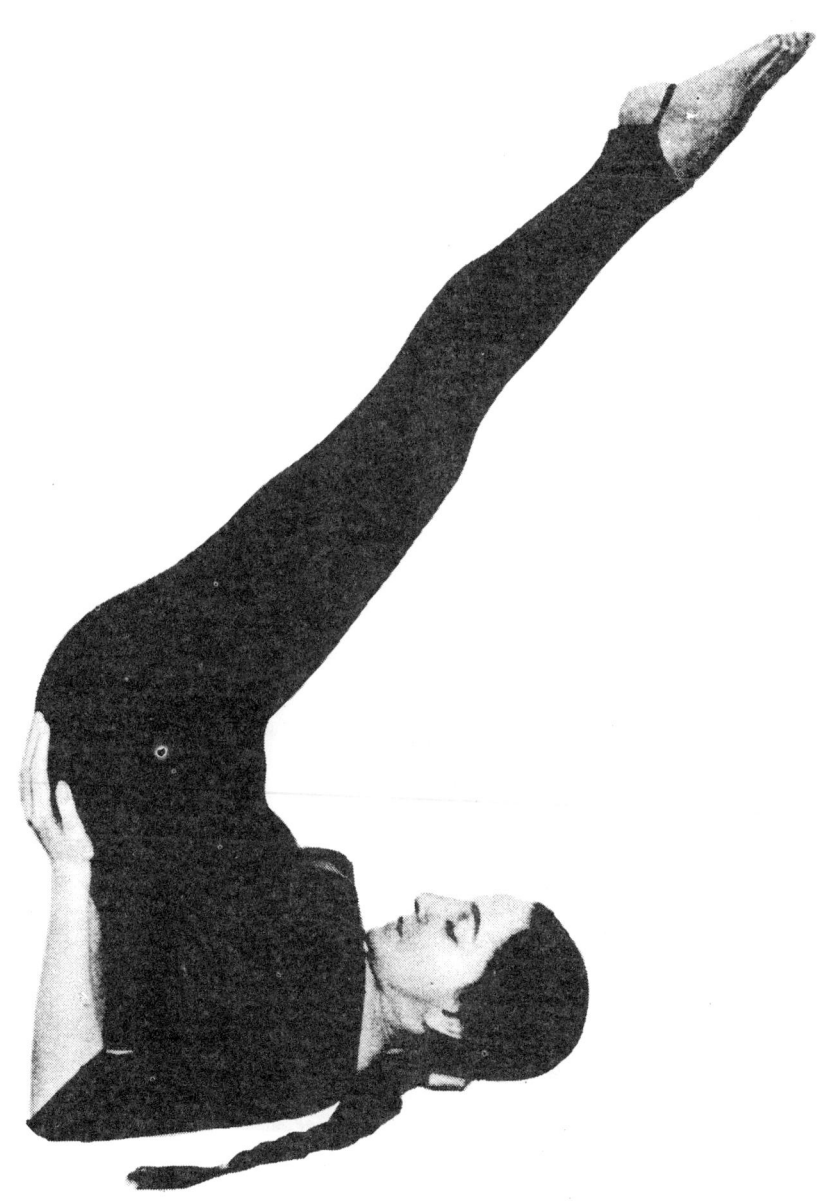

Foto 60 — A28 VIPARITA-KARANI

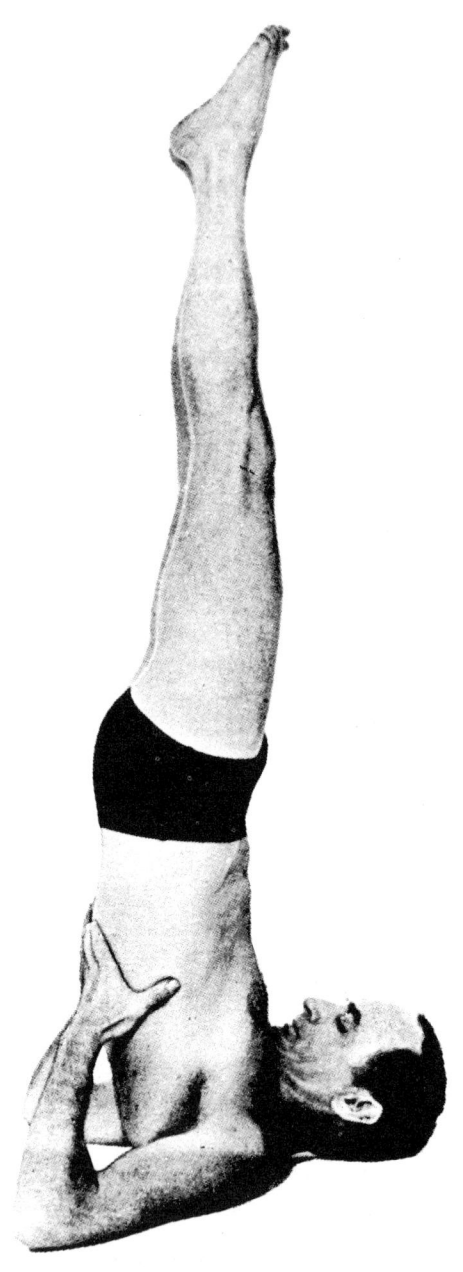

Foto 61 — A29 SARVANGÁSANA

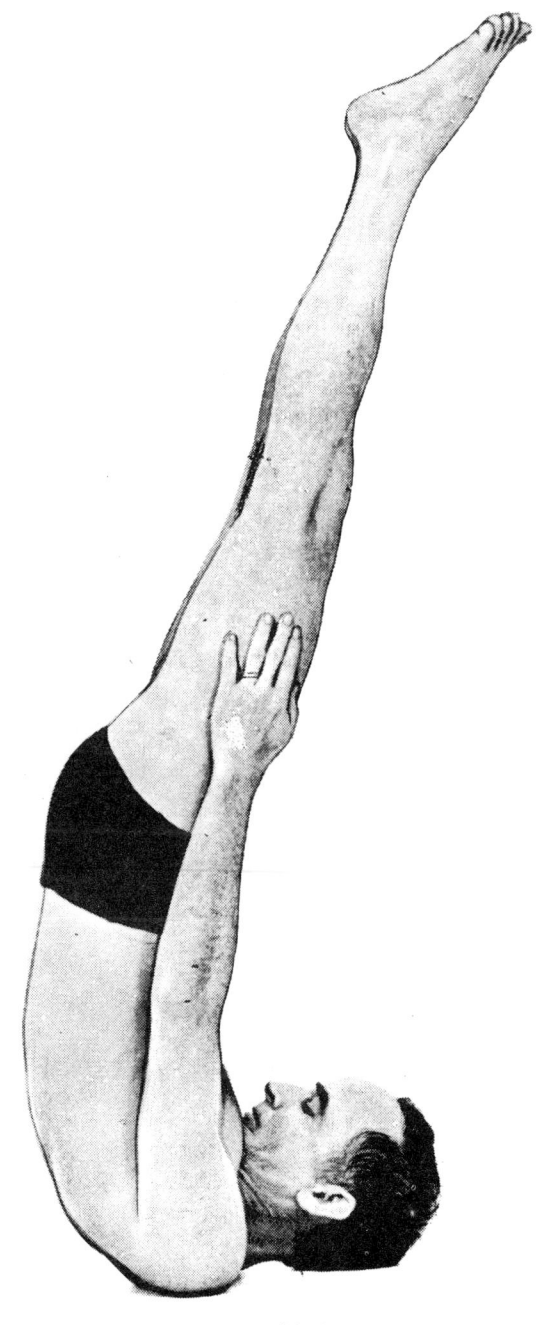

Foto 62 — A29a SARVANGÂSANA (variante)

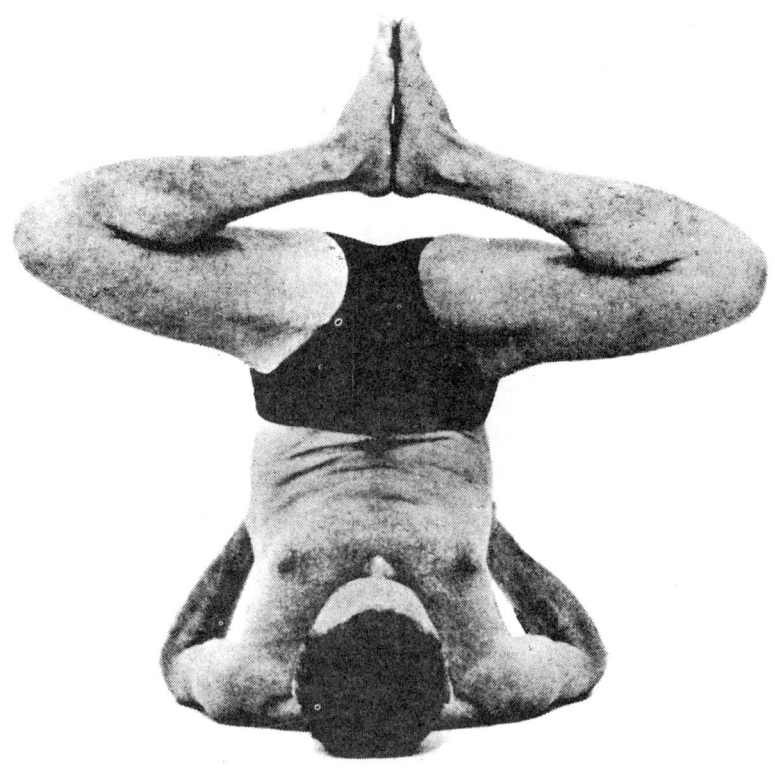

Foto 63 — A29b SARVANGÁSANA   (variante)

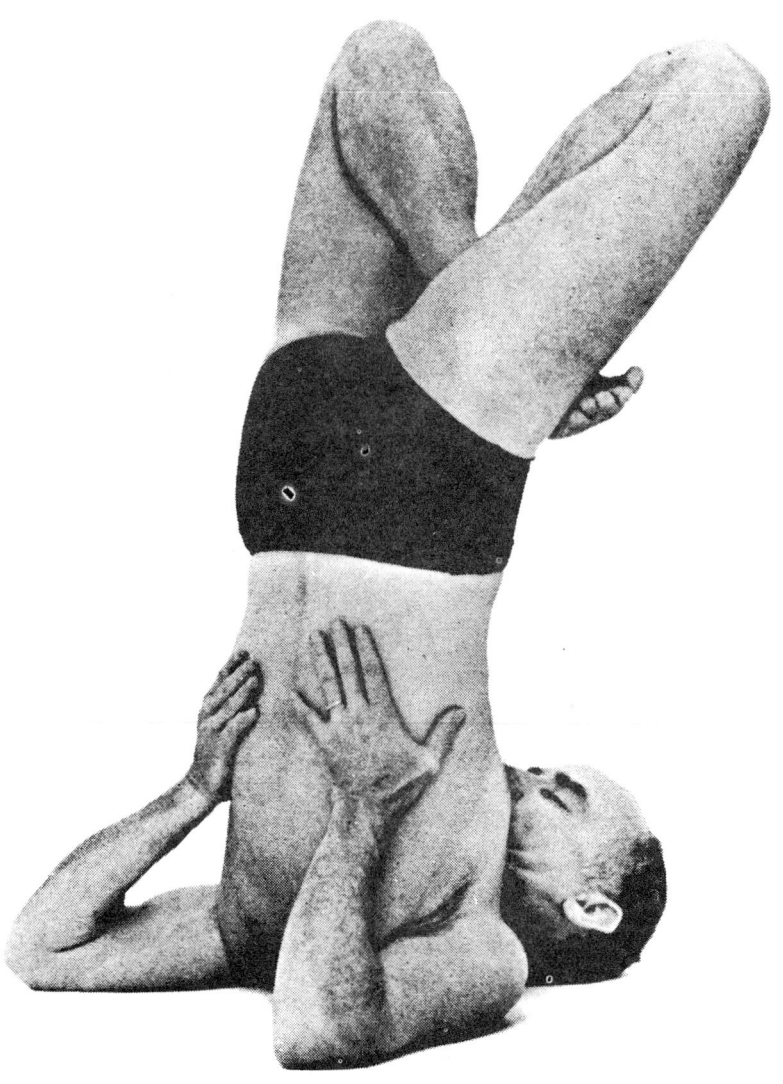

Foto 64 — A29c SARVANGASANA (variante)

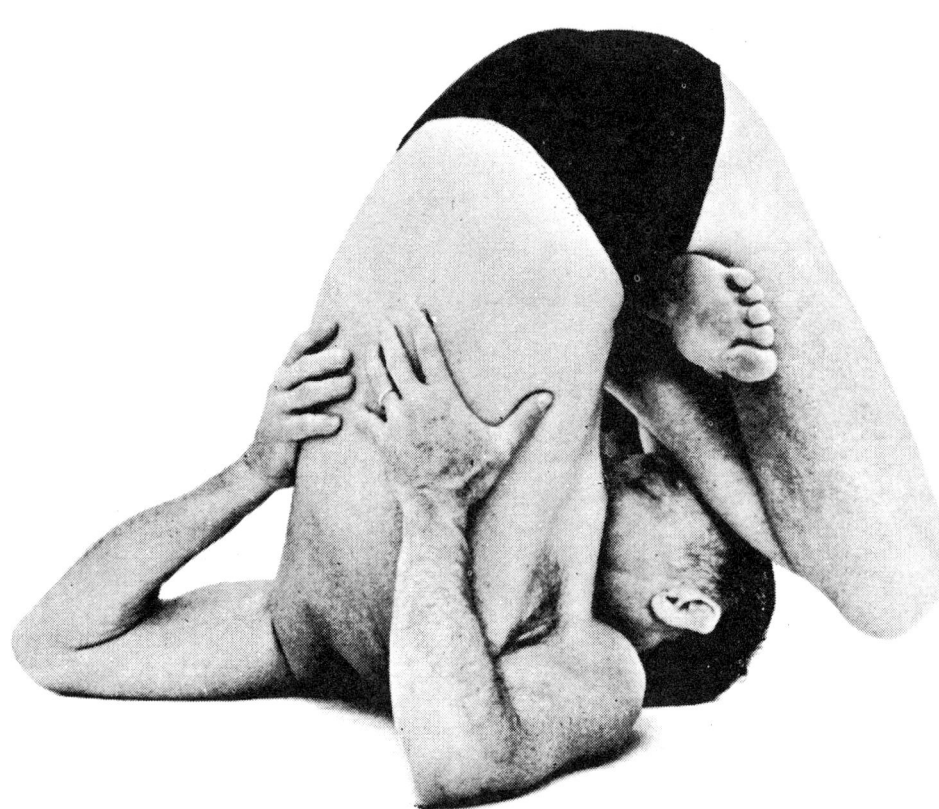

Foto 65 — A29d SARVANGÂSANA   (variante)

a)   *El fumar*, uno de los hábitos más comunes en todo el mundo, no debería formar parte del régimen de vida de un practicante de Yoga ni de nadie. Los datos encontrados por la investigación científica justifica ampliamente esta afirmación. Dejando para después la enumeración de algunos de ellos, diremos que el Yoga tiene su razón especial. El ideal del practicante de Yoga es liberarse de todo aquello que "posee al hombre", y el tabaco es uno de los más tiránicos "amos del hombre", al punto de hacerlo sufrir profundamente cuando le falta un cigarrillo. Es necesario, por lo tanto, romper las cadenas de humo del tabaquismo.

Naturalmente, el individuo que fuma un cigarrillo que otro durante el día no es un vicioso. Todavía es él quien decide la hora de encender un cigarrillo. Existe, sin embargo, el otro, éste que fuma un cigarrillo después de otro, consumiendo varios paquetes por día, cuya sumisión al hábito hace de él lo que se llama un vicioso. No es él quien enciende un cigarrillo, pero es el cigarrillo que enciende su ansiedad condicionada. Los primeros son fumantes. Estos últimos son fumados. El paso de una categoría a otra es imperceptible. El "fumado" ¿es o no un "esclavo"?

He aquí algunos hechos acerca del tabaquismo: 1) "Fumar es una amenaza a la salud más grande que los residuos radiactivos caídos del cielo, dice hoy un cirujano de Boston. Criticó a los profesionales médicos por fumar. El cirujano doctor Richard Cyerholt dice que "el prolongado uso del cigarrillo quita tanto como ocho o nueve años de la duración común de la vida" (*New York Times*, 24 de enero de 1929); 2) "Cada vaharada de un cigarrillo hace al fumador más viejo y curtido". Esto se debe evidentemente al agente conocido como *acetaldehido*, factor del proceso de envejecimiento, así como a la acción curtidora del tabaco del cigarrillo. El doctor F. Marott Sinex, de la Universidad de Boston, hizo esta revelación en la 135ª Reunión Nacional de la Sociedad Química Americana. . . Las pruebas se realizaron con los tendones de la cola de los canguros y con ligamentos del pescuezo del buey. Cada una de estas especies contienen las proteínas encontradas en el cuerpo humano. . . Verificóse que el tabaco causaba arrugamiento en los dos animales" (*New York Times*, 8 de abril de 1959); 3) En una información publicada en *The Journal of The American Medical Association*, declaró el doctor Leroy E. Burney, cirujano general del Servicio de Salud Pública de los EE.UU., que: "a) El peso de la evidencia actual indica el fumar como el prin-

177

cipal factor etiológico (causal) en la creciente incidencia del cáncer de pulmón; b) Asóciase especialmente el fumar cigarrillos con la posibilidad creciente de desencadenar el cáncer de pulmón; c) Es saludable dejar de fumar, aun después de un prolongado hábito"; 4) "El doctor Johannes Clemmesen, de Copenhague, afirmó que los casos de cáncer de vejiga están aumentando, conforme indican las estadísticas en Dinamarca desde 1942. Existe cierto nexo entre el fumar y los tumores en la vejiga, y no debe sorprender que esta forma de cáncer, así como el de los pulmones, esté aumentando, especialmente entre los hombres y aparezca ahora en edades cada vez más tempranas" (del diario *Hidningen*, de Estocolmo, 9 de junio de 1959)[1], 5) "Cada cigarrillo fumado reduce catorce minutos y medio la duración de la vida del fumador". Es, por lo tanto, una forma de suicidio a largo plazo y de almacenar sufrimientos terribles para el porvenir.

b) *El alcoholismo*, uno de los más nefandos hábitos de los hombres. Mucho más que el tabaquismo, el uso de alcohol es una plaga. Destruye la voluntad, la salud física y mental, la dignidad, la familia, la propia vida. Entre los males que acarrea, podemos destacar los siguientes: 1°) una pequeña dosis de alcohol disminuye el rendimiento del trabajo físico de un 8 a un 20 %; 2°) causa enfermedades mortales como la "cirrosis de Laennec", tuberculosis y otras formas infecciosas; 3°) determina directamente la muerte por "delirium tremens" (temblores nerviosos, confusión mental, alucinación, agitación, fiebre hasta 41 °C y muerte en pocas horas o en algunos días); las estadísticas revelan que la mortalidad entre los alcohólicos es sensiblemente mayor que entre los abstemios; 5°) se puede afirmar, según Sicard de Plauzoles, que el alcohol causa demencia en los adultos en una proporción que oscila alrededor del 17 %; 6°) el alcohol es la causa más frecuente de los accidentes de trabajo; 7°) el alcoholismo aumenta la criminalidad, pues no sólo el propio alcoholista se vuelve peligroso, sino también genera hijos moralmente tarados; 8°) empobrecimiento y disolución de la familia son consecuencias palpables del alcoholismo; 9°) El alcoholista, todavía más que el fumador, es presa del "sín-

---

[1] "Despertad", 22-1-61, pág. 24.

drome de la dependencia", que según la Organización Mundial de la Salud, caracteriza al toxicómano.

En *Alcohol y nutrición* dice Guillermo Franco: "El alcohol es uno de los factores que más inciden en la aparición de carencias nutricionales. Interfiere, por uso continuo, en la ingestión de los alimentos, en la excreción de diversos elementos nutritivos... Por lo general los alcoholistas comen poco, y los trastornos hepáticos retardan la transformación de la glucosa sanguínea en glucosa hepática... En el alcoholismo se movilizan y se consumen todas las reservas del organismo de factores del complejo B y esto explica en los alcoholistas la aparición frecuente de polineuritis, disturbios peligrosos, manifestaciones de arrivoflavinosis, de carencia proteica, de hierro, etc. ..." Así se puede ver que el alcohol es un antialimento.

c) *Los refrescos.* — Tan colorida y fascinantemente pregonados, ciertos refrescos, a despecho de su inocuidad aparente, causan tremendos estragos en sus consumidores. Uno de ellos es un poderoso detergente que ha demostrado su eficiencia en la limpieza de lozas y ladrillos. Este mismo, uno de los más afamados, en pocas semanas, según Indra Devi, disuelve un diente humano cuando se lo sumerge en él.

"Recientes estudios llevados a efectos por los técnicos del SAPS [1] prueban la presencia, en algunos refrescos, de drogas que pueden ser nocivas, desaprobadas por la higiene pública; ciertas sustancias estimulantes, cuyo uso intensivo puede llevar a considerables perjuicios. Principalmente los niños y los adolescentes, justamente los mayores consumidores de tales refrescos, están expuestos a los daños provocados por tales bebidas". ("Salud y Alimentación", número 11; SAPS).

d) Otras imprudencias contra la salud:

1. Los "mejoramientos" (?!) industriales que extraen de los cereales sus principios nutritivos y curativos. Si es posible tanto cuanto pueda, evite el pan y otros alimentos hechos con harina blanca;

2. Las conservas, enlatados en general y los colorantes químicos;

---

[1] Servicio de Alimentación y Previsión Social.

3. El consumo de frutas con cáscara. Antiguamente era recomendable comer la cáscara de manzana, por ejemplo, aprovechando sus vitaminas. Hoy, lamentablemente, los insecticidas químicos, venenosos y cancerígenos, hacen de la cáscara de la fruta una agresión a la salud.
4. Comidas acompañadas de líquidos que diluyen el jugo gástrico y provocan la dilatación del estómago. Evite también el uso desmedido de cervezas, refrescos y hasta de agua principalmente en las comidas. Los helados producen inconvenientes en la digestión;
5. El azúcar es desmineralizante y esclerosante. Comer poca o suprimir el azúcar es cuidarse de la obesidad y contra los accidentes de las coronarias.

Si las cosas que hasta aquí le he dicho lo convencieron y, consecuentemente, tomó la decisión sabia de cambiar de hábitos alimentarios, muy bien. Hágalo, pero proceda prudentemente. Sin prisa. Hágalo, pero no abruptamente. ¿Desde cuánto tiempo su organismo está intoxicado por el humo y por el alcohol, "acostumbrado" a la carne y a las comidas pesadas. . .? Un cambio brusco puede revolucionar su estado de equilibrio precario. Si lo hace poco a poco será mejor. Sin avances exagerados, pero sin retroceder jamás. Libérese de tantas "dependencias", de tantos "vicios", de tantas desnaturalizaciones.

MACROBIOTICA

Nadie desconoce hoy enteramente la macrobiótica, sistema terapéutico de nutrición basado en la filosofía oriental del Principio Unico.

Muchos me preguntaron lo que pienso acerca de la dieta macrobiótica. La encuentro excelente, siempre que no llegue a los extremos de la ortodoxia.

Tengo conocimiento de curas de muchas enfermedades crónicas y esto me hace recomendarla en un mismo pie de igualdad que con el régimen ovo-lacto-vegetariano. Entretanto, la experiencia me ha demostrado que la obediencia ciega a los dogmas macrobióticos, es a veces perjudicial a la salud.

EL REPOSO

FATIGA: ¿AMIGA O ENEMIGA?

La fatiga, en opinión de millones de hombres y mujeres de todo el mundo, es algo desagradable que nos atrapa en la hora en que más precisamos producir, que nos arranca de las diversiones y placeres y que nos impide hacer muchas cosas útiles y placenteras.

Tales personas usualmente "no se dejan vencer por el cansancio", pues sin capitular ante los primeros síntomas, recurren a la "fuerza de voluntad" o movilizan reservas y consiguen prolongar su trabajo un poco más allá de lo que la fatiga les hubiese permitido, en vez de darse por vencidas. Cuando los recursos internos se agotan, aun así no se rinden.

¿Para qué existen los estimulantes? Entre los más antiguos se hallan las bebidas fermentadas y más modernamente las destiladas. Además: los cafecitos a toda hora, té, muchos cigarrillos y "este ácido cafeinado, que se llama Coca-Cola y que sustituye la coca de los indios de América que la tomaban como remedio para su lasitud de subalimentados y mal oxigenados (por la altura)" (Paul Chauchard, *La Fatigue*, Presses Universitaires de France, París). Otros excitantes más enérgicos y mucho más nocivos se hallan hoy a disposición de los que desean *alejar* la fatiga. Son productos químicos que la ciencia inventó para remedio de pocos y para mal de muchos: los *anfetamínicos.*

Dopados por los excitantes, los síntomas agradables de la fatiga se esfuman y el *trabajador* (o el *gozador*) prosigue satisfecho lo que estaba haciendo.

¿Será esto cierto?

En la opinión de Chailley Bert, la fatiga, "un fenómeno general de defensa, que se encuentra en todos los seres vivos y en todos los tejidos de esos seres, se caracteriza por la disminución o la pérdida de la excitabilidad del tejido u órgano sobre el cual se abate" (citado por Chauchard).

Es por lo tanto un *fenómeno de defensa*. General y natural, desempeña una finalidad en el esquema sapientísimo en el que funciona la Vida: *evitar que el ser vivo sobrepase los límites de esfuerzo*. Se obliga al organismo a detenerse en provecho de este mismo organismo. La Vida es un fenómeno autorregulable, siendo la fatiga un dispositivo preciso que garantiza el ritmo de actividad-reposo. La fatiga es tan útil como un manómetro que indica el punto en que la presión interna de una caldera se vuelve peligrosa. Tan útil como la señal que muestra al conductor que su automóvil está recalentado, recordándole que debe detenerse y abrirlo con el fin de enfriarlo. La fatiga es para nosotros la manecilla amiga que dice: *Detén la actividad. Es arriesgado continuar.*

En lo que atañe a la fatiga los animales son más sabios y felices que los hombres. Ellos no fabrican ni usan excitantes. Cuando se encuentran fatigados, descansan. Echanse en tranquilo y reparador relajamiento, después del cual, desfatigados, vuelven a la actividad. No hay quien duerma o repose mejor que un felino, y tal vez sea por eso que ninguno pueda compararse con un gato en agilidad, ligereza, precisión, belleza y energía.

El animal-hombre cuando ve el termómetro de su auto subir mucho, estaciona, abre y refrigera el motor, atendiendo a la conveniencia de proteger su propiedad. Paradojalmente, no obstante, delante de la manecilla de la fatiga se comporta de una manera diferente. Ya lo vimos.

¿Cuál es el resultado de sus imprudencias?

Antes de tratar de responder, es necesario que conozcamos al ciudadano Hipotálamo. Es un alto funcionario del estado mayor del sistema nervioso. Su responsabilidad es inmensa: realiza el control de todo el organismo maravillosamente complejo y preciso. A él le toca conectar y desconectar ciertos conmutadores que comprenden las más variadas modificaciones. Ininterrumpidamente, vigilando los múltiples radares indicadores del estado funcional del inmenso sistema del cuerpo, después que en determinado órgano o función señala una irregularidad, maniobra con excitación y provee las faltas, corrige ritmos, detiene procesos, activa aquí, retarda allá, suministra recursos extras, acumula de un lado y gasta del otro, actúa de mil modos, vigilando para que en todo nuestro cuerpo reine la salud, la resistencia y el bienestar. Su puesto de trabajo está en la base del cerebro.

Operatividad tan intensa y variada como la del ciudadano Hipotálamo no existe. Consciente de sus inmensas responsabilidades pues sabe que ninguna función, ninguna operación fisiológica se puede detener, insomne, dedicado, jamás duerme. Todo el mundo puede distraerse. El no. . . Descuidar sus deberes es lo mismo que promover condiciones mortíferas para el cuerpo.

Cuando sobreviene la fatiga física o mental, helo solícito y luchando como un gigante. Por medio de mensajes vagosimpáticos y hormonales hace todo por suplir lagunas, descongestionar, nutrir y desintoxicar tejidos y órganos: para eso "agota la regulación hipófiso-adrenocortical por una parte, de donde la insuficiencia de hormonas adrenocorticales desfatigantes (en los agotados; por otra parte, agota la médula suprarrenal, productora de adrenalina, otra hormona desfatigante. . .) (Chauchard); activa la tiroides, glándula de excitación celular, dando fuerzas al fatigado; moviliza el páncreas, que produce mayor cantidad de glucosa, el combustible de trabajo; provoca la producción de testosterona, la hormona masculina, productora de la fuerza física y cuya carencia significa debilidad senil o femenil.

Ahora, un individuo extenuado por una larga y penosa labor se siente como enfermo, incapaz, blando, dolorido. ¿Qué debería hacer, sino suspender la actividad y entregarse confiado a los cuidados especializados del servicial y sabio señor Hipotálamo? El imprudente, mientras, ya lo vimos, se comporta de manera diferente. Por medio de brebajes, inyecciones, píldoras, interfiere con varias formas de excitación en el trabajo propio del señor Hipotálamo, dopándolo, trastornando su habitual normalidad. Una vez, dos, tres. . . muchas veces sucede esto. ¡Pobre Hipotálamo!. . . Termina enloqueciendo. El, que era responsable de la regularidad orgánica, centinela del orden, trastornado por el dopamiento frecuente, pasa a trastocar todo el sistema. El, que era el médico interno contra la fatiga o cualquier enfermedad, está ahora terriblemente fatigado, haciendo tonterías en el complejo aparato a su cargo, completando conexiones totalmente dislocadas, acelerando lo que debería ser frenado y parando lo que debiera ser impulsado, sacando de donde debía poner o inundando lo que debería ser drenado. ¡Pobre enfermo!... ¡Pobre agotado!...

Lo que el imprudente logró fue degenerar la bienhechora fatiga-aviso en fatiga-molestia; la fatiga que era reversible, en fatiga irreversible; la que era simplemente temporaria, en fatiga crónica. Transformó en agotamiento el simple cansancio. Lo que podría ser curado con reposo pasa ahora a exigir una terapéutica muy complicada, dispendiosa y lenta. El cuerpo ahora es un caos. Es lo que se llama *surmenage*, fatiga crónica o agotamiento nervioso. La vida mental se perturba en mayor o menor agrado.

No hay síntoma que no pueda sufrir el agotado. En un terreno propicio para la instalación de todas las molestias, es un sujeto triste y se siente el más infeliz del mundo, sumergido en tenebrosa confusión psicosomática. Permanentemente intoxicado, pues los tejidos no reciben suficiente nutrición ni son correctamente evacuados de los detritus resultantes del metabolismo, sufre dolores generalizados, jaquecas, sudores fríos, vértigos, hipertensión arterial, hastío, diarrea, vómitos, escalofríos, todas las formas de distonías. De la astenia pasa a la excitación. Sin ánimo para vivir, falta al trabajo y al placer del que no quería alejarse. Si es mujer, padece de trastornos ováricos y de menstruaciones tumultuosas. Otro penoso aspecto de la vida del agotado es su relación con el sexo. Oscilando entre la excitación anormal y la insuficiente satisfacción, termina en impotencia o frigidez.

El agotado es el individuo que, como se vio, trastocó el indispensable ritmo que mantiene la Vida, pagando por eso un pesado tributo. Desde el átomo a la galaxia, desde el microcosmos al macrocosmos, desde la planta al insecto, la Vida se manifiesta con variados ritmos, según ciclos mayores o menores, en que se suceden la acción y la calma, el día y la noche, la sístole y la diástole, la atracción y la repulsión, el nacimiento y la muerte, el sueño y la vigilia, una fase preparando la siguiente, una cediendo el lugar a la otra, en un fluir y refluir armónico y complementario.

En la vida humana hay un ciclo diferente para cada función psicovital en cualquiera de sus planos. Unos ciclos son más largos, otros más frecuentes. En su actividad interna o en su actividad externa, consciente o inconsciente, el hombre sano está sujeto a ritmos exactos; vigilia-sueño, trabajo-descanso, atención-imaginación, actividad inferior-actividad superior, pragmatismo-poesía, vivencia corporal-vivencia espiritual, placer-deber, hambre-saciedad, negocio-ocio. . .

En el individuo cansado, sin embargo, todo lo que es ritmo y armonía desaparece. Al dejar su oficina, vuelve a su casa para descansar, pero los problemas que lo acompañan, hechos carne en él, y en su lugar, ¿cómo descansar?. . . Cuando prepara las valijas para las vacaciones, las preocupaciones se introducen en ellas y las vacaciones se pierden entre tareas y preocupaciones. Al regreso, su cerebro y su cuerpo fatigados le hacen incumplidor con sus deberes. Y se pregunta: "¿Qué pasa conmigo?" Quiere concentrarse pero le es imposible. En su mente giran imágenes y recuerdos y la cabeza le hierve, llevándolo muy lejos de lo que en realidad le gustaría hacer. Ideas obsesivas le aprietan el cerebro. Si va al templo, no consigue rezar ni puede poner atención a lo que pasa. A la mesa le falta el apetito, pero pasa el día mordisqueando cualquier cosa, bebiendo ansioso una docena de cafés, o fumando tres paquetes de cigarrillos, aumentando así la intoxicación. Bebe café no para gustarlo sino simplemente para atender ai impulso imperioso que no sabe de donde viene. La noche ya no le sirve como reposo, pues se acuesta y queda tensamente ansioso con un hormiguero de pensamientos en la cabeza que no se detienen ni se calman. En la cama, el agotado vive el peor de su drama. Cuando todos duermen, solamente él es agitación e intranquilidad. Entretanto, en pleno trabajo cae presa de una somnolencia irresistible. Su agitación lo lleva a los barbitúricos; su hipotonía, a los anfetamínicos. . .

Después de estas consideraciones, el propio lector podrá responder: ¿la fatiga es amiga o enemiga?

LOS TIEMPOS MODERNOS CAUSAN FATIGA

La fatiga ha aumentado proporcionalmente con la civilización. El hombre primitivo, más próximo a la animalidad, sólo se fatigaba físicamente y, como cualquier animal, se entregaba a las delicias del sueño con el cual se recuperaba. Es de creer que la "Clínica Sueño de Piedra, para personas nerviosas" en una comunidad prehistórica acabaría en la bancarrota. ¿Pero hoy?. . . ¡Qué negocio ventajoso!. . . El alarmante aumento del número de los fatigados, neuróticos, psicóticos, alcohólicos, extraviados, toxicómanos y degenerados, constituyendo un cuadro oscuro para la medicina social, para la educación, para los sociólogos, confirma que el hombre moderno paga un terrible tributo por el progreso tecnológico de su propia creación.

Del cuadro aterrador que representa la humanidad desajustada en relación a sí misma, dice Mauricio de Fleury (*Introducción a la medicina del espíritu*, José Olimpio, Ed. Río): "La neurastenia, que no es más que el agotamiento organizado, es la neurosis inicial, la madre de la degeneración hereditaria. Filiación poco tranquilizadora, si contamos el enorme número de neurasténicos, el número todavía mayor de fatigados de la sociedad de hoy. Muchos, resisten; muchos resistirán por largo tiempo, pero el mal se difunde con notoria rapidez... La energía de la sociedad moderna afloja. Encaremos resueltamente los medios para conservarla, de restituirla a su elasticidad y vigor". La sociedad contemporánea, en sí misma, está fatigada. Está fatigada pero su agitado ritmo aumenta cada día. Aumenta trágica e imprevisiblemente.[1]

¿Qué factores son los responsables de la fatiga epidémica en el hombre moderno?

Desde sus primeros años de vida, los niños se ven sumergidos en una atmósfera psicocultural nítidamente dopante. La agitación de los adultos sin paz, la radio, la televisión, el cine, al dificultad de ejercitar los músculos y de dar escape socializado a la natural energía de que disponen, estudios mucho más serios, más extensos, más exigentes, todo esto concurre para enervar a los niños, que dejan de comer ante la expectactiva de que el muchacho de la televisión consiga agujerear la barriga del bandido.

En la adolescencia, las cosas se complican cuando aparece el pensamiento lógico, el ansia de independencia, la lucha contra las tutelas y contra las reglas y prohibiciones, y principalmente la inquietud sexual, exacerbada por filmes y literatura de naturaleza erótica. Es la fase más dramática, pero que la mayoría consigue vencer.

En el hombre maduro, con el advenimiento de las responsabilidades de ciudadano, cónyuge, padre, profesional y religioso, las tensiones aumentan. El éxito financiero y profesional cabalga sobre el hombre, usando las espuelas de la ambición y el látigo de la competencia para hacerlo rendir al máximo, con miras a juntar lo máxi-

[1] En *Yoga para nerviosos* de esta misma editora damos una profundidad mayor al tema.

mo. Crecer, adquirir poder, posición, renombre, dominan la vida de la mayoría de los hombres y mujeres. Cuando el trabajo es humilde y sin posibilidades de promociones, las ondas reivindicatorias lo enfrascan y la cosa cae en lo mismo.

En el hogar, los problemas aumentan cada día. Las empleadas domésticas escasean mientras los precios suben, agravando el trabajo con la preocupación. Al fin del día, la dueña de casa, cuando es nada más que ama de casa, se siente cansada y tensa.

Este formidable y moderno instrumento que dinamiza la industria y el comercio y que se llama publicidad tiene como principal objetivo "crear necesidades nuevas". Nuevos modelos de automóvil o televisores se transforman en necesidades que muchos comienzan a juzgar indispensables, exigiendo esfuerzos financieros que se traducen en sobrecarga para el esclavo-cuerpo y la tensión nerviosa agotadora. El jefe de la familia necesita encontrar otras fuentes de renta con el fin de llevar para su casa lo que la "adquisititis" de sus hijos y esposa le exigen. De tal forma las cosas suceden que cada día se gana más para comprar cada vez más aquello que cada vez es menos necesario.

En relación con el trabajo, se cansan con él tanto el operario como el magnate, su patrón, no pudiendo decirse cuál de ellos es el más pobre de felicidad: si el empleado sumergido en un trabajo monótono y lleno de dificultades presupuestarias, o si el rico industrial que, sumergido en el tapizado colorido de su último modelo de coche, esconde sus dramas que le amargan el alma y fatigan su cuerpo, que no lo dejan dormir, que lo envuelven siempre en la angustiante espera de malos negocios y las desilusiones que el dinero no consigue disfrazar. El obrero sufre por los malos transportes, ajetreado e incómodo. El ricacho no duerme bien, pensando en la inseguridad política y financiera y en la amenaza de las huelgas.

En las diversiones es donde la mayoría busca un lenitivo para su permanente estado de fatiga y de tensión. Pensando que las noches de cabarets con penumbra, whiskies, tabaco y otros excesos vencen el tedio omnipresente y omnipotente, se excitan y se fatigan más. En los cines y teatros lo que cosechan es más excitación, por cuanto las historias ligeras o humorísticas están fuera de moda, cediendo el lugar generalmente a dramas de suspenso o de mórbido erotismo, tratando casos de patología sexual y social. Viviendo por inducción las mismas emociones de los personajes, salen del cine más intoxicados que cuando entraron y, para no pasar por no entendidos en "realismo" (?!), tratan de simular que vieron una obra maestra.

Las fiestitas, los coqueteos que se repiten monótona y tiránicamente, son otras tantas oportunidades de agotar al individuo moderno. El desgaste nervioso que se opera en los que frecuentan asiduamente las reuniones sociales es grande, no solamente por el alcohol, el tabaco y las frituras, sino también por la tensión necesaria para aparentar naturalidad, frescura, elegancia, serenidad y cortesía. Es inmenso el ejército de mujeres modernas que a los pies de la diosa vanidad sacrifican mucho de lo mejor que tienen. Algunas llegan hasta sacrificar sus nervios y hasta los hijos con el fin de conquistar la "inmensa gloria" de una minúscula figuración en la columna de sociales.

En fin, excitaciones, ansiedad, preocupaciones (la mayoría de éstas sin fundamento), fatigan mucho más que el propio trabajo. Las preocupaciones de orden personal se agregan a las de orden internacional, porque vivimos en un mundo en permanente estado de preguerra con una hecatombe totalmente montada en las narices de cohetes intercontinentales, a la espera de que dedos nerviosos aprieten los botones. Vivimos en un mundo sacudido por ideologías, por corrientes alcistas, por terrorismo, habitado de fantasmas de toda naturaleza, que los títulos periodísticos resaltan, castigando los nervios tensos de millones de seres humanos.

Ese es el mundo que fatiga a todo aquel que no encontró cómo defenderse.

Usted aprenderá la mejor profilaxis y la mejor terapéutica contra la fatiga: el Yoga.

QUE ES LA FATIGA

Nuestros órganos están constituidos por tejidos y éstos formados por billones de células, verdaderas microvidas con actividad propia, nutriéndose para poder trabajar y devolviendo detritus resultantes de esa nutrición. En un régimen normal de trabajo, los elementos nutritivos les llegan en cantidad suficiente y los desechos son removidos en forma eficiente. Entretanto, cuando la actividad es intensa, repetida, febril, no existe posibilidad de que la célula, por un lado, pueda alimentarse y por otro eliminar las toxinas. El alimento falta en cuanto las toxinas sobran, envenenándola, y por consiguiente también a los tejidos, los órganos y consecuentemente al organismo. Esto es la fatiga, dicen los fisiólogos. La fatiga es, como se ve, un caso de desnutrición asociada con intoxicación celular.

La ciencia yogui no se contenta con sólo esta explicación; toma la fatiga también como fenómeno *pránico*, es decir, energético.

La energía nerviosa de nuestro cuerpo en parte se utiliza para el funcionamiento fisiológico y en parte para las actividades externas. No existe el más pequeño movimiento del estómago, de los ojos, contracción de la vejiga que se realice sin la energía nerviosa. Todo el complejo engranaje de las vísceras, vasos, glándulas, trabaja gracias a tal energía. De la misma forma, las actividades externas tales como escribir, andar, transportar, en fin, todo trabajo de los músculos estriados se procesa a costa de la fuerza nerviosa. La energía que el hombre no llega a consumir ni en un plano ni en el otro se almacenan en acumuladores del cuerpo.

Son de dos órdenes los mencionados acumuladores, dice Kerneiz (*Activité et Repos*; Editions Jules Tallandier, Paris): "Existen en principio los *acumuladores* en el sentido que se da al término en electricidad, es decir, combinaciones químicas poco estables que descomponiéndose liberan la energía absorbida en su composición. Las grasas orgánicas son de este tipo, representan el principal "stock de seguridad" de nuestra vida fisiológica. El glucógeno, producido por el hígado, tiene un papel análogo.

"También están los condensadores comparables con la garrafa de Leyde, que sin ninguna combinación química, almacenan cargas eléctricas.

"Lamentablemente esta condensación de energía nerviosa todavía es mal conocida, si no totalmente desconocida, por la ciencia moderna. Tenemos que recurrir por lo tanto a las luces de los viejos maestros de Yoga".

Tales condensadores son los *chakras* o ruedas que, en el cuerpo sutil almacenan el *prana* o fuerza vital que nos mantiene.

Hablando en lenguaje yogui, podemos decir que la exorbitancia, por un lado, y la insuficiente carga de los *chakras* por el otro, es lo que caracteriza la fatiga. Un cuerpo fatigado es, por lo tanto, un cuerpo insuficientemente alimentado de *prana*, escasamente pranificado.

YOGA, EL MEJOR DE LOS DESFATIGANTES

El remedio contra la fatiga no consiste en crear condiciones para no sentirla. Por el contrario, todo lo que concurre para disfrazar la sensación de fatiga, fatalmente determinará una mayor gravedad del problema. Cuando hay fatiga, mejor es que sea claramente sentida, para que se la trate lo más prontamente posible. Los excitantes que engañan con la sensación de fuerza y vigor, están siendo denunciados como verdaderos flagelos. Además de agravar la fatiga por ser todos ellos de naturaleza tóxica, acostumbrando al organismo, pasan a ser por éste reclamados en dosis cada vez más alta, es decir, producen vicio o crean "dependencia". Lo mismo sucede con los llamados tranquilizantes, barbitúricos, sedativos, aplicados en los casos en que el fatigado crónico se presenta agitado. Estos, con el tiempo, se vuelven verdaderas obsesiones para su víctima, que queda esclavo de su uso, es decir dependiente.

Los tratamientos a base de hormonas industriales son más aconsejables que los anteriores, pero, siendo artificiales, son menos deseables que la terapéutica yogui.

El entrenamiento, que consiste en perfeccionar la ejecución de determinado trabajo, también ha sido utilizado para crear condiciones de mayor resistencia a la fatiga. Es un medio mucho más natural y exento de perjuicios propios de los primeros arriba referidos. Su eficiencia se circunscribe a actividades específicas. No se destinan a disminuir la fatigabilidad general.

El régimen yogui no solamente es del todo natural, es decir, completamente exento de usos de drogas de cualquier naturaleza, sino, también, sin ninguna contraindicación o riesgo; además de servir para desfatigar, crea las condiciones para una extraordinaria resistencia a la fatiga. Esta es en términos generales la tesis de mi trabajo "Psicotropismo no químico", presentado en el IX Congreso Nacional de Psiquiatría, Neurología e Higiene Mental (Río de Janeiro, VIe-69).

Las *asanas* son desfatigantes y al mismo tiempo revigorizantes. Desfatigantes porque aumentan el flujo de la sangre arterial a todas partes, porque incrementan las funciones excretoras que liberan los tejidos de sus toxinas, porque vitalizan los órganos y glándulas, porque principalmente restauran la normalidad de órganos como el hipotálamo y las glándulas hipófisis y suprarrenales, encargadas de la regulación neurohumoral sana. Quien al sentir fatiga nerviosa después de un prolongado trabajo intelectual, ejecute una de las poses invertidas, principalmente la "vertical sobre la cabeza", verá luego qué alivio, qué recuperación rápida... Como vimos, en tales posiciones invertidas, las glándulas de la cabeza reciben una enérgica revigorización. No sólo ellas, sino que el propio hipotálamo y la tiroides son fundamentalmente beneficiadas. Ahora, ¿qué más se precisa decir como explicación de la poderosa acción desfatigante de tales *asanas*? Conviene recordar que si, como el propio nombre Hatha Yoga indica, el equilibrio del vagosimpático es uno de sus objetivos, quien practica Yoga no puede caer víctima del agotamiento que, como vimos, consiste en la distonía de esa importante parte de nuestro sistema nervioso. Las *asanas* perfeccionan el sistema endócrino. Como ellas, los *chakras* son activados, y por esto es que son no solamente desfatigantes, sino que también concurren a aumentar la infatigabilidad.

Los diversos ejercicios de *pranayama* o de respiración, que consisten esencialmente en cargar los condensadores con energía, los *chakras*, constituyen, sin duda, el más eficaz recurso para fortalecer al hombre contra el cansancio, dotándolo de una resistencia extraordinaria que produce admiración y envidia.

La aprensión dominante en el mundo moderno tiene más poder para fatigar que el propio trabajo. Ya lo sabemos. Todo lo que concurra por lo tanto para tranquilizar al hombre, haciéndolo inmune a la atmósfera stressora y psíquicamente envenenada que lo rodea, constituirá una excelente terapéutica. Es la virtual pacificadora, tranquilizante, sedativa y relajante del Yoga que lo recomienda como solución completa en la lucha contra la fatiga y la tensión. La actitud mental y la filosofía de vida de un yoguin le sirven de escudo contra el desquicio psíquico del hombre civilizado. Constituyen su escudo contra la ansiedad y la angustia omnipresentes.

La alimentación del yoguin, exenta de toxinas y de excitantes, dosada y escogida, no sobrecarga el trabajo de ninguna víscera y por lo tanto no produce sobrecarga al cuerpo. Por otro lado, rica en valores nutritivos, mantiene al cuerpo fuerte.

Por lo tanto, queda demostrado que el régimen yogui, como un todo, puede salvar al hombre de este dragón devorador de felicidad: la fatiga.

TECNICAS

El reposo puede alcanzarse de tres maneras:
- — cambio de actividad;
- — sueño profundo;
- — relajamiento.

A) *Cambio de actividad*

Cambiar una actividad por otra es una razón aconsejable en todas las circunstancias. El estudiante que tiene su mente afiebrada después de una hora de raciocinios matemáticos ganará si deja de lado los libros y se va a dar un paseo en bicicleta. Un intelectual que pasa toda la semana usando el cerebro, logrará una excelente recuperación en una partida de tenis.

Cuéntase que un matemático se hallaba recostado sobre el pasto bajo un árbol hospitalario cuando fue sacado de su estado por el jardinero que le preguntaba:

—¿Entonces, doctor, está descansando?

—No, respondió el matemático, estoy trabajando.

Resuelto el problema que lo preocupaba, empuñó una azada y comenzó a cavar el cantero. Nuevamente el jardinero le preguntó:

—Doctor ¿ahora está trabajando?

—No, contestó el sabio, ahora estoy descansando.

El jardinero quedó perplejo.

Se cansa mucho menos quien sabe ordenar su actividad, variándola, intercalando momentos de meditación y diversión sana.

Naturalmente que el cambio de actividad debe ser en verdad un cambio. Pretendo decir con esto que un calculista no consigue descansar si después de un activo trabajo intelectual inicia una partida de ajedrez.

B) *Sueño profundo*

Es muy común en la vida de muchas personas despertarse más cansadas que cuando fueron a acostarse. El cuerpo dolorido y la sensación de haber sido zurrado durante el sueño indican que la noche fue tiempo perdido y que la fatiga persiste o ha aumentado. Si la fatiga no aumentó, la irritación sí. La irritación y el desánimo demuestran que la fatiga agrava y amenaza con un colapso total de la resistencia.

Efectivamente, el individuo con los nervios demasiado sobrecargados lleva a la cama un estado de tensión muscular y nerviosa que le impide dormir, o lo sumerge en un estado de semisonambulismo que agita su cuerpo y su mente durante las horas que debían ser de recuperación. En casos muy rebeldes, los médicos recurren a los tranquilizantes, como recurso de emergencia, con el fin de inducir al enfermo al sueño, sin lo cual, suponen, el ciclo vicioso formado por la fatiga y la imposibilidad de dormir podría conducirlo a situaciones extremadamente peligrosas.

Aun entre personas sanas, el sueño profundo y reparador no es un caso frecuente. La sensación de haber dormido mal y el insomnio lamentablemente maltratan a un número elevado de ellas. Tales personas naturalmente desean mejores hábitos para dormir.

El insomnio puede muchas veces resultar de simples condiciones, de un mero hábito. Todo el organismo está preparado para despertar a determinada hora. La hora puede ser en el principio, como en el medio o al fin de la noche. La persona parece poseer un despertador y al acostarse se dice a sí mismo con una convicción invariable: "Ya sé, en aquella hora el maldito insomnio me va a torturar". Dicho y hecho; las cosas se suceden bajo la potente batuta del subconsciente, y la persona autosugestionada infaliblemente se despierta.

Es el mismo mecanismo que hace que consigamos despertar a la hora previamente determinada, sin la ayuda de otro despertador que el del subconsciente.

La autosugestión, que trabaja en perjuicio del insomne, felizmente puede trabajar a su favor. Para ello, sólo es preciso que adquiera el poder de modificar voluntariamente el tenor de la sugestión. La persona deprimida, medrosa, aprensiva, que no puede controlar su pensamiento, cae presa de sugestiones de igual naturaleza, es decir, aquellas que la conducirán al insomnio, al nerviosismo, a la fatiga. . .

Subconscientemente, llegada la hora, el insomnio ataca y cuanto más se siente incapaz de dormir, más se irrita el insomne y se amedrenta. De ahí para adelante ya no duerme porque el miedo y la irritación no se lo permiten. . .

¿Cómo vencer el insomnio y dormir mejor?

a)   Crear condiciones que conduzcan al sueño profundo y absolutamente tranquilo, produciendo para esto una autosugestión positiva. "Voy a dormir bien, sin sueños y tranquilo. Despertaré completamente descansado. Mi noche será placentera y útil": son pensamientos que nos deben envolver, mientras lentamente y muy calmos vamos arreglando el lecho y preparamos el organismo para dormir. Al acostarnos, debemos llevar a la mente la convicción de que el mero contacto con el lecho nos hará relajar, cerrar los ojos y dormir.

b) Si sucede que a determinada hora nos veamos despiertos, debemos evitar lo que comúnmente se hace, es decir, aborrecernos; tener miedo de quedar así por el resto de la noche, imaginar que aquellas horas perdidas van a debilitar el organismo; envidiar a los otros que, felices, a la misma hora, reposan; admitir que "mañana va a suceder lo mismo". . . Lo mejor es aceptar la situación y tratar de aprovecharla lo mejor posible; relajar los músculos y calmarse; convencernos de que lo que sucede no pasa de un incidente sin importancia, que dentro de unos minutos habrá desaparecido; anidar los pensamientos más limpios y elevados; ejercer esa cosa sublime que es amar universalmente a todo lo que existe; practicar *pratyahara*, esto es, desligar los sentidos.

c) Hay ciertos detalles ambientales que el yoguin no debe descuidar y que condicen con el buen dormir: 1) Teniendo en cuenta las líneas electromagnéticas que vivifican el globo terrestre, trate de acostarse con la cabeza dirigida hacia el norte y con los pies para el sur o, según lo prefiera, con la cabeza apuntando hacia el oriente. Las orientaciones opuestas a éstas, contrariando aquel fenómeno, generan condiciones perturbadoras para el reposo nocturno; 2) Duerma, siempre y cuando las condiciones le permitan, o enteramente desnudo o con una indumentaria lo más reducida posible, lo que evita que la ropa de dormir enrollada y arrugada produzca incomodidad; 3) Teniendo en cuenta la conveniencia de un aereamiento perfecto, duerma con la ventana abierta, respetando las limitaciones meteorológicas y la curiosidad de los vecinos: 4) Evite antes de recogerse, la práctica de las *asanas* o *pranayamas* que produzcan excitación o aumento de energía psicovital; 5) Al terminar de lavarse los dientes beba lentamente un buen vaso de agua cristalina [1], convencido de su poder

___

[1] Por la mañana, llene con agua una botella azul, cuya boca debe quedar

sedante y no olvide de mojarse las piernas de la rodilla para abajo con agua fría, óptimo remedio para una noche agradable de sueño perfecto; 6) el yoguin prefiere un lecho consistente y no usa almohada.

d) La práctica diaria de Yoga, armonizando fisiológica y psíquicamente al individuo, por sí sola asegura un excelente reposo nocturno. Las corrientes *Ha* y *Tha* en equilibrio, las funciones orgánicas perfectas, la mente disciplinada y las emociones calmadas no dan lugar al insomnio o al mal dormir. Por el contrario, propician un sueño profundo, sin pesadillas en el cual cuerpo y alma como en *pralaya*, casi se extinguen. Existen no obstante algunas prácticas específicas que combaten el insomnio. Estas son *sarvangasana, halasana, bhujangasana, shalabasana, paschimotanasana* y *shavasana*. Reservamos el capítulo siguiente para tratar la más importante de las técnicas: el relajamiento.

SHAVASANA (E6): RELAJAMIENTO

Tuvimos ocasión de ver que la actividad vegetativa se produce sin detenerse. Las distintas partes del sistema nervioso autónomo o vago-simpático no cesan su actividad aun cuando nos hallamos entregados al sueño profundo. La respiración, la digestión, la circulación, ocurren mientras hay vida. No acontece lo mismo, sin embargo, con nuestra actividad externa. No se produce el reposo completo sin que ella no disminuya hasta desaparecer. Así entendido, podemos decir que en el más completo reposo, la actividad externa desaparece totalmente y la interna (vegetativa) se reduce al mínimo, pudiendo llegar a un punto de casi completa quietud. Concomitantemente, la propia actividad mental (*vrittis*) tiende a extinguirse. Tal estado se llama de relajación profunda. Precediendo al estudio de su técnica conviene hacer algunos comentarios y aclaraciones.

Cualquier movimiento que hagamos consiste, en última instancia, en un impulso nervioso que contrae un músculo. Lo natural sería que, cesado el movimiento, la contracción muscular automáticamente

---

protegida por una gasa. Ponga la botella en un lugar en que durante el día entero reciba los rayos del sol. A la noche, antes de acostarse, beba un vaso de agua que estará pranificada.

también desaparezca. Tal cosa no sucede. Lamentablemente vivimos en un estado permanente de tensión. Es así que con los dedos crispados, los labios apretados, el ceño fruncido, los músculos duros, casi todos vivimos en un estado de alerta como presintiendo una súbita agresión. Preocupaciones, conflictos íntimos, ansiedades, miedo, y por último una variedad de estados psíquicos tensionales hacen presa de cada individuo, transformándolo en una pila de nervios.

El hipertenso se encuentra como gatillado para reaccionar al menor estímulo, sea éste mecánico, físico, fisiológico, afectivo o perceptivo. En él, el diencéfalo, vigilante, sensible, agitado, intranquilo, mantiénese como un centinela en un puesto de avanzada, reaccionando a todo y solicitado a cada instante. Cualquier percepción de tipo psíquico repercute en los músculos, en las glándulas, en las vísceras, en la piel, en todo el cuerpo, en fin. Tal estado tensional escapa normalmente a la conciencia. El hombre común vive con sus músculos contraídos, esté en actividad o en reposo, consumiendo importantes cantidades de energía, pero no llega a percibir tal fenómeno. Es víctima permanente de un estado preemocional, sujeto, por tal causa, a varias enfermedades psicosomáticas. Irritado. Inestable. Fatigado.

Es verdad que ciertos estados mentales generan lo que se llama emoción, es decir, una reacción fisiológica perturbadora y generalizada con movimientos musculares, descargas hormonales y actividad visceral anómala. No es menos real la recíproca, esto es, que determinados movimientos musculares y fenómenos viscerales y humorales induzcan a movimientos, estados o fenómenos psíquicos afines. Esto sucede en tal medida que la ciencia todavía no ha resuelto definitivamente si las personas tiemblan porque tienen miedo o si, al contrario, sienten miedo porque perciben que están temblando.

Se infiere de lo expuesto que quien está bajo una tensión stressora tanto es presa fácil de síntomas caóticos de naturaleza orgánica como de naturaleza psíquica. Adolece simultáneamente del cuerpo y de la mente. Tal conclusión representa un recurso inestimable de terapéutica psicosomática, pues posibilita restablecer la salud removiendo la causa de tales enfermedades, esto es, la tensión. Aflojar las tensiones es el remedio contra la fatiga y contra innumerables disturbios orgánicos y psíquicos.

Se llama relajamiento al estado diametralmente opuesto a la tensión, o sea, la ausencia total de contracciones. Estando los músculos relajados, los nervios que los comandan no trasmiten ningún mensaje. Inactivos, como conductores eléctricos aislados, no reciben ni transmiten corriente, permitiendo el reposo de los centros. Así es que no pueden existir reflejos nerviosos en determinada parte del cuerpo donde el relajamiento se produce, de la misma manera que es imposible escuchar radio si el aparato está desconectado.

Hoy es muy común que en lugar de drogas e inyecciones el médico recomiende *relax*. Para fatigados, neuróticos, psicóticos, afligidos, cardíacos, tuberculosos, dispépticos, convalecientes, el relajamiento es lo que ha sido recetado.

Parece muy simple *tomar este remedio*. Parece también mucho más fácil relajarse que tomar ciertas posiciones abominables. Pero las apariencias engañan.

Sin largo y paciente entrenamiento nadie consigue relajarse. Digo esto para que el neófito de buena voluntad no se deje vencer por el desánimo frente a los obstáculos iniciales que va a encontrar. La práctica conjunta de los otros elementos esenciales del Yoga facilitará sensiblemente la conquista del objetivo. En la realización de las *asanas*, se vio claramente, el practicante acciona apenas la musculatura estrechamente relacionada con los movimientos, mientras que los músculos restantes se mantienen relajados. Por otro lado, la actitud mental disciplinadora de las emociones, la alimentación sana, la respiración tranquilizadora se conjugan para facilitar el estado de relajamiento. Esto es lo que trataremos más adelante.

a) *Efectos físico-mentales.* — Creemos de interés enumerar los efectos psicosomáticos que el relajamiento profundo y consciente ofrece a los que lo practican diariamente.

Facilita la recuperación rápida y completa de la fatiga de cualquier especie; cura los trastornos fisiológicos producidos por el trabajo excesivo y por la tensión; armoniza los procesos mentales, reduciendo la actividad febril de los *vrittis* (ondas mentales); aparta los obstáculos de naturaleza tensional; hace la irrigación sanguínea completamente libre y deliciosamente regeneradora en todo el cuerpo; lo vivifica en todos sus rincones; aumenta la energía pránica y mental; disminuye la sensibilidad al dolor, embellece el rostro con los colores de la salud y con la expresión serena y mística del alma emancipada; enriquece, calma y profundiza la vida afectiva; favorece la autognosis, esto es, el conocimiento del Yo, verdadero "ábrete sésamo", que faculta las realizaciones trascendentales de los yoguis. Los efectos somáticos y psíquicos, científicamente verificados, son éstos:

• Reducción acentuada del consumo de oxígeno (O^2), o sea, caída en el metabolismo basal. En otras palabras, reducción de la necesidad de respirar, que representa la salvación para los asmáticos en crisis. En relax profundo, el practicante se aproxima al estado llamado *kewala kumbhaka*, cuando los pulmones cesan y parece que entran en una agradable, serena y venturosa vida plena autosuficiente.

• El electrocardiograma registra acentuada reducción en el ritmo del corazón, bastante mayor de la que produce el estado de sueño común. Es la salvación para las llamadas crisis cardíacas. Por eso el relax es recomendado a todos los que sufren no sólo del corazón, sino también de coronarias.

• La resistencia galvánica de la piel (RGP) aumenta. Este factor (RGP) se mide por un aparato llamado "detector de mentira", utilizado en investigaciones policiales. Cuando el supuesto criminal niega la autoría del crimen, automática e incontrolablemente la piel se humedece de sudor y ofrece menos resistencia al paso de corriente eléctrica, y esto, que se debe a la tensión psicosomática, denuncia su mentira. En la persona relajada, sin tensión, la piel está seca y dificulta el paso de corriente. El aumento de resistencia observado en una persona relajada, es mucho mayor que cuando duerme normalmente. Esto revela que la práctica del relax nos hace menos irritables y a salvo de emociones y factores stressantes ambientales (ruidos, agitaciones, agresiones...).

• En 1969, Pittis, F. N., en "The Biochemistry of Anxiety", demostró que el aumento de concentración de iones de lactato en la sangre genera ansiedad. Los estados de *relax* profundo reducen tal concentración, y ésta es una forma más de comprender los milagrosos poderes tranquilizantes (psicolépticos) del *relax*.

• La investigación científica ha traído valiosas aclaraciones sobre los diversos estados de conciencia, mediante el electroencefalógrafo, aparato electrónico que mide las frecuencias de las ondas cerebrales (número de ciclos por segundo). Más de 14 cic/seg estamos en la conciencia de despiertos (vigilia) y emitimos ondas *beta*. Menos de 14, hasta 7 cic/seg, emitimos ondas *alfa*, cuando según la disminu-

198

ción de frecuencia, la conciencia atraviesa los estados de sueño *despierto,* de sueño *leve,* de *relax, hipnosis* y *meditación.* Mientras estamos en estado *alfa,* tenemos nuestra mente con mayor dominio sobre el cuerpo, y esto atribuye un mayor poder curador y transformador a la autosugestión.

b) *Posición.* El mejor lugar para practicar *relax* es aquel que tenga las condiciones de tranquilidad, aislamiento y temperatura ya descriptas para la práctica de *asanas.* La posición más adecuada es la llamada *shavasana* (Foto 81). Consiste en acostarse de espaldas en el suelo o sobre cualquier superficie dura y forrada y para mayores efectos circulatorios, preferir la tabla yogui *(pránali).* Los brazos caen pesadamente a los lados del cuerpo, con las palmas de las manos preferentemente hacia arriba, las piernas blandas y pesadas, estando los pies naturalmente alejados, con los dedos inclinados hacia afuera, gracias a su propio peso. La espalda debe apoyar lo más completamente posible sobre el forro. La cabeza en posición natural, como si mirase hacia arriba, sin contracciones o esfuerzo. Las personas que tienen cifosis (joroba) deben usar una almohada baja. El mentón no debe estar forzado ni para arriba ni para abajo. Es importante no tener ninguna molestia provocada por costuras y botones de ropa. Los dientes apenas se tocan, posibilitando mejor flojedad de la cara. Los labios semicerrados, sin esfuerzo. La punta de la lengua toca suavemente los incisivos. Los ojos cerrados, sin forzar. Es indispensable que nos sintamos bien, sin necesidad de cambiar de posición.

c) *Técnica.* Originado en el Yoga multimilenario, la medicina y la psiquiatría occidentales, llevados por un impulso etnocéntrico ("nosotros, los occidentales, descubrimos esto") tratan de "crear" sus propias técnicas. En la opinión de Ajuriaguerra y García Badaracco, los resultados son los mismos, independiente de las técnicas empleadas para relajar. Las de Edmun Jacobson consisten en *tomar conciencia del estado de tensión y de relax* en determinado grupo muscular. Schultz, en su "entrenamiento autógeno", no difiriendo mucho de las técnicas originarias yoguis, enseña a alcanzar el *relax* vía psíquica, *por la imaginación del estado al que se pretende llegar.*

La técnica que ahora vamos a describir es la que hemos aplicado durante quince años en la Academia Hermógenes y ya enseñada en "Yoga para Nerviosos". Ha sido bastante eficiente y es facilísima.

199

1.   Estando en la posición descripta, manténgase inmóvil, prolongada y totalmente, no ceda a la voluntad de rascarse, de tragar en seco, de mover los dedos o articulaciones. Mientras prevalezca la tensión, usted va a encontrar esto difícil. No se desanime. No se irrite. Pero inténtelo. Tenga confianza en que, poco a poco, va a estar como si "no tuviese cuerpo", o como si el cuerpo estuviese lejos, fuera de su alcance, parado.

2.   Ahora preocúpese por su actitud psicológica. Lo que Ud. quiere es aliviar problemas, aflicciones, conflictos, ansiedades, síntomas desagradables, fobias. . . Ahora bien, esto va a suceder, pero, para eso, usted debe entregarse, plenamente confiado, en las manos del Omnipresente. Usted ya sabe que dejando todo con El, El se encarga. Olvide lo que quiere vencer - enfermedad, angustia. . ., sólo acuérdese de que Dios, que es Conciencia y Omnipotencia, sabe lo que le conviene, aquello que usted necesita, y que puede curarlo, liberarlo, transformarlo. Esté seguro de que, terminada la práctica usted será una criatura nueva, mucho más próxima a la Perfección, que Dios es y que usted, también siendo Dios, no puede dejar de ser. Confíese total, absoluta, irrestricta, incondicional e irreversiblemente a Dios, que ha de recomponer la homeostasis psicofísica, librándolo de síntomas, insuficiencias, desconfort, fobias e imperfecciones psicosomáticas. Entréguese al Omnipresente, con la misma actitud con que un niño se lanza gustosamente a los brazos de la madre. Siéntase así.

3.   Precúpese ahora, de hacerse testigo de su respiración. Yo dije *testigo*, o sea, aquel que observa sin interferir, sin participar. Asista pasiva pero atentamente, el ir y venir del aliento. ¡Ahora el aire entra! ¡Ahora sale! Usted va a admirarse de "ver" su respiración hacerse armoniosa, suave, libre, rítmica, fina, discreta, casi nada. . . Esta es señal de que los resultados benéficos ya comenzaron: reducción del metabolismo basal, del ritmo y de la intensidad cardíaca, y una gran paz. . . Va a llegar un momento en que usted sentirá que su respiración, de tanto reducirse va tendiendo a parar. No se asuste. Es así mismo y esto es óptimo. ¡Felicitaciones! Continúe entregándose a esta agradable sensación de reposo y calma.

4.   De ahora en adelante usted va a acentuar el *relax*. Comience a tomar conciencia de sus piernas, siéntalas. Sienta su contacto con el forro. Perciba el estado de los músculos. Vea si todavía quedan en ellas áreas tensas. Aprovechando la oportunidad del vacío pulmonar,

200

comience a comandar sus piernas. Dígales con ternura, pero sin vacilación: *¡Relájense! ¡Aflójense! ¡Háganse muy pesadas! ¡Más pesadas! ¡Suavícense! ¡Desconéctense! Quédense ahí, entregadas al Gran Médico!* Todos los comandos mentales deben coincidir con las espiraciones.

Lo que hizo con las piernas, siga haciéndolo con las otras áreas y partes anatómicas: bajo vientre y pelvis; epigastrio (boca del estómago, con intención de relajar el plexo solar, punto sensible en los hiperemotivos), tórax (especialmente el corazón y los pulmones) brazos y manos; cuello, nuca, cara (interna y externamente: labios, mejillas, ojos, cabeza. . .); y estructuras cerebrales (especialmente la zona que parece más central de la cabeza, con miras a relajar el tálamo, el hipotálamo y la hipófisis).

5. Vuelva a atender su respiración. ¡Qué maravilla! Tan dulce, fina armoniosa y casi inexistente! ¡Cuánta paz!

6. Después de haber aflojado todo el cuerpo, parte por parte, intente, ahora, profundizar todavía más su "estado", aplicando el método de Sri Mishra, con miras a alcanzar *yoganidra* (letargía de los tejidos). Para esto, imagine que está consiguiendo "matar" las diversas partes. Digamos que sean las piernas. Dígales: *no puedo mover mis piernas. ¡ Están siendo cada vez más pesadas y no me obedecen!* Continúe haciendo lo mismo con las otras partes, hasta constatar que usted, que no es su cuerpo, está lejos de él. Cuando deje de sentir el cuerpo, habrá realizado el más profundo reposo y habrá permitido efectiva y profundamente, que el Omnipresente y Omnipotente realice el "milagro". Así, la gracia de Dios podrá actuar libremente. Usted gozará entonces de paz profunda. No hay palabras para describir el goce bendito en este momento sin problemas y en unión con los planos divinos, el reposo terapéutico, la venturosa aventura del alivio pleno.

7. Use su imaginación. Cree un cuadro en su mente. Es un inmenso océano azul, pleno de paz, de energía curadoras y felicidad. Imagínese sumergiéndose en él y sintiendo la inmensa alegría de disolverse en la paz, en el silencio, en el poder, en la libertad, en la buenaventura (*ananda*). Quédese así, olvidado del tiempo, del espacio, de los problemas y, principalmente de la causa de todos los sufrimientos, un yo personal, que impidiéndonos amar, servir y sentir a Dios, nos

ha frustrado. Siéntase entregado, sin reservas a este estado de no-yo. Y felicitaciones por lo que va a suceder.

8. Para suspender el *relax*: a) Primero, asuma la voluntad de dejarlo, para retornar a la conciencia de vigilia, y retomar el cuerpo, sabiendo que ahora, después del *relax*, la conciencia y el cuerpo están mucho más perfectos, en paz, salud, armonía y poder; b) Recomience los movimientos, moviendo suave y tranquilamente los dedos de las manos y de los pies, luego moviendo las piernas y los brazos y desperécese (y será mejor acompañado de un bostezo). Estírese bien; ruede para un lado y después para el otro; póngase en posición fetal (abrazando las rodillas contra el pecho); haga, finalmente, los más desinhibidos y gratificantes movimientos que expresen euforia; c) Respire tres o cuatro veces profundamente; d) Abra los ojos lo más lentamente posible. ¿Qué tal? ¿Está feliz? ¿Reposado? ¿Sereno?

d) *Observaciones:*

1. No se asuste el principiante, si siente una u otra sacudida cuando se inicia el relax. Esto ocurre por las tensiones todavía existentes. No dé importancia si aparecen ciertas imágenes (caras, escenas, hechos. . .), sonidos, voces. . . Esto no significa poderes paranormales, ni vivencias espirituales, o cosas semejantes. No se preocupe, Todo va a pasar.

2. Intente no necesitar factores ambientales condicionantes. Quien sólo consigue relajarse en ambiente oscuro, silencioso, perfumado con incienso, embelesado por música suave y adormecente, escuchando la voz artificialmente calma de un instructor o un disco, se está dejando hipnotizar, pero no está verdaderamente relajándose. En nuestro trabajo, en la Academia Hermógenes, no hay condicionamientos. Hay luz, ruido normal de las adyacencias, no quemamos incienso ni embelesamos con música, pues pretendemos desarrollar autosuficiencia en cada alumno. Deseamos que cada uno sea capaz de relajarse a pesar de las condiciones ambientales adversas, que adquiera confianza en sí mismo y en su "arte de entregarse al Divino", que está dentro de él.

3. En "Yoga para Nerviosos" intentamos enseñar técnicas psicosomáticas conductoras al profundo relajamiento. Practicadas inmediatamente antes de entregarnos al *relax*, conseguimos alcanzar el estado *alfa* rápida, fácil y eficientemente. En la misma obra enseñamos otras

posiciones en que podemos relajarnos en casos y circunstancias especiales.

4. Hay ciertas personas, que los parapsicólogos denominan sensitivas o paranormales, que, cuando el estado se profundiza se siente, "saliendo" del cuerpo, en un fenómeno llamado "desdoblamiento". Si tal le ocurriese, ¡nada de pánico! El dominio del cuerpo es segura y plenamente recuperado, mediante el comando que se tiene todavía sobre la respiración. Basta que usted desee inspirar más profundamente. Hecho ésto, va aumentando la intensidad respiratoria, hasta conseguir una respiración completa, ¡y listo! el cuerpo volvió. Lo importante es mantener la calma.

e) *Relajamiento parcial.* -- Es el estado en que, aún en actividad física en el trabajo, en la diversión, andando, leyendo o escribiendo, se consigue mantener libre de contracciones todas las partes del cuerpo que no están directamente interesadas. Se practica, como vimos, en las *asanas.*

La cantidad de esfuerzo que sin necesidad se gasta durante un día de actividad es asombrosa. Quien aprende a observarse a sí mismo en distintas situaciones de su lucha cotidiana, se sorprende de cuando en cuando con los dientes apretados y agarrando un libro con una fuerza tal que pareciera aplastarlo; se dará cuenta que sus dedos tamborilean en la mesa o resbalan a lo largo de la cadena del llavero y, en cuanto lleva un vaso de agua a la boca, las piernas se le ponen rígidas y los hombros se encuentran demasiado levantados a costa o por causa de la energía nerviosa y muscular. Es muy común descubrir que las manos, sin ninguna finalidad objetiva, se crispan en el brazo de la silla y que la frente frecuentemente angustiada se frunce.

De estas observaciones podemos concluir que el relajamiento general debe completarse con el lema: "Evitemos tensiones innecesarias". Debemos hacerlo no solamente como una "política" desfatigante sino que también en el sentido de aumentar el control emocional pues, repito, el músculo relajado es un escudo contra el nerviosismo. Si usted cultiva cuidadosamente esta actitud de relajamiento parcial, observará cómo se pone a salvo de la fatiga, de la agitación febril de las calles, de los pequeños conflictos domésticos, de las incomprensiones, de las decepciones profesionales, de las injusticias, de las malquerencias, de la agresividad por parte de los otros, gracias a la disminución de la común tendencia a reaccionar. Cultive el relajamiento en su vida de relación como un medio de disfrutar la tranquilidad de quien ve las cosas desde una gran altura, sin dejarse envolver emocionalmente.

En cada cosa que haga durante el día, trate de descubrir qué parte de su cuerpo puede quedar relajada sin perjuicio de la tarea que realiza. Comprobará que muchos esfuerzos, muchas tensiones podrán perfectamente suprimirse, y en provecho de la eficacia de lo que se está haciendo. Al conversar con otra persona trate de relajar principalmente las manos y los ojos, deje que sus brazos pendan graciosamente a los lados del cuerpo, relájese todo lo que pueda. Al caminar haga lo mismo. Cuando conduzca un automóvil, también. Si comienza a sentir una aprensión, o ver que va a explotar, exasperado por la lentitud del tránsito, puede estar seguro de que sus manos estarán aplastando el volante. En ese caso relaje las manos, deje al impulso nervioso esfumarse... Entonces sucede un milagro: la calma se restablece rápidamente.

En todo lo que haga durante el día, procure determinar qué partes del cuerpo pueden quedar relajadas. Usted descubrirá que muchos esfuerzos y tensiones son innecesarios y que economizarlos redunda en una mayor eficacia en la acción.

ACTITUD MENTAL

EL PSIQUISMO Y LA SALUD

Jaquecas, mareos, dolores iguales a los de las úlceras, gases, vértigos, estreñimiento, asma, afecciones cutáneas, rinitis, espasmos, parálisis, prácticamente todas las especies de síntomas y síndromes pueden ser originados por ciertas emociones, sentimientos y pensamientos. En este caso son llamados enfermedades psicógenas, es decir, engendradas por la mente. Su incidencia es considerable. Las estadísticas varían. Algunas llegan al 80 %, mientras otras hablan del 70 % o 60 % de casos de enfermedades de causa psíquica entre los internados en los hospitales americanos.

Por no coincidir, es mejor dejar de lado a los números. Creemos, mientras, legítimo decir que de cada dos personas enfermas, una por lo menos lo está por el descontrol de su psiquismo. Otra tendrá, probablemente, su estado más grave y su cura atrasada por la interferencia de los estados afectivos tales como el miedo, la preocupación, la ansiedad, la turbación... Ocurre lo mismo con las que son víctimas de infecciones o accidentes.

Fue el maestro Claude Bernard quien enunció que "el germen no tiene importancia, el terreno lo es todo". Efectivamente, cada uno de nosotros, en todo momento, se encuentra en contacto con diferentes clases de microbios. Si todo dependiese de ellos, por cierto que la mortandad sería terrible y la vida sobre la Tierra un serio problema. Entretanto, poderosas fuerzas y una inteligencia infalible neutraliza los ataques de los enemigos. Cuando desaparecen esas defensas, la persona ofrece un terreno propicio a los gérmenes y se vuelve una fácil presa para la infección. Esta verdad científica era enseñada en el *Ayurveda*, uno de los textos sagrados de la India, más de 6000 años antes de Claude Bernard: "Lo que hace eclosionar a una enfermedad son miríadas de minúsculas e invisibles criaturas. Actuando juntas, no son otra cosa que el cuerpo del espíritu del mal. Ellas no pueden atacar a nadie a no ser a aquel que, por sí mismo, abre una brecha en su alma...". Además de una fantástica anticipación del concepto de gérmenes patogénicos, hay todavía que destacar de esta mención que la vulnerabilidad orgánica es una consecuencia inmediata de un estado psíquico caracterizado como "una brecha en el alma" abierta "por sí mismo".

Así como una "brecha en el alma" compromete la salud, generando o facilitando la enfermedad, inversamente una elevada vida ética y un psiquismo armonioso y, principalmente, una buena dosis de aquello que se conoce como *fe*, tienen el poder de *inmunizar* o *curar*.

Desde la infancia aprendí que la sabiduría popular nordestina que: "Si se quiere a Dios, el agua fría es remedio". Esto es exactamente lo que el hecho narrado por Harvey Day comprueba. Cuenta que la condesa de Maldouet, gracias a una receta prescripta por un famoso médico, se transformó en una persona nueva, llena de salud y de frescura juvenil. Por su consejo, un gran número de amigas obtuvieron los mismos resultados. La milagrosa fórmula se encuentra al alcance del lector interesado:

Aqua fontis	68
Aedem repetita	17
Aquadistilata	5
Nil aliud	9,4
Iteram ejusdem	0,6
Total	100

Y para mayor facilidad, héla aquí en castellano:

Agua de fuente	68
Igual a la anterior	17
Agua destilada	5
Nada más	9,4
Como la anterior	0,6
Total	100

En realidad, no hay farmacopea, cirugía, radioterapia, masajes, dietoterapia, no existe forma de tratamiento que dispense la contribución de la psicoterapia. Es tan importante el papel del psiquismo en la cura de distintas enfermedades que en muchas de ellas no hay otro remedio que una eficiente sugestión o una catarsis psicoanalítica. El médico del siglo pasado, disponiendo de escasos recursos, tanto para descubrir lo que tenía un paciente como para medicarlo, realizaba muchas curas administrando drogas que nada tenían que ver con la enfermedad.

Actualmente este fenómeno se halla sometido a experimentación en varios hospitales de universidades americanas. La mitad de las víctimas de un mismo mal es tratada con una medicación apropiada para el caso; los otros reciben nada más que placebos, esto es, píldoras, comprimidos, líquidos e inyecciones de diferentes tamaños y colores, con sugestiva apariencia y "alto precio", pero químicamente inocuos. Esas *píldoras de ninguna cosa* han actuado en forma igual que la morfina y la codeína en el alivio de los dolores postoperatorios. Producen el mismo efecto que los medicamentos actualmente utilizados para atenuar el más cruel de todos los dolores, la angina de pecho. Equivalen a los barbitúricos más enérgicos. En fin, han demostrado una versatilidad y eficacia asombrosas.

El médico moderno, conocedor de estos hechos, no se atiene solamente al tratamiento del hígado, vesícula o piel de un paciente. Cuida del hombre entero, sin perder de vista jamás la unidad psicosomática que él es. Sabe bien que, al menos que cierre la "brecha del alma" de sus pacientes, no conseguirá resultados totalmente satisfactorios. Ya pasó el tiempo en que la ciencia ponía solamente los ojos en la enfermedad. Actualmente no es sólo una flebitis, o gastritis, o tuberculosis, o una úlcera, etc., el objeto de sus cuidados. Ahora, se dice, no hay enfermedades y sí enfermos. . . El inteligente médico de nuestros días, además de su maletín con medicamentos, lleva al paciente su simpatía, su amistad, palabras reconfortantes, sonrisas de confianza y una luminosa aura de coraje.

Al estudiar el sistema nervioso y endócrino, tuvimos oportunidad de destacar el hecho de que la emociones tales como el odio, el resentimiento, la envidia, la turbación, el desánimo, el pesimismo, provocan reacciones nerviosas y hormonales de la misma naturaleza e intensidad que las desencadenadas cuando el organismo lucha contra una infección. Vimos cómo el hipotálamo, la pituitaria, las suprarrenales, etc., respondiendo a las emociones negativas tales como la ansiedad, el temor, la nostalgia, la autopiedad, el tedio, hacen bajar la vitalidad y la resistencia. Igualmente comprendemos cómo el amor, la bondad, el perdón, la simpatía, la alegría y el optimismo estimulan los procesos vitales y fortalecen las defensas orgánicas contra la acción de los agentes patógenos.

Además de explicar tales fenómenos en términos fisiológicos, el Yoga los considera desde un ángulo que le es exclusivo: el *pránico*. Vimos cómo el cuerpo *pránico*, verdadero intermediario entre la materialidad del cuerpo y la inmaterialidad del espíritu, posee una fisiología especial. Desde este punto de vista, la salud reside en la perfecta y armónica circulación de las energías *Ha (sol)* y *Tha (luna)* a través de los nervios inmateriales llamados *naddis* y de su perfecta acumulación en los *chakras*. Un flujo regular, sin obstáculos, a través de los *naddis* limpios, un almacenamiento energético sin insuficiencias o desgastes grandes son las condiciones pránicas para gozar de salud.

Aunque parezca paradójico, no obstante su poder infinito, el *prana* está sometido a los influjos de un pensamiento poderoso, claro y concentrado, y también principalmente a la imaginación. Cuando el pensamiento se concentra, él también se condensa. Cuando, no obstante, el pensamiento es inconexo, flojo y diluido, el *prana* igualmente se expande, infecundo. Tal es el caso del hombre llamado normal. Mediante las prácticas yoguis, el pensamiento se educa, se fortalece y asume el comando del "genio de la lámpara de Aladino": el *prana*.

De lo expuesto, podemos por lo tanto concluir que no hay re-

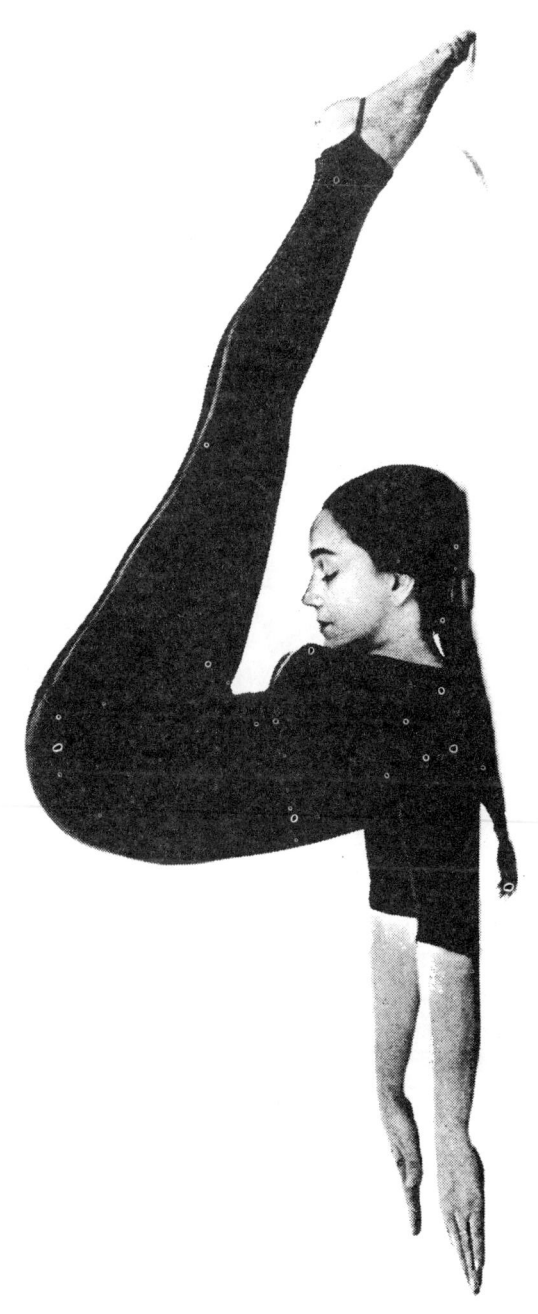

Foto 66 — A30 HALÁSANA

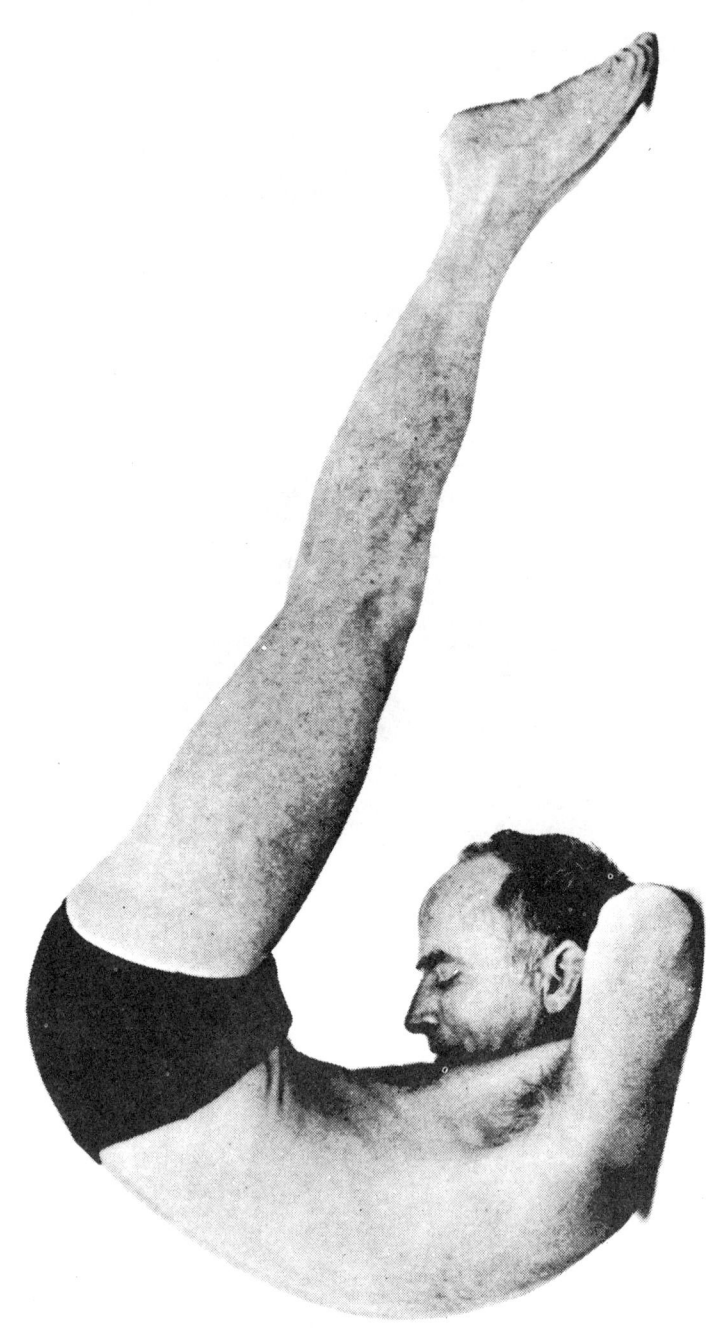

Foto 67 — A30 HALASANA (Fase final)

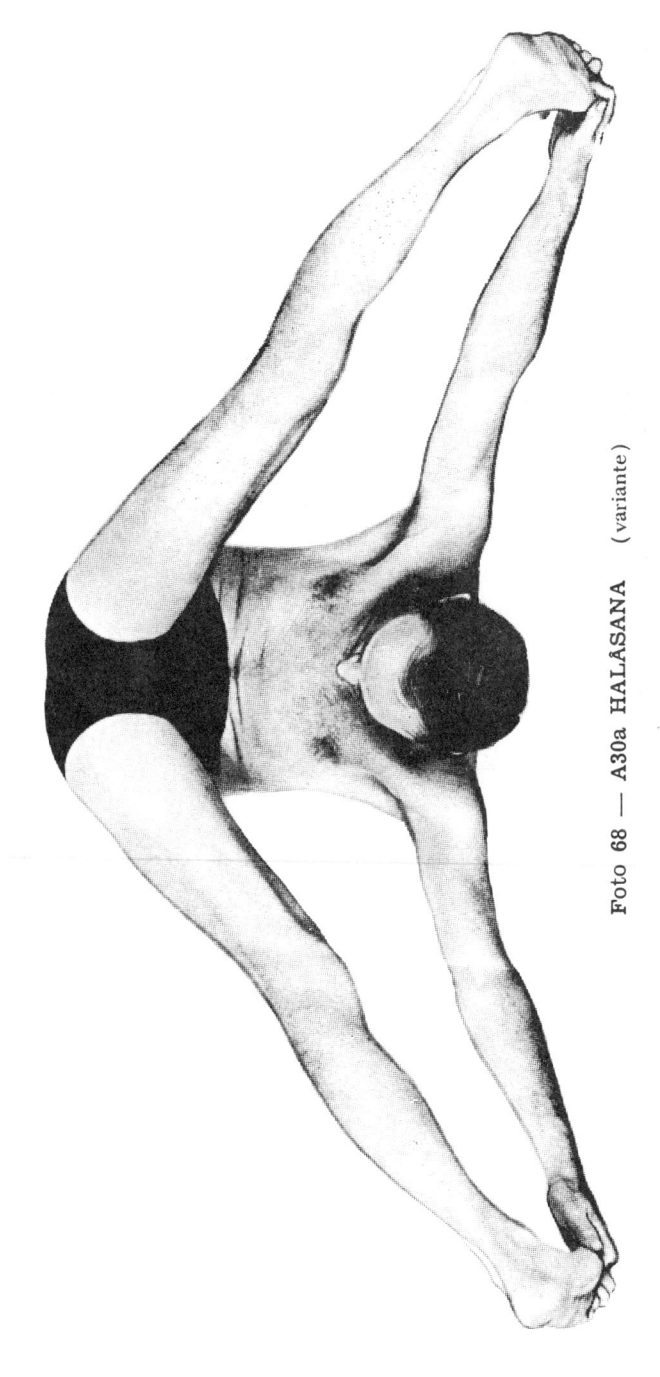

Foto 68 — A30a HALÁSANA (variante)

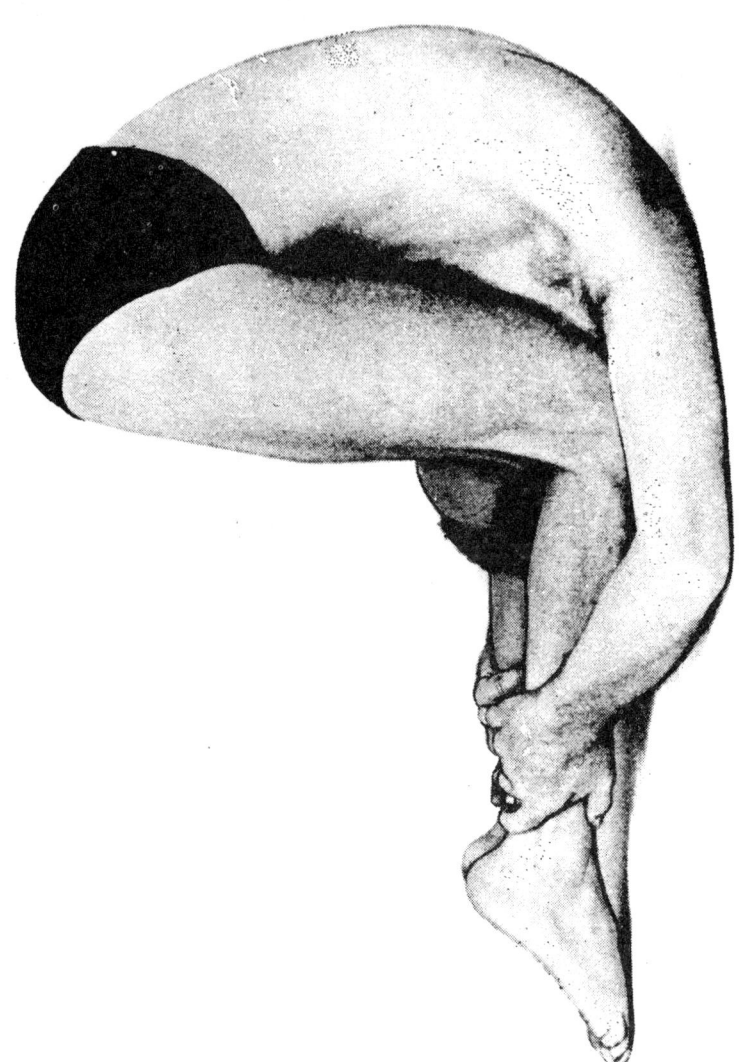

Foto 69 — A30b HALASANA

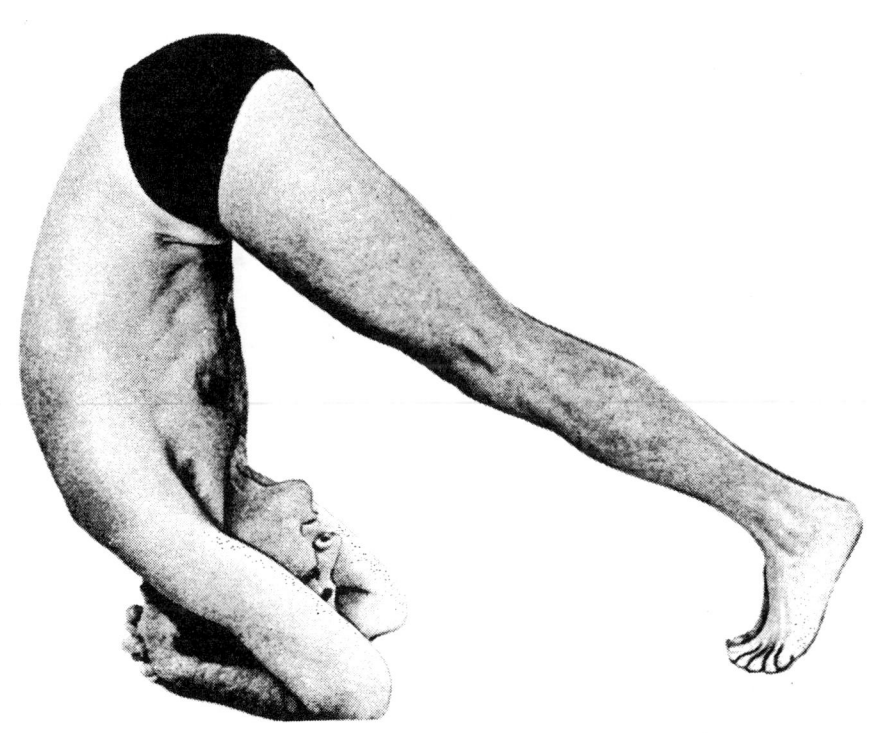

Foto 70 — A31 ARDHA-SHIRSHÂSANA (Delfim)

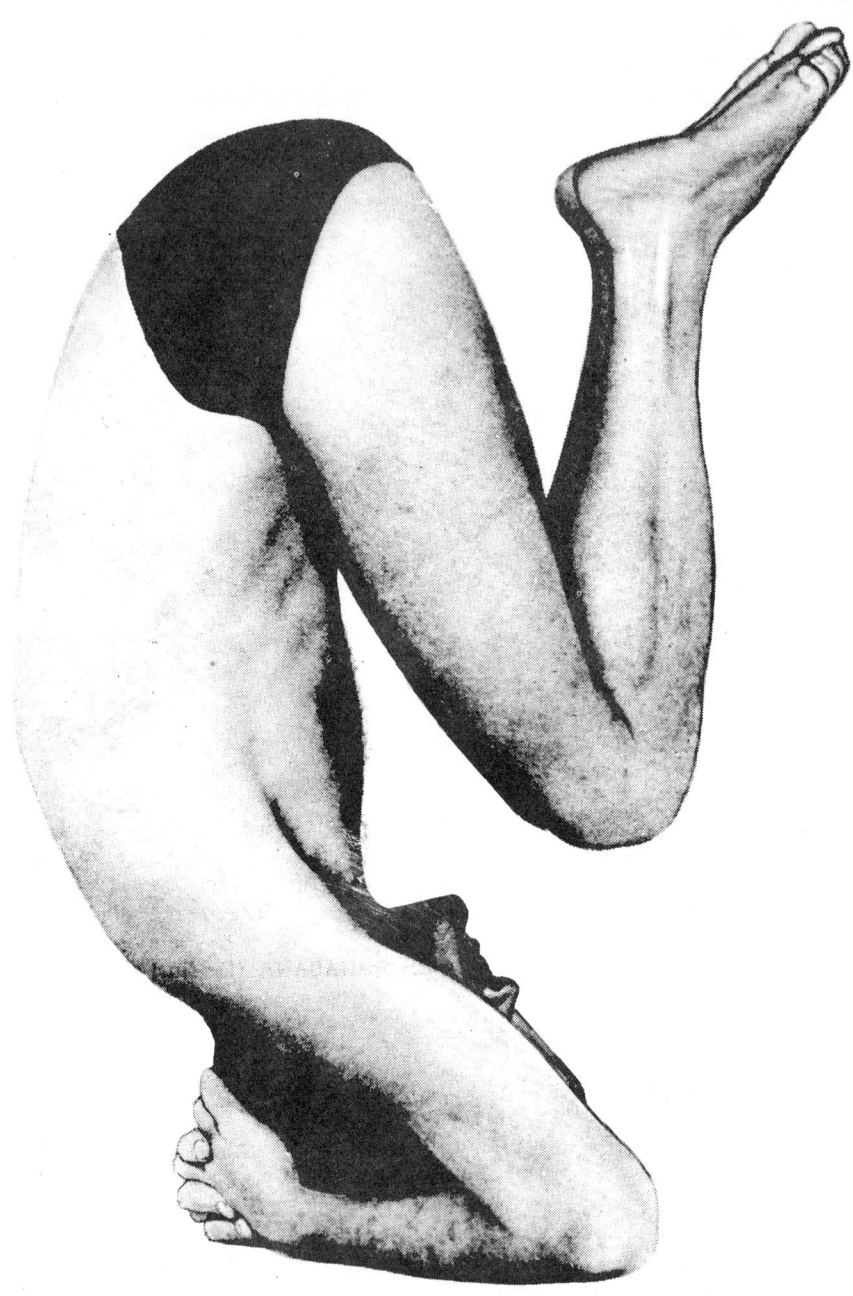

Foto 71 — A32 SHIRSHASANA (Fase Intermedia)

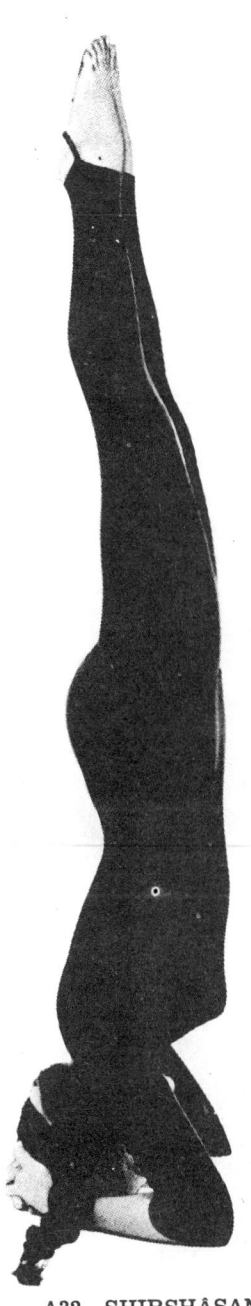

Foto 72 — A32 SHIRSHÁSANA (Fase final)

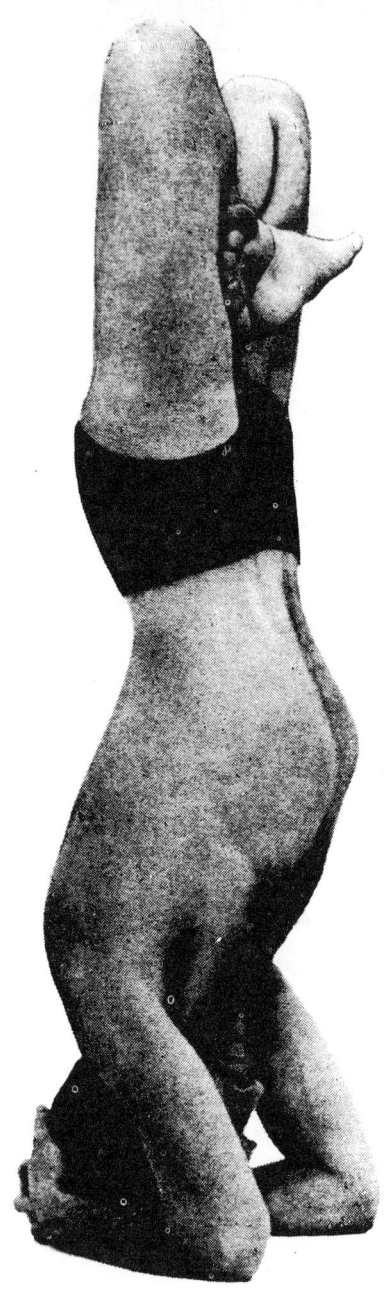

Foto 73 — A32a SHIRSHASANA   (variante)

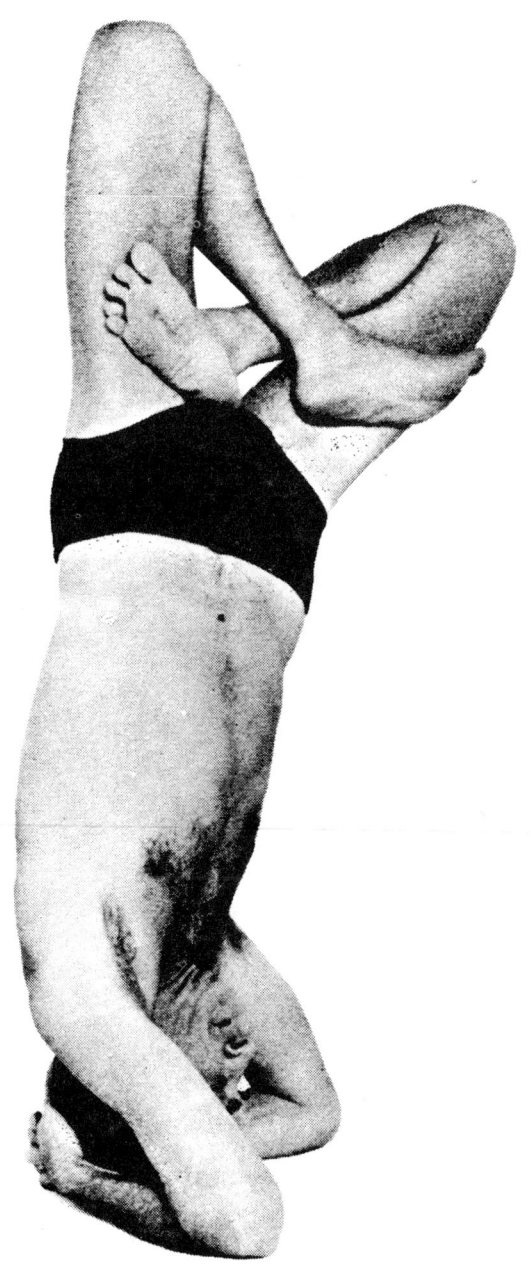

Foto 74 — A32b SHIRSHASANA   (variante)

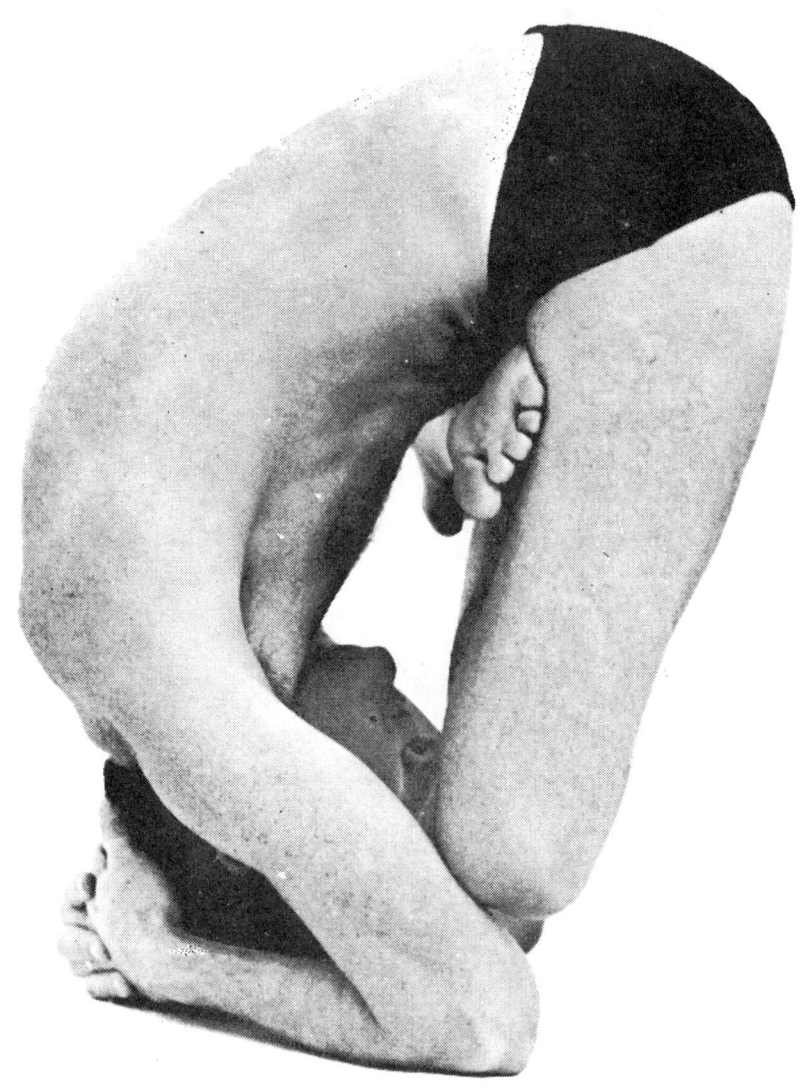

Foto 75 — A32c SHIRSHÂSANA   (variante)

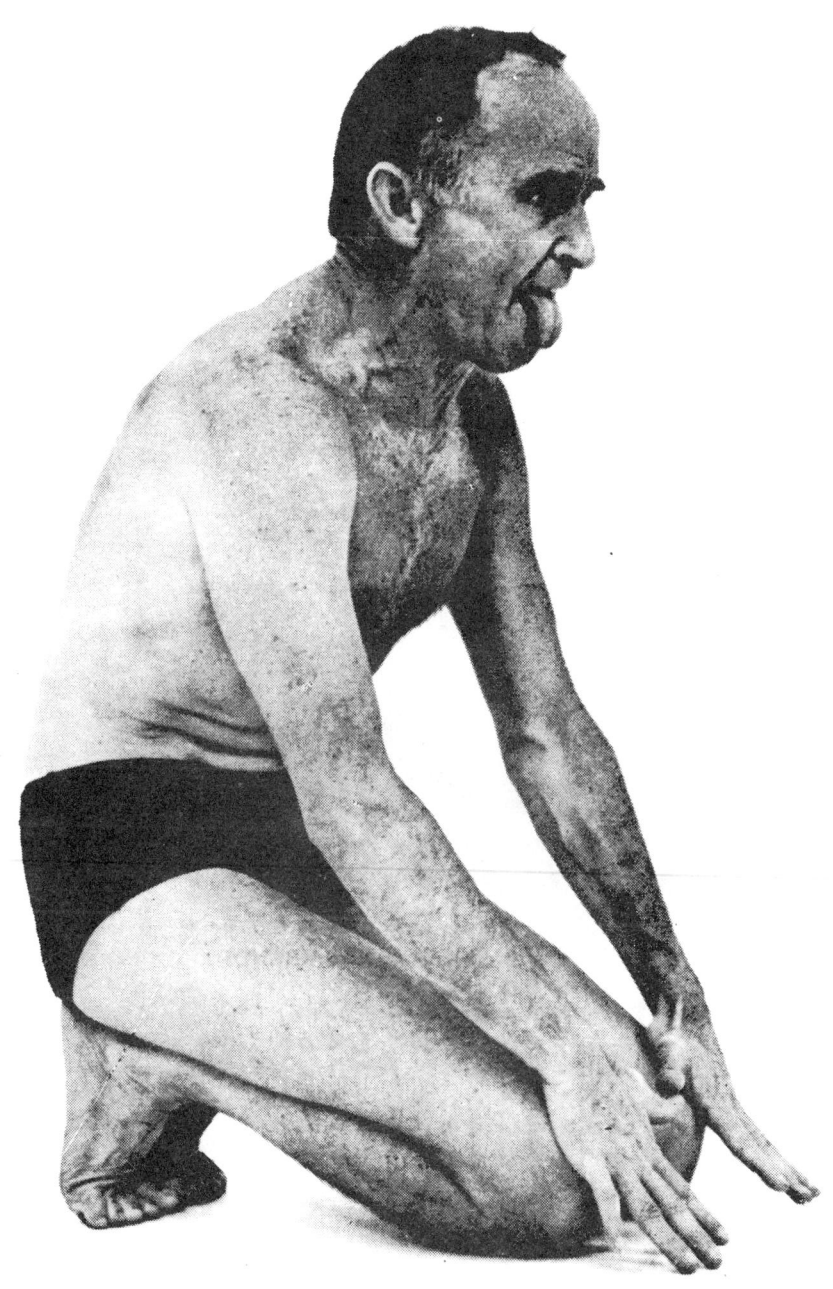

Foto 76 – El SIMHASANA

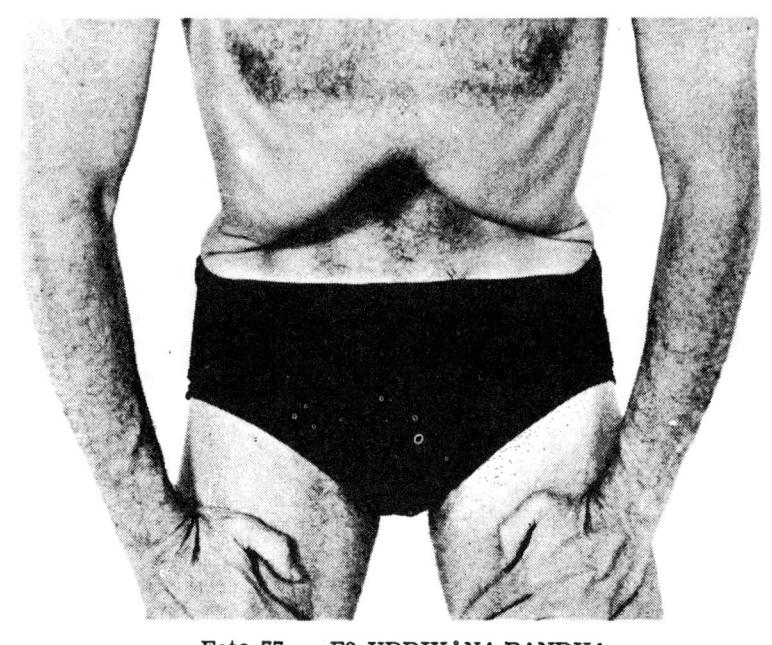

Foto 77 — E2 UDDIYANA-BANDHA

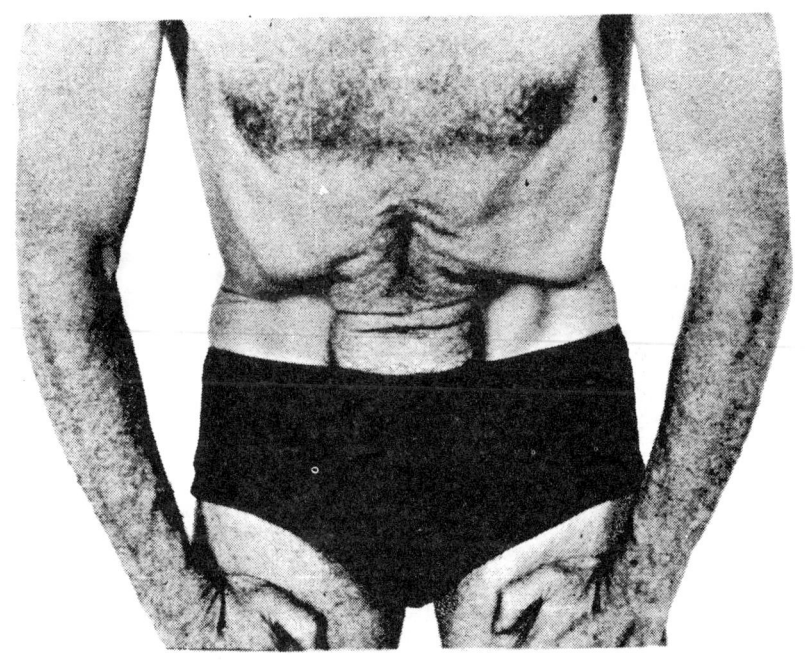

Foto 78 — E3 NAULI

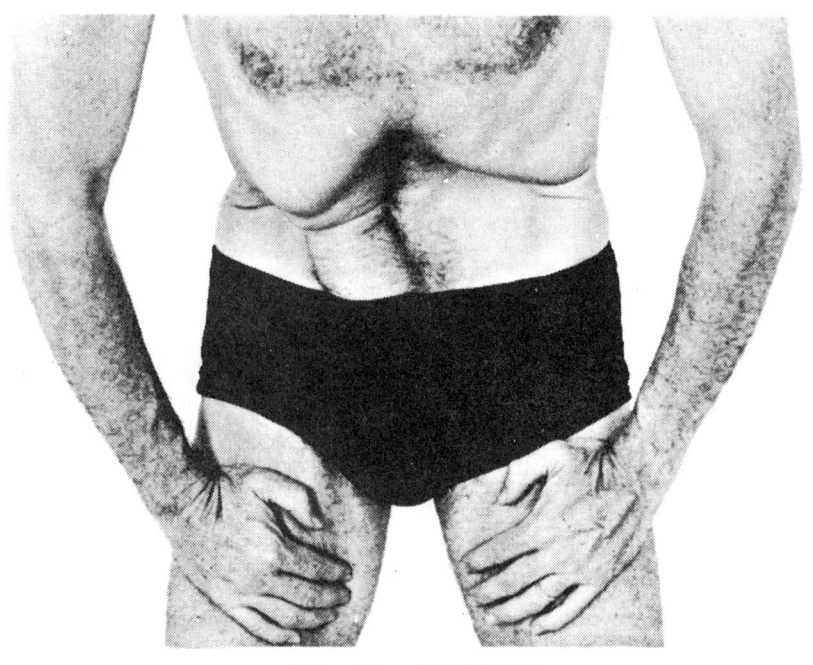

Foto 79 — E3 NAULI

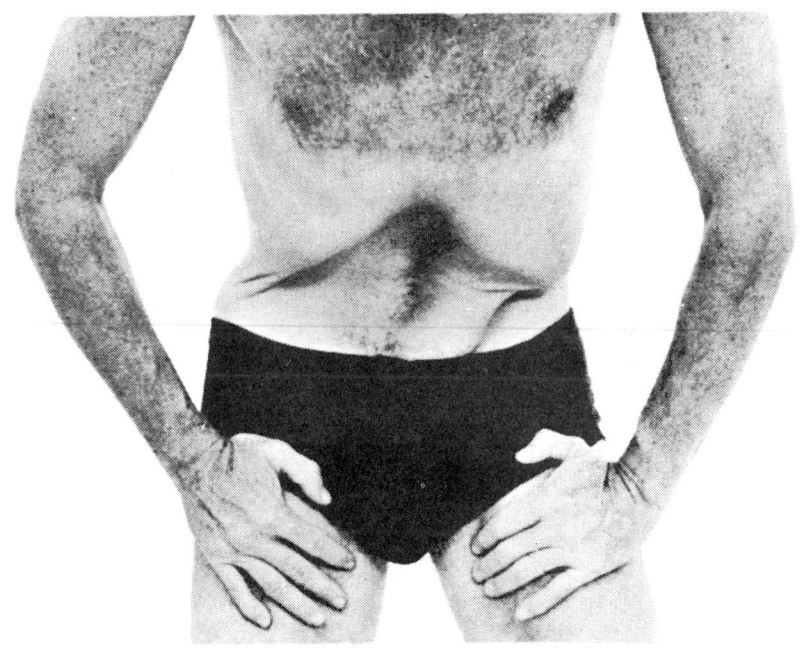

Foto 80 — E3 NAULI

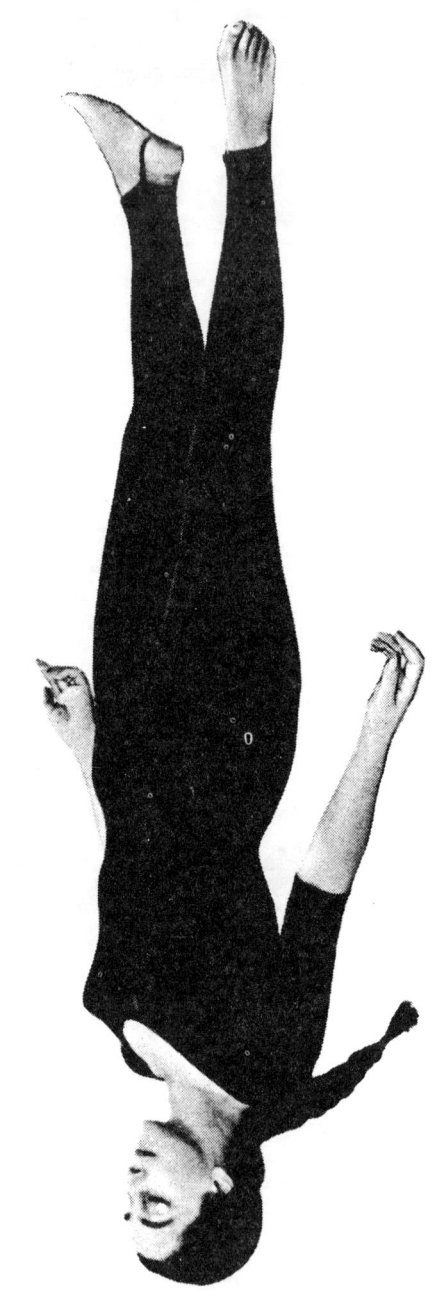

Foto 81 — E6 SHAVÁSANA

medio o terapia que se pueda comparar con el *pensar, sentir, desear y practicar el bien.*

Pero. . . ¿qué es el bien?. . .

EL PROBLEMA ETICO

¿Qué es el bien?

El concepto del bien, objeto de controversias aparentemente irreconciliables, ha dado origen a doctrinas diversas, interesando a moralistas de todo el mundo y de todas las épocas. A primera vista, no parece difícil decir qué es el bien o qué es el mál. Mientras tanto, a la luz de las reflexiones más profundas, la simplicidad del problema se trans: forma en complejidad y se presenta confuso, refractario a una solución definitiva y universal. Para unos, el bien depende de la utilidad que compense a quien lo practique. Otros hacen derivar el concepto del bien, del interés colectivo. Otros encuentran que el bien es el fin último y trascendente del hombre. . . Así, surgieron escuelas y más escuelas, entre ellas la de la moral, según la cual lo que para un grupo humano tiene valor de bien, para otro de cultura diferente aquel "bien" hasta podría ser conceptuado como el "mal". El "bien" para un ladrón es robar, diferente por lo tanto del de aquél que fue robado. El perspicaz Sakini, personaje simpatiquísimo de la pieza teatral "La casa de té de la luna de agosto", en pocas pero inteligentes palabras simples, formula la relatividad de la moral. Es más o menos así como se expresa: "En América, una mujer desnuda en un parque, inmoral; una mujer desnuda en un salón de pintura, no inmoral. En Japón, una mujer desnuda en un cuadro, inmoral; mujer desnuda en un parque, no inmoral. Por lo tanto, la pornografía es cuestión de geografía".

¿Será así? ¿No habrá un criterio absoluto para decir lo que es el bien y lo que es el mal?

Varios códigos venerados, en general de origen divino, se han dado a los distintos pueblos, pudiendo distinguirse en ellos la intención del legislador de dar a su pueblo una organización social tendiente a hacerlo progresar y vivir en paz. "Las leyes del Manú", en la India milenaria y el "Decálogo", presentado a Moisés en el monte Sinaí y destinado a los israelitas y su descendencia, son ejemplos de códigos morales. Aquellas leyes, mientras tanto, recibirán interpretaciones, complementaciones y actualizaciones de parte de los mentores también divinos, que viviendo entre los hombres, les hicieron entender mejor la esencia de los mandamientos.

Buddha, Krishna y Jesús son los ejemplos más sublimes de *enviados* que desempeñaron la misión de reconducir los seres humanos a las sendas cósmicas que llevan a la Suprema Experiencia. Sus vidas ejemplares y sus mensajes iluminaron de tal forma a aquellos primitivos mandamientos que les hicieron perder la apariencia de una mera legislación restringida a un pueblo y a una época, resaltándoles los principios eternos y universales, es decir, su esencia trascendente a las limitaciones temporales, culturales, geográficas, etnográficas.

Aquellos que ven con claridad, sin miedo y sin preconceptos, perciben intuitivamente, con perfecta exención, sin criticismos racionalistas, sin creencias estúpidas, libres de la miopía agnóstica, sin el estrabismo de las estereotipias mentales, exentos de utilitarismo hipócrita, sin el orgullo deformador; finalmente "aquellos que tienen los ojos para ver", en el mensaje de Jesús, Cristo, de Krishna y de Gautama o Buddha, encontrarán el criterio del Bien Absoluto, que, trascendente a cualquier circunstancia, libera al hombre de todas las formas de servidumbre y de los innúmeros y multiformes obstáculos que lo detienen.

Los maestros yoguis y los místicos occidentales, con la autoridad de quien experimentó y vio, con la lucidez de quien refleja la Divinidad, con el amor universal de los abnegados, con la alegría inmensa de los que sirven, han dado a la humanidad doctrinas cósmicas, siempre con la forma poética y tierna, que llegan al fondo de los corazones.

La ciencia moderna, que con riguroso método proporciona las bases de la psiquiatría y la higiene mental, no pudo acrecentar en nada ni mucho menos negó o corrigió la sabiduría cósmica del Evangelio de Jesús, del Dhammapada de Buddha, de los Upanishads, del Bhagavad Gita... Así es que todos los que buscan equilibrio emocional, lucidez mental, plenitud y paz tendrán que atender los principios morales al mismo tiempo que psicoterápico de estas fuentes divinas.

Al tentar penetrar en las enseñanzas de los Maestros, usando nada más que la pobre luz de la razón, utilizando solamente los procesos mentales de comparación, sacando conclusiones superficiales y discursivas, los eruditos no han alcanzado el fondo luminoso de tales sublimes mensajes. Engañados por la "letra que mata", no logran beber intuitivamente "el espíritu que vivifica". No entienden que las verdades superlógicas solamente con la intuición mística se alcanzan. No es con la luz que viene de afuera que se puede iluminar un tan trascendente objeto de contemplación, pero sí con la luz que viene de dentro, la luz que las tinieblas no vencen. Es preciso que el hombre se ilumine con el fin de que pueda saber por sí mismo.

El observador apresurado, que transita los caminos de los mensajes de los maestros y los textos sagrados llega a erróneas conclusiones que los dividen en sectas, religiones y doctrinas diferentes. Llegan asimismo a entender de modo aberrante las enseñanzas y las verdades. Estas, aunque aceptadas, casi siempre permanecen como conocimientos muy agradables, pero inasequibles, no consiguiendo siquiera transformar el comportamiento y el mundo interior del creyente.

En ese estado, pesan como piedras. Suenan como las prohibiciones emanadas de un menor irascible, como lecciones de un instructor demasiado teórico y verbalista, como las amenazas de un flagelador oculto e indiferente a la fragilidad humana. Parecen metas asaz alejadas de las vulgares posibilidades humanas. Desanimado por no poder llegar a ser tan perfecto, el caminante termina por elegir la vía más ancha del mal, por parecerle la vía estrecha impracticable.

Sin coraje, sin fe, sin destino, sin esperanzas, vaga extraviado, entregándose a toda clase de flaquezas, de fugas, extravagancias, delincuencias, lujuria. Persigue ansiosamente míticas compensaciones, excitantes experiencias, tomándolas como solución para la enorme infelicidad que es el vivir sin objetivos, sin explicación, sin paz, sin consuelo. Cada vez que peca, más se compromete con el pecado, como el caballero que cae del caballo y que encuentra más seguridad en confundirse con el barro. Esto es lo que sucede con muchos hombres, los cuales no consiguen ver que la ética enseñada por los Grandes Maestros son mensajes de esperanza, felicidad, alegría y consuelo, que constituyen la última esperanza de salvación del mundo y de cada uno.

AHAMKARA — EL MAL —EL DOLOR

En el *Dhammapada* dice Buddha que "el mal y el dolor son idénticos: son los incapaces de ver el sufrimiento como un resultado natural de la práctica del mal los que continúan haciendo el mal"; solamente el hombre virtuoso es feliz ya que posee aquella felicidad que no le puede ser arrebatada.

"Al nacer, el hombre trae dos tendencias: una (*vidya*), que lo lleva al camino de la liberación, otra (*avidya*) que lo sumerge en el mundo de la esclavitud. En el nacimiento, las dos tendencias se encuentran equilibradas como los platillos de una balanza. En cuanto el mundo pone de un lado los placeres y las alegrías mundanas, sobre el otro el Espíritu deposita entonces el encanto de sus promesas. La balanza se inclina para el lado de *avidya* si el hombre escoge el mundo y se sumerge en la tierra; pero si elige el Espíritu, el platillo de *vidya* se eleva hasta DIOS" (*Ramakrishna*).

A cada instante, en la oficina, en la calle, en el hogar, en las diversiones, en las reuniones sociales, en la conversación con alguien, al concretar un negocio, al ayudar o al recibir ayuda, al descansar, estamos siempre inclinando la balanza para uno de los dos lados.

Lo que principalmente debemos tener como objeto de conocimiento es a nuestro *yo*, acompañando sus movimientos, auscultándole en sus motivos profundos, descubriendo las artimañas con que se disfraza en sus intenciones, conociendo sus ansias misteriosas en un ininterrumpido *autoanálisis*, en una incansable pesquisa acerca de *¿quién soy yo?*

Esta búsqueda debe terminar con el discernimiento liberador que separa el falso yo del *Yo, verdadero*, con el fin de que, renunciando a aquél, que es hijo de *avidya*, triunfe *éste*, que es la propia *vidya*. La liberación ocurrirá cuando el minúsculo *yo*, más prepotente e ignorante, haya sido disuelto por el impacto de la radiante luz del *Yo verdadero* que reside en nosotros.

"Cuando el hombre encontró su *Yo verdadero* encontró también la felicidad. Constantemente debéis preguntaros a vosotros mismos: *¿quién soy yo?* Tal pregunta os conducirá al descubrimiento de vuestro propio yo, de algo que está escondido dentro de vuestro ser y que se encuentra también en vuestra mente. Descubrid primero este enigma y después todos los otros se volverán claros. La búsqueda de la felicidad es la búsqueda inconsciente del *verdadero Yo*, que es eterno. Los crueles y los pecadores hacen mal y pecan porque en cada mala acción y en cada pecado esperan encontrar su propia felicidad. Por tal motivo el mundo es muy desgraciado, porque no conoce tampoco su *verdadero Yo*. Todos los hombres, conscientes o no, buscan el conocimiento del *ego*... Cuando el hombre por primera vez conoce su *verdadero Yo*, entonces, desde el fondo de su ser, se eleva algo que toma forma. Ese *algo* se encuentra del otro lado de la *mente* y es Infinito, Divino, Eterno... Unos lo denominan el *"reino celeste"*, otros, *atma* o *alma universal* y otros, *nirvana*. Nosotros, hindúes, lo llamamos el *alcanzar la libertad,* la *liberación.* Llamadlo como queráis. Quien lo halló no se perdió a sí propio, sino al contrario, se encontró a sí mismo (*Sri Ramana Maharishi*)."

Nuestro progreso espiritual es la consecuencia del sacrificio de un *pequeño yo* superficial que nos hace egoístas, ciegos, frágiles, pero orgullosos, crueles y que ha sido criado y alimentado por nuestra experiencia psicosocial y por la influencia del ambiente. Este falso yo debe ser sacrificado en favor de nuestro *verdadero Yo* que, no obstante incomparablemente mayor, hállase en otra parte, en una parte poco accesible de nuestra mente inquieta y opaca. Eliminar el yo superficial y aparente y sustituirlo por el *Yo verdadero* es el objetivo de la existencia. Mientras tanto, diariamente damos todas las providencias para alimentar todavía más al falso yo, retardando así la liberación final y lo hacemos indiferentes a las palabras del Divino Maestro de Galilea: "Aquél que halla su vida, piérdela; pero aquél que pierde su vida por mi causa, hállala" (Mat. 10:39). Para mantener y engrandecer el yo fantasma y parásito, el hombre lucha, sufre, atesora, destruye a sus semejantes, traiciona amigos, trabaja, miente y enloquece. En todas las formas lo sirve como su esclavo.

¿Y cuál es el papel de la mente en la coyuntura de la vida? Instrumento precioso para el vulgar existir, excelente para resolver problemas comunes de la ciencia, de la técnica y de la vida práctica, se comporta, en ese problema metafísico y esencial, como traba. Una prueba de esto es que el lector, poco afecto a las doctrinas aquí expuestas, probablemente estará dudando de la validez que puedan tener, tachándolas de fantasiosas, sin lógica, sin "funcionalidad", sin fundamento, poco inteligentes... No es otra cosa, por cierto, lo que le impone su mente, que a estas horas, comenzará a trabar batalla por su propia supervivencia, pues si alguien percibe estas verdades, su mente está amenazada. Nadie podrá llegar al otro lado, donde se encuentra el *verdadero Yo*, sin antes haber traspasado el plano mental, que hace todo lo posible para mantenernos prisioneros, dentro del limitado ciclo de las ideas, juicios, raciocinios, imágenes, recuerdos, asociaciones rutinarias. El mayor obstáculo, por lo tanto, que usted encontrará para ultrapasar y alcanzar el plano divino de la intuición serán las trincheras y emboscadas engendradas por su propia mente rebelde, que quiere sobrevivir y seguir dominando. Para ello, sembrará la duda. Una de las formas por medio de la cual la mente se defiende es comprometer la indispensable objetividad que debe presidir el *autoanálisis*. Usted podrá llegar a ser inducido a la *autoseveridad,* que puede generar complejos de culpa; o a la *autocomplacencia*, que podrá llevarlo al inmoralismo. Aportará, para "ayudarlo" (?!), sus cánones vulgares de juzgamiento, sus procesos, sus conclusiones falsas, tanto que usted, si no está muy atento y perspicaz, pensando que la vence, la fortalece.

Cuando se autoanalice, procure conocerse sin horrorizarse ni envanecerse con lo que logra percibir al respecto de sí mismo. La práctica prolongada de Yoga podrá ayudarlo a mantenerse imparcial y frío, espectador vigilante de sí mismo. Tranquilice la mente, no como quien sujeta a un loco violento, pero sí con una tenacidad suave, fría, persistente, con ternura y confianza en la victoria final, indiferente a las caídas y a las pérdidas iniciales... Con *pranayama, relajamiento profundo, concentración,* reduzca su mente a un estado de tranquilidad que, como un lago sin olas, refleje la majestad del *inefable Yo.* Es una conquista lenta, con avances y retrocesos, caídas y pequeñas victorias. Usted vencerá con persistencia y suavidad. Jamás se desanime. Evite ponerse ansioso y aprensivo. Frente a las caídas que fatalmente tendrá, no se juzgue un débil o un vencido. Esto le sucede a quien construye una gran obra, a quien trabaja por una gran victoria. ¿Qué obra y qué victoria más importante que aquella de la cual resultará la liberación? Este caminar seguro para la superación en la mente es el objetivo del *Raja Yoga* o Yoga Real.

Al progresar en la *autognosis*, es decir, a medida que comience a conocerse a sí mismo, el hombre se va liberando paulatinamente de muchas cadenas; también va pudiendo ver que las cosas que tiempo atrás tenían exagerada preponderancia en su vida, al punto de perturbarle el equilibrio, la serenidad y la salud, se van naturalmente reduciendo a la nada.

La ingratitud; el no ser aplaudido; la posición modesta en la sociedad; las privaciones (hasta las de la salud) las ofensas; las incomprensiones, los propios síntomas de imperfección, pierden la capacidad de perturbarlo.

El más prepotente de los señores deberá un día ser vencido también: el *ahamkara*. Este es vencido con la caída del último velo de la diosa-ilusión (*Maya*) y la derrota final de la diosa-tentación (*Mara*).

El *ahamkara*, nefasta ilusión, origen de todo mal, el único y verdadero pecado, consiste en creer que soy *otro* y que no soy *usted* el que lee este libro, e ilusiona también a usted haciéndole creer que es usted distinto y aislado de todos los otros seres, incluso de mí. El *ahamkara* nos separa. Hace de la humanidad un archipiélago de egoísmos en conflicto. *Ahamkara* es el que origina las guerras, que hace de cada uno de nosotros una fiera entre las fieras, que nos hace olvidar que el mal que acontece a uno también a los otros alcanza, que el bien que yo le hice a usted a mí también me hice, que usted y yo somos uno con el Todo. El *ahamkara* es lo que me aísla de la fuente de toda ventura, que me alimenta con seudofelicidades transitorias y me impide beber la vida en la fuente universal de la Vida, que me vuelve un mendigo siendo yo un príncipe; que me frustra la vivencia de esta suprema verdad: "Yo y el Padre somos uno". (Juan 10:30).

Cuando el hombre consigue vencer la ilusión de que él y sus semejantes son simples ondas, consigue sentirse como si fuera el propio océano. Muere en él lo que es mezquino e imperfecto y entonces se disuelve en el inmenso mar de la perfección y del amor. "Cuando los Diez Mil seres son vistos en su unidad esencial, retornamos al Origen y permanecemos donde siempre estuvimos" (Sem T'sen, citado por Aldous Huxley: *Perennial Philosophy*, Fontana Books).

A esta altura el lector entiende mejor lo que significan las palabras del Iluminado al referirse a los "incapaces de ver". Si todavía no entendió —lo que me parece difícil— considere la poética y divina expresión de *Sri Ramakrishna*: "El sol esparce su luz y su calor sobre el mundo entero, pero él no puede impedir que una nube intercepte

215

sus rayos. De igual forma, en la medida en que el egoísmo envuelva su corazón, Dios no podrá hacer brillar la luz en él".

El mal absoluto es por lo tanto el *ahamkara*, esto es, el egoísmo por el cual el hombre vulgar roba y mata. Enloquecido, cree que solamente él mismo puede generar su propia felicidad, no importando a qué precio. Pero el hombre que venció el *ahamkara*, que realizó este viaje desde *avidya* hasta *vidya*, de la ceguera a la videncia, de la estupidez a la sabiduría, se vuelve éticamente perfecto, y practicará el bien sin sacrificio, o mejor, jubiloso, intensamente jubiloso. Para él no es sacrificio ser bueno. El bien que quiere para sí lo proporcionará a los otros. Se vuelve incapaz de herir a sus semejantes como la mano derecha es incapaz de herir a su hermana, la mano izquierda.

En este punto, nos atrevemos a conceptuar el bien absoluto. Si el mal absoluto y fundamental es el *ahamkara*, el egoísmo, la valorización anómala de mi pequeño yo, el bien absoluto, su antítesis, deberá ser el sentimiento, la vivencia, la experiencia de *unidad*, de *unificación*, de *unión*, de *yoga*. El mal absoluto y fundamental es la esclavitud a lo mundano y al yo ínfimo pero absorbente. El bien absoluto y fundamental es la redentora esclavitud a lo *Divino, al infinito Yo verdadero.*

SUGESTION Y AUTOSUGESTION

El universo existe como una sugestión de la Mente Cósmica. La mente genera la energía y ésta mueve la materia. Esta es la verdad, no solamente en el macrocosmo sino también en el microcosmo, es decir, tanto vale para el plano divino como para el plano humano, desde que el hombre fue hecho a imagen y semejanza de Dios.

Nuestra mente gobierna al cuerpo a través de la sugestión, pero a su vez es pasible de sugestiones que proceden de afuera a través de los sentidos, las palabras, la simpatía, la telepatía.

No levantamos un brazo sin que una orden mental —sugestión— active los nervios y éstos muevan a los músculos. Cualquiera que sea la obra que realizamos se encontraba antes en nuestra mente como un anteproyecto, el cual, mediante la sugestión, va a expresarse como acto. No existen imposibles para la sugestión. No hay límites conocidos para una perfeccionada y concentrada fuerza mental cuando ella sabe *sugerir*. Los practicantes avanzados de judo saben cómo multiplicar la fuerza de un brazo y el peso mismo de su propio cuerpo. En los EE.UU., una señora, tratando de salvar a su hijito, ella sola, esto es, con la fuerza de su amor y la potencia de su mente consiguió levantar un automóvil que aplastaba al pequeño. No existen milagros que la sugestión no pueda hacer.

Lo que somos, buenos o malos, sanos o enfermos, tranquilos o angustiados, alegres o tristes, fuertes o débiles, lo somos por cuenta de las sugestiones que predominan en nosotros. Sean psíquicas, como la empatía; sociales, como la propaganda; sean físicas, como el frío, que nos lleva a vestir ropas abrigadas; sean intelectuales, como las emitidas por profesores, escritores, conferenciantes..., las sugestiones nos envuelven y conducen. Las unas, positivas, engendran nuestro bienestar y progreso espiritual; las otras, por el contrario son deprimentes, negativistas y enfermizas. Al entrar en un cine, por ejemplo, pagamos para recibir sugestiones de la película y con ellas todos los reflejos sobre la unidad psicosomática. Si el filme tiene un mensaje constructivo y bello, ganamos. Las emociones, así como el hígado, gozarán de momentos compensadores. Si, no obstante, se trata de uno de esos dramones llamados "realistas", a base de erotismo y sordidez, terroríficos, violentos y mensajeros del nihilismo, la salud física y el bienestar espiritual son infaliblemente perturbados.

Desde los primeros momentos de la vida, el niño está sometido a sugestiones por parte de los padres y hermanos. Luego llegan las sugestiones de la escuela, del grupo de juego, de la publicidad, de las artes, de las conversaciones, de la imprenta. Y así se forma la personalidad, esta cosa a la cual tenemos como a la más importante de nuestra vida. Nuestro "yosito" se construye por la interacción social, por las sugestiones ambientales.

Si solamente estas sugestiones llegadas de afuera predominaran, entonces diríamos que el ser humano sería irremediablemente condenado, determinado por las fuerzas ambientales, sin posibilidad de romper sus murallas.

El hombre, no obstante, no es el fruto de las sugestiones provenientes de afuera, esto es, de heterosugestiones. Al contrario, es, en toda la naturaleza, el único ser capaz de elegir y hacer sugestiones a sí mismo, es decir, autosugestiones.

Sea por heterosugestiones, sea por autosugestiones, el hombre llamado normal actúa, piensa, siente, se mueve, sufre, se cura, se alegra o se entristece, salta de alegría o se abate, lucha o se entrega, ama u odia, vive y muere bajo el influjo de las sugestiones anidadas en los distintos planos mentales. Las más poderosas, exactamente por ser ignoradas, son las que residen en lo insondable del inconsciente, originadas casi siempre en los días de la infancia.

El ser humano común, desde sus primeros años de vida, es educado para tener miedo a la enfermedad, al pecado, al *ángel de las tinieblas*, a la muerte, al dolor, al error... Desde la infancia, gracias al erróneo concepto de la humildad, los padres infunden al hijo la convicción de que es *hijo del pecado*, imperfecto, falible, débil, ignorante y desamparado, por lo tanto, lo diametralmente opuesto a Dios, que es perfecto, sabio, bondadoso, omnipotente y omnisciente, que reside intangible, muy lejos, muy alto, ·más allá de las nubes, atento para castigar o premiar... Esta es la sugestión predominante en cierto tipo de educación religiosa. Es incluso considerado como una buena práctica y de mucho valor religioso acentuar repetidamente en las oraciones, que realmente actúan como sugestiones negativas, cosas como éstas: "Perdona, Padre, a este pecador e ínfima criatura, indigno de Tu amor..."

La sugestión termina por realizarse. Tarde o temprano, aquel que se acostumbra a afirmarse pecador e ínfimo, terminará siendo ambas cosas.

En Yoga, la potencia de la sugestión está sabiamente dirigida en sentido positivo. "Yo soy Tú. Tú eres Yo", repite el yoguin. "Yo soy Tu hijo, hecho por Ti a Tu imagen y semejanza, por lo tanto soy un heredero de la perfección y de la felicidad", se dice a sí mismo en sus meditaciones y, cuando más convencido, más próximo está a la realización.

Para la Christian Science, el hombre solamente no es divino, omnipotente y omnisciente, por hallarse bajo el imperio de la sugestión negativa que lo califica como enfermo y pecador, porque cada uno tiene más fe en la materia, en el error, en la pobreza y en la muerte que en el espíritu, en la verdad, en el poder, en la vida.

El hombre tiene que mudar el contenido de la mente. Debe sustituir la convicción de que es pecador por la de que es hijo del Bien;

la de que Dios está alejado e inaccesible, por la fe en su presencia en todas partes (¿y por qué no en nosotros mismos?). Tal sustitución no se puede hacer en un minuto. El contenido negativo llevó muchos años para hacerse. Es la herencia de raza y sedimento de siglos de creencias erróneas. Sus raíces son muy profundas. Tiene, por lo tanto, cómo resistir a la acción sanadora de la autosugestión positiva.

Esta, en cuanto no llega al inconsciente, venciendo la advertencia, continuará improductiva. Mientras no llegue al plano superconsciente, ¿cómo podrá redimir? La perseverancia, la confianza en el éxito, la convicción de la verdad que ella representa, y la ausencia absoluta de ansiedad garantizan la eficiencia y la victoria definitivas.

En el comienzo, es natural por lo tanto que, no obstante la buena intención del practicante, la autosugestión positiva, la curadora, por ejemplo, sea anulada por las sugestiones contrarias actuantes en el inconsciente. Los imperceptibles resultados iniciales decepcionan, y pueden generar descreimiento. No se desanime por eso. No se puede, en las primeras tentativas, vencer un dolor de muelas simplemente con decir convencido: "Va a pasar, va a pasar". . .

Nunca se debe hacer una autosugestión y quedar ansioso a la espera de los resultados. Ni es aconsejable hacer referencia a determinada enfermedad de la que se desea la cura. Es más inteligente afirmar la salud que negar la enfermedad, afirmar la serenidad que negar el miedo. . . Más inteligente todavía es la autosugestión en términos generales, esto es, en vez de afirmar "mi salud mejora" es preferible decir, como aconseja el método Coué: "Bajo todos los aspectos, yo mejoro cada día". Mientras tanto, todavía más sabio que todo eso es decir como el yoguin: "Yo soy Él y Él es yo".

La plegaria jamás debería ser una serie de pedidos de naturaleza particular anticipada por un ruego en términos piadosos. La verdadera oración es un acto de amor, un gesto de autodonación, de intensa comunión, de vivencia profunda, confianza, una afirmación de identidad. . . La oración auténtica salva al hombre de su normal estado de hipnosis y de viejas sugestiones pesimistas. Solamente entonces el hombre se siente Unido y Salvado.

Encontré en Paramahansa Yogananda aquello que, sin dejar de ser una linda poesía, podríamos conceptuarla como una oración yogui, un ruego perfecto.

Transfórmela el lector en ritual diario.

Repítala. Haga que penetre en todos los planos de la conciencia.

Vívala con la integridad de su ser.

Para un mejor efecto, ponga atención en las recomendaciones que siguen [1] :

1. Siéntese vuelto hacia el Norte o hacia el Oriente. Los ojos dulcemente cerrados, las manos en la rodillas, las palmas para arriba.

2. Cierre los ojos, relájese completamente y concentre la atención en varias partes del cuerpo a las que se refiere durante sus afirmaciones.

3. Mantenga la verticalidad de la columna. Haga en seguida tres respiraciones profundas, pensando al inspirar que inhala las energías y las virtudes curativas que necesita, así como la tranquilidad absoluta. Cada vez que espire, convénzase de que está expulsando lo que daña y perturba el organismo y la mente.

4. Conserve la inmovilidad, relajadamente. Elimine todo pensamiento inquietante y procure alejar las sensaciones como peso, temperatura, sonidos. . .

5. Llene la mente con devoción, voluntad y confianza. Viva intensamente la convicción de que la Ley Divina actúa y es omnipotente, mientras no sea objetada por la duda o por la falta de fe.

6. *Olvídese completamente de la clase de cura que está buscando. Sepa que Dios es suficientemente sabio y bondadoso para socorrerlo de la manera más eficiente. No piense en la enfermedad. Piense en su cura perfecta, suave, definitiva. Sienta que, a cada palabra suya, la recuperación progresa. . .*

7. Diga con unción:

En cada altar de sentimiento,
de pensamiento y voluntad,
oculto moras Tú,
oculto moras Tú,
pues Tú eres sentimiento, voluntad y pensamiento,
Tú, que los guías,

[1] Cuando no se siente absoluta comodidad en una de las *asanas* de meditación medite en una poltrona donde, con las espaldas apoyadas pero conservando la verticalidad del tronco, pueda permanecer más de una hora sin sentir el cuerpo.

220

haz que sepan seguirte, haz que Te sigan,
para que sean como Tú eres.
En el templo de la conciencia,
la luz, Tu luz, tiene estado siempre,
pero no supe verla.
El templo resplandece y está íntegro.
Soñé que lo minaban
el miedo, la ansiedad, la ignorancia.
Ahora que me despertaste,
ahora, que me tienes despierto,
encuentro el templo íntegro,
Encuentro el templo íntegro,
y en él quiero adorarTe,
y en él quiero adorarTe.
AmoTe en el corazón,
AmoTe en la estrella y en los seres humanos,
AmoTe en todos los animales y las plantas,
en las células de mi cuerpo.
Y, en el cuerpo, en la estrella, en la nebulosa...
quiero adorarTe.
Quiero adorarTe en todas partes.
Tu voluntad divina,
que se hace humana en mí,
brilla en mí, brilla en mí.
Querré y desearé,
pensaré y actuaré,
guiado siempre por Ti.
Querré y actuaré
con voluntad plena, pleno de Ti.

Haznos como niños, Padre,
pues de ellos es Tu Reino.
Tú nos quieres perfectos.
Como eres Tú perfecto, así lo somos,
en cuerpo, en mente y en salud,
igual a lo que Tú eres.
Tú eres perfecto, Padre,
y somos hijos tuyos.

Tú estás en todas partes,
y donde estás está la perfección.
Tú estás en el altar de cada célula,
en cada célula de mi cuerpo.
Mis células son sanas;
mis células son sanas y perfectas.
Haz que yo Te sienta en ellas,
en todas ellas, en cada una de ellas.

Oh, Vida de Mi Vida, Tú eres sano,
y estás en todas partes:
en mi cerebro, en mi corazón,
en mis ojos, en mi rostro;
así como en mis miembros.
Tú mueves mis pies.
Son sanos y perfectos.
Estás en mi piel, membranas, mucosas...
Están todas sanas, perfectas.
Tú centelleas en mi médula.
Está sana. Es perfecta.
Fluyes por mis nervios.
Son perfectos y sanos.

Por mis venas y arterias Tú circulas;
están sanas y perfectas.
Estás en mi estómago y en todas mis entrañas;
están sanas y perfectas.
La salud y la perfección moran
en mis vísceras, aparatos y tejidos,
pues Tú las animas y sustentas,
Todo mi cuerpo está santo y perfecto;
Tú en él resides.

Tú eres mío y yo soy Tuyo
Tú eres yo. Yo soy Tú.
Eres mi cerebro.
El está lúcido y sano, pues Tú eres la luz y la salud.
Mi imaginación tiene poder creador;

Yo estoy sano o enfermo,
cuando así lo pienso.
Cada día, cada hora,
tengo salud mental y física.
Yo estoy sano y alegre.
Yo estoy sano y feliz.
Soñé que me encontraba enfermo,
pues soy tu hijo,
Era apenas un sueño.
Hasta aquí estaba apenas soñando
que estaba enfermo.
Estoy sano. Estoy perfectamente sano.
Hazme, Padre, sentir
tu vibración de amor,
pues soy tu hijo.
pues, bueno o malo, soy tu hijo.
Hazme, Padre, sentir
la vibración de Tu salud,
y conocer Tu sabia voluntad.

Adaptación de "Afirmaciones Científicas" de Paramahansa Yogananda.

LO QUE ES JUSTO ESPERAR DEL YOGA

Le damos toda la razón a quien pretende mejorar sus condiciones físicas y psicológicas con el Yoga. Usted podrá recoger esos frutos. Su cuerpo rejuvenecerá como lo desea. Los signos de decadencia física, propia de la edad avanzada, seguramente serán retardados o sustituidos por el aspecto juvenil que da encanto a las personas jóvenes. Las adiposidades desaparecerán. El color rosado y sano brillará en su rostro. Las líneas elegantes, el tórax desarrollado, la armonía de los gestos, el porte erguido, todo lo que embellezca a la figura se encontrará a su disposición. En el plano psicológico, alcanzará, concomitantemente, otras tantas ventajas. Al tratar de cada *asana* y de cada *pranayama*, hice referencia a sus ventajas terapéuticas. Esas referencias fueron tomadas de tratados respetables así como de mis experiencias con millares de casos.

Tan notorias y seguras son las ventajas del Yoga, que atraen hoy una infinidad de aficionados en todo el mundo. Como usted y yo, hombres y mujeres, jóvenes, viejos y personas de todas las categorías sociales y profesionales se entregaron ávidamente a su práctica. ¿Qué pretenden?

Una propaganda intensa y eficaz ha divulgado al Hatha Yoga. El conocimiento que se ha divulgado, mientras tanto, es en cierta forma infiel. El Hatha Yoga ha sido presentado como una verdadera panacea, capaz de recomponer servilmente la salud y el físico de quien precisa de ellos para sus triunfos mundanos. Los artistas de cine, algunos elementos de la "society", algunas personas ociosas del mundo occidental abrazaron el Yoga, que se transformó más en pasatiempo, manía, moda, diversión o lo que fuera... Evidentemente una desfiguración lamentable. Tales hombres y mujeres desean del Yoga solamente las ventajas, al mismo tiempo que se escabullen del austero comportamiento y de las implicaciones de orden espiritual. Tontos verdaderos, embriagados por lo más evidente y lo más fácilmente deseable, practican el Yoga como quien juega a un nuevo tipo de naipe, como quien va a la sauna o al salón de belleza.

Igualmente a estas personas el Yoga les hace bien en el plano físico. No hace todo el bien que debería hacer, en virtud de que no actúa más profundamente en el plano psicoespiritual. Lo que un diletante consigue practicando *asanas* por motivos deportivos o estéticos es mucho menos de lo que ganaría si, al mismo tiempo que hiciera las técnicas, también amase al prójimo, ayudase a los otros y se comportase con dignidad. La salud y la plástica de una estrella de cine naturalmente mejoran con los ejercicios, pero mucho menos de lo que si ella transformase su vida en una permanente ofrenda a Dios. Los frutos más dulces del árbol del Yoga solamente pueden ser cosechados en las ramas más altas y más tiernas, por lo tanto impracticables para aquellos cuyo egoísmo pesa una tonelada. Me refiero a las realizaciones, a las experiencias y a las vivencias más trascendentes y liberadoras. Los diletantes se contentan con recoger los frutos del suelo que los pájaros desprecian.

Cuentan que un tonto, al comer bananas, devoraba las cáscaras y tiraba la pulpa. De la misma forma, las personas vanidosas se ilusionan diciendo que practican Yoga. Algunas llegan hasta llamarse *yoguins* cuando apenas se contentan con resultados superficiales.

Si en el plano físico el Yoga desfigurado apenas ofrece ventajas menores, en el plano ético-espiritual llega hasta ser maléfico y luciferino. El lector ha comprobado que alimentar el *ahamkara* es la fuente de todos los pecados, de toda la fragilidad, dolor y angustia. Al mismo tiempo, es causa y efecto de la vanidad, de la codicia, de la inquietud, de las vicisitudes; el *ahamkara* nos mantiene alejados de la *casa paterna*. Todo lo que contribuye a ilusionar y crear el apego al yo superficial; todo lo que contribuye a generar nuevos engaños y prisiones nuevas; todo, en fin, lo que lleva a creer que el hombre es nada más que su posición social, sus victorias profesionales o artísticas, que es un montón de recuerdos, imágenes e ideas; todo lo que haga al hombre considerarse a sí mismo un frágil conjunto temporario de experiencias psicosociales y moléculas químicas todo lo que lo aleja del *objeto último —la unificación—* no es más que un peligroso enemigo. El Hatha Yoga mal utilizado puede ser este enemigo.

Es cierto que moriremos. Es cierto que estamos sujetos a enfermedades, accidentes, envejecimiento y dolor. Por más milagroso que sea el Hatha Yoga no nos salva de estas cosas. Además, no son males. Son fenómenos naturales. "La enfermedad es el tributo que pagamos por morar en el cuerpo", recuerda Ramakrishna. Los sufrimientos nos son, no solamente naturales sino también necesarios. ¿Por qué nos perturbamos cuando llegan y por qué tratamos de huir de ellos? Es también el muy amado *Ramakrishna* quien nos enseña: "Es preciso calentar el hierro muchas veces y martillarlo mucho tiempo antes de que se transforme en acero templado. Y solamente entonces es posible darle la forma que se desea y hacer de él una filosa espada. De la misma manera, un hombre debe pasar varias veces por la fragua de las tribulaciones, debe ser abatido por las persecuciones del mundo antes de volverse humilde, puro y capaz de ascender a la presencia de Dios"

¿Cuál es la actitud más sabia que se debe mantener en la enfermedad y frente al envejecimiento? ¿Temerlos? ¿Tratar de huir?

Debemos cumplir con todo lo que es posible y razonable con el fin de preservar la salud y las energías de la juventud. No debemos, mientras tanto, hacer depender nuestra felicidad de tales cosas. No debemos desesperar al caer enfermos. No es conveniente que nos entreguemos al abatimiento cuando perdemos los cabellos o notamos arrugas en el rostro. La Sabiduría Universal enseña que solamente el espíritu es eterno. Solamente él puede servir de apoyo de nuestra felicidad.

"Todo aquel que escucha estas palabras mías y las observa, será comparado a un hombre prudente que edificó su casa sobre la roca. Cayó la lluvia, vinieron torrentes, soplaron vientos que golpearon con ímpetu contra aquella casa, y ella no cayó pues estaba edificada sobre la roca. Pero todo aquel que oiga mis palabras y no las observa será comparado con un hombre necio que edificó su casa sobre la arena. Cayó la lluvia, llegaron los vientos y golpearon con ímpetu contra aquella casa, y ella cayó; y fue grande su ruina." (Mat. 7:24) Edifiquemos por lo tanto la nuestra sobre la roca eterna del espíritu.

Hay individuos que se dedican al Yoga en busca de *siddhis,* esto es, poderes supranormales. Esta es otra forma de desvirtuar al Yoga y de cosechar desengaños. A nadie le es lícito hacerse aprendiz de hechicero. Tales pretensiones son antinaturales y además distraen al discípulo de su verdadero objetivo. Dice *Krishna a Arjuna:* "Podéis estar seguros que un hombre que se esfuerza para obtener los poderes psíquicos no realiza a Dios. El ejercicio de esos poderes implica el *ahamkara,* el egoísmo, que es un obstáculo en el camino de la realización".

Quiero que mi lector entienda que, si con la práctica del Hatha Yoga aspira a ganancias mundanas y ligadas con el *ahamkara,* esto es, ganancias egoístas, acumula futuras decepciones y está perdiendo terreno en la gran tarea de su existencia: la liberación, el Reino de los Cielos, el "regreso a la casa paterna".

En el Hatha Yoga, como en todo, debemos comportarnos según el precepto evangélico: "Procurad en primer lugar el reino de Dios y su justicia, y todas las otras cosas nos serán dadas por añadidura". Si lo practicamos con esta disposición, solamente sacaremos provecho y ningún daño.

"Si conocieres lo *Unico,* conoceréis el todo. Los ceros que se colocan después de la cifra 1 se vuelven centenas de millares. Pero si borras la cifra 1 nada quedará". (*Ramakrishna*). Salud, belleza, energía, poderes ocultos, realizaciones eficientes mundanas, todo lo que en fin el Hatha Yoga proporciona son apenas ceros. Ceros y más ceros alineados no hacen más que cero, si no están precedidos por el "1" de la realización *Yoga* o *Integración.*

VAMOS A LA PRACTICA

PROGRAMAS

Las diferentes técnicas (*asanas* y *pranayamas*) no pueden ser ejecutadas indiscriminadamente. Por el contrario, puede llegar a ser peligroso no atender a la progresividad, dosificación o combinación más conveniente de las distintas técnicas. Es necesario seleccionarlas con prudencia, teniendo en cuenta aquellas que se complementan, las que están contraindicadas de acuerdo con las condiciones orgánicas del practicante. Cuando se tiene la buena suerte de ser orientado por su *guru* (maestro), éste prescribe el régimen adecuado y todo se desarrolla a las mil maravillas. Esto, no obstante, es raro. A los que se guían por los libros, les queda recurrir a las tablas de lecciones.

Los programas que se planean más adelante no son más que sugestiones para personas maduras, físicamente normales. Fueron elaboradas con el cuidado necesario para no desanimar al neófito con exigencias que están más allá de sus posibilidades. Así es que cada lección siempre contiene técnicas preparatorias seguidas de otras más difíciles. También la dosis es progresiva. Nuevamente lo pongo en evidencia, se trata apenas de una sugerencia de carácter general. Es fácil comprobar que los primeros programas tienen una duración menor y menos variedad de *asanas* y *pranayamas*. Solamente en las últimas lecciones se han previsto los ejercicios más difíciles. A éstos se los puede ejecutar cuando el cuerpo ya ha sido sometido al entrenamiento previo de los programas precedentes.

El practicante debe repetir cada lección tantas veces cuantas juzgare necesarias para su perfeccionamiento. La primera, por ejemplo, puede ser repetida durante una quincena por un practicante con mayor flexibilidad o durante dos meses o más por una persona anciana o gorda. No hay prisa en la escala de lo Eterno. Cada sesión debe ser realizada puntualmente, cada día, si es posible a la misma hora.

En cada sesión se debe distinguir: 1) una fase de calentamiento del cuerpo y desobstrucción de las narinas, llamada "tentativas y ensayos de técnicas", en la cual el practicante, con el cuidado correspondiente, procura aproximarse a la ejecución de las *asanas*, ejercicios todavía no incluidos en lecciones anteriores; 2) una fase llamada *pranayamas*, que es destinada al dominio de las técnicas respiratorias así como de las *asanas* sentadas (apropiadas para la meditación y los ejercicios respiratorios); 3) una fase destinada a las *asanas* y técnicas varias; 4) un período de relajamiento, donde el practicante establece las condiciones de equilibrio y paz orgánica y psicológica; 5) el coronamiento de la sesión —la práctica de la meditación— razón de ser de las etapas anteriores.

La primera fase, que en las primeras sesiones dura 5 minutos, se va poco a poco acortando. Con ella los músculos se van calentando y las fosas nasales desobstruyéndose. No pase a la fase siguiente si todavía está fatigado.

Para la ejecución de *pranayamas* se prescriben las posturas sentadas. En cada lección se han previsto *asanas* diferentes con el fin de ir familiarizando al practicante que, no obstante, puede escoger con toda libertad aquellas que le resultaren más confortables.

Las asanas de cada lección fueron previstas de tal manera que se conserva la variedad y se promueve el perfeccionamiento de la ejecución. La dosis y la duración se prevén, repito, en términos generales. Si un practicante, por ejemplo, queriendo mitigar un dolor lumbar y sentirse bien con una *asana* de flexión desea prolongarla un poco más, que lo haga. Si otro practicante siente que ella le resulta desagradable, suspéndala y sustitúyala, o manténgala por menos tiempo.

Estas lecciones son un largo camino y no una tarea obligatoria.

En la penúltima fase, entréguese a las delicias del *shavasana*, relajándose profundamente, lo que producirá las condiciones favorables para la meditación, coronamiento de toda la tarea.

La meditación tiene por objeto hacer encontrar al hombre con su propia esencia, su *verdadero Yo*, mediante la superación de su egoísmo, o *ahamkara*. Esta última etapa es de interiorización. De aislamiento de los sentidos y comunicación con lo *Divino*. En estas dos etapas finales el practicante puede (y debe), sobrepasando los cinco minutos, permanecer todo el tiempo que pueda. Esto solamente le hará bien. Si, por la meditación, usted consigue aproximarse al inefable reino de la paz, no saldrá de allí por imposiciones que no sean de hecho relevantes para su vida profesional o social.

Considero un régimen ideal dos sesiones por día. La primera matinal. En aquella hora en que la algazara de los pájaros saluda el día que nace. La otra al crepúsculo. Esta última es la prescrita en nuestros programas. La sesión matutina debería, en lo posible, obedecer más o menos el siguiente plan:

a) Después de la higiene matinal, incluso la evacuación, realice un ciclo de siete respiraciones completas y rítmicas y tres respiraciones polarizadas en una de las posturas sentadas;

b) Ejecute la "salutación al sol" [1];

c) Realice *nauli* tres veces. Si todavía no ha dominado esta difícil técnica, sustitúyala por el *uddiyana bandha* o succión abdominal;

d) Por algunos minutos ejecute una de las posiciones invertidas.

El simple despertar de un yoguin es en sí mismo un ritual para la felicidad. Al abrir las cortinas de la conciencia, el primer contácto con la llamada realidad debe señalarse con un acto de amor y de gratitud hacia el Creador. Un sentimiento de profunda alegría y desperezamiento de todo el cuerpo debe preceder su día. Haga como los pájaros. Cante, dentro de la catedral de su alma, el más hermoso de todos los salmos: "Yo soy *Tú*".

En los cuadros que siguen, uno para cada ejercicio, usted podrá localizar el nombre original, la traducción o designación en castellano, la página donde se halla escrito y la foto que lo representa.

---

[1] Si la nariz hubiera amanecido obstruida, practique las dos primeras fases. La "salutación al sol" servirá para desobstruirla.

CUADRO GENERAL DE LAS TECNICAS

Categoría	Designación	DENOMINACION EN: Sánscrito	DENOMINACION EN: Castellano	Página	Foto
PRANAYAMAS	Rc		Respiración completa	80	3 y 4
	P. 1	Kumbhaka	Respiración rítmica	84	
	P. 2	Sukha-Purvak	Respiración polarizada	85	5
	P. 3	Kapalabhati		86	
	P. 4	Ujjayi		87	
	P. 5	Bhastrika	El fuelle	88	
	P. 6		Respiración de limpieza	89	
	P. 7		Soplo Ha	90	
	P. 8		Tónico de los nervios	91	
	P. 9	Sitkari		91	
	P. 10	Sitali		92	
	P. 11	Suryabhada-Kumbhakka		92	
ASANAS	A	Suryanamaskar	Salutación al sol	96	7 a 14
	A. 1	Sukhasana	Postura fácil	100	15
	A. 2	Vajrasana	Pose del diamante	101	16
	A. 3	Virasana	Postura de héroe	101	17
	A. 4	Swastikasana	Pose auspiciosa	101	18
	A. 5	Padmasana	Loto	102	19
	A. 6	Siddhasana	Pose perfecta	103	20
	A. 7	Yoga-mudra	Símbolo del Yoga	104	21 a 26
	A. 8	Maha-mudra	El gran símbolo	106	27
	A. 9	Paschimotana-sana	La pinza	106	28
	A. 10	Padahasthasana	Pose de cigüeña	107	29
	A. 11	Ardha-bhujanga-sana	Preparatoria de la Pose de cobra	108	30 a 32
	A.11b	Ardha-bhujanga-sana	Pose de esfinge	108	33
	A. 12	Bhujangasana	Pose de cobra	109	34
	A. 13	Ardha-shalabha-sana	Media pose de langosta	110	35
	A. 14	Shalabhasna	Pose de langosta	111	36
	A. 15	Dhanurasana	Pose de arco	112	37
	A. 16	Chakrasana	Pose de rueda	112	38
	A. 17	Pristhasana	Pose revirada	113	39 y 40

230

231

Aprovechando la experiencia, la cooperación, las sugerencias de los lectores que se empeñaron en el cumplimiento exacto de los programas semanales previstos en las ediciones anteriores, en ésta introduzco algunas variaciones que, estoy convencido, aumentarán la eficiencia del método del "Yoga sin Maestro" enseñado por este libro.

CUADRO GENERAL DE LAS LECCIONES

Nº	Designación	DENOMINACION EN: Sánscrito	DENOMINACION EN: Castellano	Página	Foto	Duración o número de veces
			Primera lección			
1			Tentativas y ensayo de las asanas			5 mm.
2			Ejercicio de respiración diafragmática	78	2	5-10 veces
	A. 1	Sukhasana	Postura fácil	100	15	
3	P. 3	Kapalabhati		86		3 vueltas
	A. 1	Sukhasana	Postura fácil	100	15	
4	A. 22	Vakrasana	Pose de torsión	117	49	3 veces
5	A. 10	Padahasthasana	Pose de cigüeña	107	29	3 veces
6	A. 17	Pristhasana	Pose revirada	113	39 y 40	3 veces
7	A. 20	Trikonasana	Pose del triángulo	116	46 y 47	3 veces
8	A. 28	Viparita-karani	Pose de guadaña	128	60	3 veces
9	A. 18a	Ardha-matsyasana	Media pose de pez	113	43	3 veces
10	A. 24	Ardha-vrikhasana	Media pose de árbol	119	52	1 mn.
11	E. 6	Shavasana	Relajamiento	195	81	5 mn.
12	A. 1	Sukhasana	Meditación en A. 1 Postura fácil	100	15	Más de 5 mn.
			Segunda lección			
1			Tentativas y ensayos de asanas			5 mn.
2	P. 3	Kapalabhati en		86		3 vueltas
	A. 1	Sukhasana o Vajrasana	Postura fácil	100	15	
	A. 2	jrasana	Pose de diamante	101	16	

232

N°	Desig-nación		DENOMINACION EN:		Pá-gina	Foto	Duración o número de veces
		Sánscrito	Castellano				
3	P. 6		Respiración de lim-pieza		89		3 veces
	P. 10	Sitali			92		3 veces
	A. 1	en Sukhasana	Postura fácil		100	15	
	A. 2	o Vajrasana	Pose de diamante		101	16	
5	A. 13	Ardha-shalabha-sana	Media pose de lan-gosta		110	35	3 veces
6	A. 8	Maha-mudra	El gran símbolo		106	27	3 veces
7	A. 21	Chandrasana	Pose lunar		116	48	3 veces
8	A. 22	Vakrasana	Pose de torsión		117	49	3 veces
9	A. 18a	Ardha-Matsyasan na	Media pose de pez		113	43	3 veces
10	A. 24	Ardha-vrikhasa-na	Media pose de árbol		119	52	1 mn.
11	E. 6	Shavasana	Relajamiento		195	81	Más de 5 mn.
12			Meditación en A. 1				Más de 5 mn.
	A. 1	o Shukhasana	Postura fácil		100	15	
	A. 3	Virasana	Postura de héroe		101	17	

			Tercera lección:				
1			Tentativas y ensayos de asanas				5 mn.
2	P. 5	Bhastrika en	El fuelle		88		3 vuel-tas
	A. 3	Virasana	Postura de héroe		101	17	
3	P. 7		Soplo de Ha		90		3 veces
4	P. 8		Tónico de los nervios		91		3 veces
5	A. 10	Padahasthasana	Pose de cigüeña		107	29	
6	A. 11b	Ardha-bhujan-gasana	Pose de esfinge		108	33	3 veces
7	A. 20a	Trikonasana (Var. 1)	Pose del triángulo		116	46 y 47	3 veces
8	A. 19	Supta-vajrasana	Estiramiento sobre el suelo		115	45	30 seg.
9	A. 24	Ardha-vrikhasa-na	Media pose de árbol		119	52	1 mn.
10	A. 28	Viparita-karani	Pose de guadaña		128	60	1 mn.
11	E. 6	Shavasana	Relajamiento		195	81	Más de 5 mn.

Nº	Desig-nación Sánscrito	DENOMINACION EN: Castellano	Pá-gina	Foto	Duración o número de veces
12	A. 2 Vajrasana	Meditación en A. 2 Pose de diamante	101	16	Más de 5 mn.

		Cuarta lección			
1		Tentativas y ensayos de asanas			5 mn.
2	P. 5 Bashtrika en	El fuelle	88		3 vuel-
	A. 3 Virasana	Postura de héroe	101		tas
3	P. 9 en Sitkari		91		3 veces
	A. 2 Vajrasana	Pose de diamante	101	16	
4	P. 6	Respiración de lim-pieza	89		3 veces
5	A. 8 Maha-mudra	El gran símbolo	106	27	3 veces
6	A. 11b Ardha-bhujan-gasana	Pose de esfinge	108	33	3 veces
7	A. 20 Trikonasana	Pose de triángulo	116	46 y 47	3 veces
8	A. 22 Vakrasana	Pose de torsión	117	49	3 veces
9	E. 1 Simhasana	Pose de león	138	76	3 veces
10	A. 28 Viparita-karani	Pose de guadaña	128	60	2 mn.
11	E. 6 Shavasana	Relajamiento	195	81	Más de 5 mn.
12		Meditación en A. 1			Más de
	A. 1 Sukhasana	Postura fácil	100	15	5 mn.

		Quinta lección			
1		Tentativas y ensayos de asanas			5 mn. 3 veces
2	P. 4 Ujjayi en		87		
	A. 1 Sukhasana	Postura fácil	100	15	
3	P. 3 Kapalabhati en		86		3 vuel-tas
	A. 1 Sukhasana	Postura fácil	100	15	
4	P. 7	Soplo Ha	90		3 veces
5	A. 9 Paschimotana-sana	La pinza	106	28	3 veces
6	A. 17 Pristhasana	Pose revirada	113	39 y 40	3 veces
7	A. 20 Trikonasana	Pose del triángulo	116	46 y 47	3 veces
8	A. 18a Ardha-matsyasa-na	Media pose de pez	113	43	3 veces
9	A. 7 Yoga-mudra	Símbolo de Yoga	104	21 a 26	3 veces

234

N°	Desig-nación	DENOMINACION EN: Sánscrito	Castellano	Página	Foto	Duración o número de veces
10	A. 28	Viparita-karani	Pose de guadaña	128	60	2 mn.
11	E. 6	Shavasana	Relajamiento	195	81	Más de 5 mn.
12			Meditación en A.2 o A. 3			
	A. 2	Vajrasana	Pose de diamante	101	16	Más de
	A. 3	Virasana	Postura de héroe	101	17	5 mn.

Sexta lección

N°	Desig-nación	Sánscrito	Castellano	Página	Foto	Duración o número de veces
1			Tentativas y ensayos de asanas			5 mn.
2	P. 5	Bhastrika en	El fuelle	88		3 vuel-
	A. 2	Vajrasana	Pose de diamante	101	16	tas
3	P. 10	Sitali en		92		
	A. 2	Vajrasana	Pose de diamante	101	16	3 veces
4	P. 7		Soplo Ha	90		3 veces
5	A. 10	Padahasthasana	Pose de cigüeña	107	29	3 veces
6	A. 31	Ardha-shirsha-sana	Pose del delfín	135	70	3 veces
7	A. 19	Supta-vajrasana	Estiramiento sobre el suelo	115	45	1 mn.
8	A. 22	Vakrasana	Pose de torsión	117	49	3 veces
9	A. 21	Chandrasana	Pose lunar	116	48	
10	A. 28	Viparita-karani	Pose de guadaña	128	60	2 mn.
11	E. 6	Shavasana	Relajamiento	195	81	Más de 5 mn.
12			Meditación en A. 1			Más de
	A. 1	Sukhasana	Postura fácil	100	15	5 mn.

Séptima lección

N°	Desig-nación	Sánscrito	Castellano	Página	Foto	Duración o número de veces
1			Tentativas y ensayos de asanas			5 mn.
2	P. 3	Kapalabhati en		86		3 vuel-
	A. 3	Virasana	Postura de héroe	101	17	tas
3	P. 11	Suryabhada-kumbhaka		92		
	A. 2	Vajrasana	Pose de diamante	101	16	
4	P. 8		Tónico de los nervios	91		3 veces
5	A. 7	Yoga-mudra	Símbolo del yoga	104	21 a 26	3 veces
6	A. 11b	Ardha-bhujan-gasana	Pose de esfinge	108	33	3 veces

235

N°	Desig-nación	Sánscrito	DENOMINACION EN: Castellano	Pág gina	Foto	Duración o número de veces
7	A. 20	Trikonasana	Pose del triángulo	115	46 y 47	3 veces
8	A. 22	Vakrasana	Pose de torsión	117	49	3 veces
9	A. 24	Ardha-vrikhasana	Media pose de árbol	119	52	1 mn.
10	A. 28	Viparita-karani	Pose de guadaña	128	60	3 mn.
11	E. 6	Shavasana	Relajamiento	195	81	Más de 5 mn.
12			Meditación en A. 1			Más de
	A. 1	Sukhasana	Postura fácil	100	15	5 mn.

			Octava lección			
1			Tentativas y ensayos de asanas			5 mn.
2	Rc.		Respiración completa	80	3 y 4	3 veces
	A. 1	en Sukhasana	Postura fácil	100	15	
3	P. 4	en Ujjayi		87		3 veces
	A. 2	Vajrasana	Pose de diamante	101	16	3 veces
4	P. 8		Tónico de los nervios	91		3 veces
5	A. 15	Dhanurasana	Pose del arco	112	37	3 veces
6	A. 8	Maha-mudra	El gran símbolo	106	27	3 veces
7	A. 20a	Trikonasana (Var. 1)	Pose del triángulo	116	47	3 veces
8	A. 19	Supta-vajrasana	Estiramiento sobre el suelo	115	45	1 mn.
9	A.18a	Ardha-matsyasa-na	Media pose de pez	113	43	3 veces
10	A. 28	Viparita-karani	Pose de guadaña	128	60	2 mn.
11	E. 6	Shavasana	Relajamiento	195	81	Más de 5 mn.
12			Meditación en A. 3			Más de
	A. 3	Virasana	Postura de héroe	101	17	5 mn.

			Novena lección			
1			Tentativas y ensayos de asanas			5 mn.
2	Rc	R	Respiración completa	80	3 y 4	4 veces
	A. 2	en Vajrasana	Pose de diamante	101	16	
	P. 10	en Sitali		92		3 veces
	A. 3	Virasana	Postura de héroe	101	17	
4	A. 6	Sidhasana	Pose perfecta	103	20	3 veces
5	A. 10	Padahasthasana	Pose de cigüeña	107	29	3 veces
6	A. 15	Dhanurasana	Pose del arco	112	37	3 veces
7	A. 7	Yoga-mudra	Símbolo del Yoga	104	21 a 26	3 veces

N°	Desig-nación Sánscrito	DENOMINACION EN: Castellano	Pá-gina	Foto	Duración o número de veces
8	A. 22 Vakrasana	Pose de torsión	117	49	3 veces
9	A. 24 Ardha-vrikhasa-na	Media pose de árbol	119	52	1 mn.
10	A. 28 Viparita-karani	Pose de guadaña	128	60	2 mn.
11	E. 6 Shavasana	Relajamiento	195	81	Más de 5 mn.
12		Meditación en A. 1			Más de
	A. 1 Sukhasana	Postura fácil	100	15	5 mn.

Décima lección

N°	Desig-nación Sánscrito	DENOMINACION EN: Castellano	Pá-gina	Foto	Duración o número de veces
1		Tentativas y ensayos de asanas			5 mn.
2	P. 7	Soplo Ha	90		3 veces
3	Rc	Respiración completa	80	3 y 4	5 veces
	A. 1 en Sukhasana	Postura fácil	100	15	
4	P. 9 en Sitkari		91		3 veces
5	A. 4 Swatikasana	Pose auspiciosa	101	18	
	A. 9 Paschimotasanasana	La pinza	106	28	3 veces
6	A. 12 Bhujangasana	Pose de cobra	109	34	3 veces
7	A. 20a Trikonasana (Var. 1)	Pose triangular	116	47	3 veces
8	A. 22 Vakrasana	Pose de torsión	117	49	3 veces
9	A. 24 Ardha-vrikhasana	Media pose de árbol	119	52	1 mn.
10	A. 29 Sarvangasana	Pose sobre los hombros	130	61 a 65	1 mn.
11	E. 6 Shavasana	Relajamiento	195	81	Más de 5 mn.
12		Meditación en A. 1			Más de
	A. 1 Sukhasana	Postura fácil	100	15	5 mn.

Undécima lección

N°	Desig-nación Sánscrito	DENOMINACION EN: Castellano	Pá-gina	Foto	Duración o número de veces
1		Tentativas y ensayos de asanas			5 mn.
2	P. 8	Tónico de los nervios	91		3 veces
3	Rc	Respiración completa	80		3 y 4 veces
	A. 1 en Sukhasana	Postura fácil	100	15	6 veces
4	P. 10 en Sitali		92		3 veces
	A. 4 Swastikasana	Pose auspiciosa	101	18	

237

N°	Desig- nación / Sánscrito	DENOMINACION EN: Castellano	Pá- gina	Foto	Duración o número de veces
5	A. 8 Maha-mudra	El gran símbolo	106	27	3 veces
6	A. 12 Bhujangasana	Pose de cobra	109	34	3 veces
7	A. 19 Supta-vajrasana	Estiramiento sobre el suelo	115	45	1 mn.
8	A. 23 Ardha-matsyen-drasana	Torsión de la espina	118	50 y 51	3 veces
9	A. 29 Sarvangasana	Pose sobre los hom-bros	130	61 a 65	2 mn. / 3 veces
10	E. 1 Simhasana	Pose del león	138	76	Más de 5 mn.
11	E. 6 Shavasana	Relajamiento	195	81	5 mn.
12	A. 1 Sukhasana	Meditación en A. 1 / Postura fácil	100	15	Más de 5 mn.

Duodécima lección

N°	Desig- nación / Sánscrito	DENOMINACION EN: Castellano	Pá- gina	Foto	Duración o número de veces
1		Tentativas y ensayos de técnicas			5 mn.
2		Respiración de lim-pieza	89		3 veces
3	Rc	Respiración completa	80	3 y 4	7 veces
	A. 4 en Swastikasana	Pose auspiciosa	101	18	
4	P. 11 en Suryabhada-kumbhaka		92		3 veces
	A. 2 Vajrasana	Pose del diamante	101	16	
5	A. 7 Yoga-mudra	Símbolo del Yoga	104	21 a 26	3 veces
6	A. 18a Ardha-matsyasana	Media pose de pez	113	43	3 veces
7	A. 23 Ardha-matsyendrasana	Torsión de la espina	118	50 y 51	3 veces
8	A. 20a Trikonasana Var. 1)	Pose triangular	116	47	3 veces
9	A. 26 Padangustha-sana	Pose en punta de pie	120	55	3 veces
	Sarvangasana	Pose sobre los hom-bros			
10	A. 29	bros	130	61 a 65	3 mn.
11	E. 6 Shavasana	Relajamiento	195	81	Más de 5 mn.
12		Meditación en A. 1			Más de
	A. 1 Sukhasana	Postura fácil	100	15	5 mn.

238

Nº	Desig-nación Sánscrito	DENOMINACION EN: Castellano	Pá-gina	Foto	Duración o número de veces
		Décima tercera lección			
1		Tentativas y ensayos de técnicas			5 mn.
2	P. 7	Soplo Ha	90		3 veces
3	Rc	Respiración completa	80	3 y 4	7 veces
	A. 4	Swastikasana en Pose auspiciosa	101	18	
4	P. 5	Bhastrika en El fuelle	88		3 vueltas
	A. 1	Sukhasana Postura fácil	100	15	
5	A. 10	Padahasthasana Pose de cigüeña	107	29	3 veces
6	A. 16	Chakrasana Pose de rueda	112	38	3 veces
7	A. 21	Chandrasana Pose lunar	116	48	3 veces
8	A. 23a	Ardha-matsyen-drasana (Varia-ción Nº 1) Torsión de la espina	118	51	3 veces
9	A. 28 asocia-da con	Viparita-karani Pose de guadaña	128	60	1 mn.
	E. 1	Simhasana Pose de león	138	76	
10	A. 30	Halasana Pose de arado	131	66 a 69	30 seg.
11	E. 6	Shavasana Relajamiento	195	81	Más de 5 mn.
12		Meditación en A. 2			Más de 5 mn.
	A. 2	Vajrasana Pose de diamante	101	16	
		Décimo cuarta lección			
1		Tentativas y ensayos de técnicas			5 mn.
2	P. 8	Tónico de los nervios	91		3 veces
3	P. 1	Kumbhaka en Respiración rítmica	84		7 veces
	A. 4	Swastikasana Pose auspiciosa	101	18	
4	P. 3	Kapalabhati en	86		
	A. 1	Sukhasana Postura fácil	100	15	
5	A. 8	Maha-mudra El gran símbolo	106	27	3 veces
6	A. 30	Halasana Pose del arado	131	66 a 69	30 seg.
7	A. 20	Trikonasana Pose del triángulo	116	46 y 47	3 veces
8	A. 23a	Ardha-matsyen-drasana (Va-riación Nº 1) Torsión de la espina	118	51	3 veces

239

N°	Desig- nación	DENOMINACION EN: Sánscrito	Castellano	Pá- gina	Foto	Duración o número de veces
9	A. 28 aso- ciada con	Viparita-karani	Pose de guadaña	128	60	1 mn.
	E. 5		Ejercicio de los ojos	141		
10	A. 26	Padangustha- sana	Pose en punta de pie	120	55	3 veces
11	E. 6	Shavasana	Relajamiento	195	81	Más de 5 mn.
12			Meditación en A. 4			Más de
	A. 4	Swastikasana	Pose auspiciosa	101	18	5 mn.

Décimoquinta lección

N°	Desig- nación	Sánscrito	Castellano	Pá- gina	Foto	Duración o número de veces
1			Tentativas y ensayos de técnicas			5 mn.
2	P. 6		Respiración de lim- pieza	89		3 veces
3	P. 1	Kumbhaka en	Respiración rítmica	84		7 veces
	A. 1	Sukhasana	Postura fácil	100	15	
4	P. 5	Bhastrika en	El fuelle	88		3 veces
	A. 4	Swastikasana	Pose auspiciosa	101	18	
5	A. 9	Paschimota- nasana	La pinza	106	28	3 veces
6	A. 11a	Ardha- bhujangasana	Preparatoria de la pose de cobra	108	30 a 32	3 veces
7	A. 21	Chandrasana	Pose lunar	116	48	3 veces
8	A. 23	Ardha-matsy- endrasana	Torsión de la espina	118	50 y 51	3 veces
9	A. 28 asocia- da con	Viparita-karani	Pose de guadaña	128	60	2 mn.
	E. 1	Simhasana	Pose del león	138	76	
10	A. 24	Ardha- vrikhasana	Media pose de árbol	119	52	1 mn.
11	E. 6	Shavasana	Relajamiento	195	81	Más de 5 mn.
			Meditación en A. 2			Más de
12	A. 2	Vajrasana	Pose de diamante	101	16	5 mn.

Nº	Designación	Sánscrito	Castellano	Página	Foto	Duración o número de veces
			Decimosexta lección			
1			Tentativas y ensayos de técnicas			4 mn.
	P. 7		Soplo Ha	90		3 veces
2	P. 1	Kumbhaka en	Respiración rítmica	84		7 veces
3	A. 4	Swastikasana	Pose auspiciosa	101	18	
4	P. 10	Sitali en		92		3 veces
	A. 5	Padmasana	Loto	102	19	
5	A. 8	Maha-mudra	El gran símbolo	106	27	3 veces
	con					
	E. 5	Aswini-mudra	Contracción anal	141		
6	A. 14	Shalabhasana	Pose de langosta	111	36	3 veces
7	A. 20a	Trikonasana (Var. Nº 1)	Pose triangular	116	47	3 veces
8	A. 30c	Halasana	Pose de arado	131	66 a 69	1 mn.
	E. 5		Ejercicio de los ojos	141		
9	A. 18a	Ardha-matsyasana	Media pose de pez	113	43	3 veces
10	A. 23	Ardha-matsyendrasana	Torsión de la espina	118	50 y 51	3 veces
11	A. 26	Padangustha-sana	Pose en punta de pie	120	55	3 veces
12	E. 6	Shavasana	Relajamiento	195	81	Lo que quiera
13	A. 1	Sukhasana	Meditación en A. 1	100	15	Lo que quiera
			Décimoséptima lección			
1			Tentativas y ensayos de técnicas			4 mn.
2	P. 8		Tónico de los nervios	91		3 veces
3	P. 2	Sukha-purvak en	Respiración polarizada	85	5	7 veces
	A. 1	Sukhasana	Postura fácil	100	15	
4	P. 9	Sitkari en		91		3 veces
	A. 5	Padmasana	Loto	102	19	
5	A. 10	Padahastha-sana	Pose de cigüeña	107	29	3 veces
6	A. 11	Ardha-bhujan-gasana	Preparatoria de la pose de cobra	108	30 a 32	3 veces

241

Nº	Desig-nación	DENOMINACION EN:		Pá-gina	Foto	Duración o número de veces
		Sánscrito	Castellano			
7	A. 20	Trikonasana	Pose triangular	116	46 y 47	3 veces
8	A. 18	Matsyasana	Pose de pez	113	41, 42, 44	3 veces
9	A. 30	Halasana	Pose de arado	131	66 a 69	1 mn.
10	A. 24	Ardha-vrikhasana	Media pose de árbol	119	52	1 mn.
11	A. 27	Mayurasana	Pose de pavo real	121	56 a 59	3 veces
12	E. 6	Shavasana	Relajamiento	195	81	Lo que quiera
13			Meditación en A. 4			Lo que
	A. 4	Swastikasana	Pose auspiciosa	101	18	quiera

			Décimaoctava lección			
1			Tentativas y ensayos de técnicas			3 mn.
2	P. 6		Respiración de lim-pieza	89		3 veces
3	P. 2	Sukha-purvak en	Respiración polarizada	85	5	7 veces
	A. 4	Swastikasana	Pose auspiciosa	101	18	
4	P. 10	Sitali		92		3 veces
5	A. 5	Padmasana	Loto	102	19	
6	A. 7a	Yoga-mudra	Símbolo del Yoga	104	22, 23, 24	3 veces
7	A. 18	Matsyasana	Pose del pez	113	41, 42, 44	3 veces
8	A. 30a	Halasana	Pose del arado	131	68	3 veces
9	A. 15	Dhanurasana	Pose de arco	112	37	3 veces
	A. 9	Paschimotana-sana	Pose de pinza	106	28	3 veces
10	A. 28	Viparita-karani	Pose de guadaña	128	60	1 mn.
11	E. 1	Simhasana	Pose de león	138	76	
12	A. 27	Mayurasana	Pose de pavo real	121	56 a 59	3 veces
	E. 6	Shavasana	Relajamiento	195	81	Lo que quiera
13	A. 1	Sukhasana	Meditación en A. 1 Postura fácil	100	15	Lo que quiera

			Decimanovena lección			
			Tentativas y ensayos de técnicas			2 mn.
2	P. 7		Soplo Ha	90		3 veces

N°	Desig-nación	DENOMINACION EN: Sánscrito	Castellano	Pá-gina	Foto	Duración o número de veces
3	P. 2	Sukha-purvak en	Respiración polari-zada	85	5	7 veces
	A. 1	Sukhasana	Postura fácil	100	15	
4	P. 9	Sitkari en		91		3 veces
	A. 5	Padmasana	Loto	102	19	
5	A. 8	Maha-mudra con	El gran símbolo	106	27	3 veces
	E. 7	Aswini-mudra	Contracción anal	141		
6	A. 11	Ardha-bhujan-gasana	Preparatoria de la pose de cobra	108	30 a 32	3 veces
7	A. 20	Trikonasana	Pose del triángulo	116	46 y 47	3 veces
8 -	A. 18b	Matsyasana (Var. 1)	Pose del pez	113	44	1 mn.
9	A. 30	Halasana	Pose del arado	131	66 a 69	1 mn.
10	A. 23	Ardha-matsyen-drasana	Torsión de la espina	118	50 y 51	3 veces
11	A. 26	Padangustha-sana	Pose en punta de pie	120	55	3 veces
12	E. 6	Shavasana	Relajamiento	195	81	Lo que quiera
13			Meditación en A. 4			
	A. 4	Swastikasana	Pose auspiciosa	101	18	Lo que quiera

			Vigésima lección			
1			Tentativas y ensayos de técnicas			1 mn
2	P. 8		Tónico de los nervios	91		3 veces
3	P. 2	Sukha-purvak en	Respiración polari-zada	85	5	7 veces
	A. 1	Sukhasana	Postura fácil	100	15	
4	P. 11	Suryabhada-kumbhaka en		92		
	A. 6	Siddhsana	Pose perfecta	103	20	3 veces
5	A. 10	Padahasthasana	Pose de cigüeña	107	29	3 veces
6	A. 17	Pristhasana	Pose revirada	113	39 y 40	3 veces
7	A. 20a	Trikonasana (Var. 1)	Pose del triángulo	116	47	3 veces
8	A. 30b	Halasana	Pose del arado	131	69	3 veces
9	A. 15	Dhanurasana	Pose del arco	112	37	30 seg.
10	A. 7b	Yoga-mudra	Símbolo del Yoga	104	25	3 veces
11	A. 18	Matsyasana	Pose del pez	113	41, 42, 44	3 veces

N°	Desig-nación	DENOMINACION EN:		Pá-gina	Foto	Duración o número de veces
		Sánscrito	Castellano			
12	A. 23	Ardha-matsyen-drasana	Torsión de la espina	118	50 y 51	3 veces
13	E. 6	Shavasana	Relajamiento	195	81	Lo que quiera
14			Meditación en A. 5			Lo que quiera
	A. 5	Padmasana	Loto	102	19	

Vigésima primera lección

N°	Desig-nación	Sánscrito	Castellano	Pá-gina	Foto	Duración
1			Tentativas y ensayos de técnicas			1 mn.
2	P. 6		Respiración de limpieza	89		3veces
3	P. 2	Sukha-purvak	Respiración polarizada	85	5	7 veces
	A. 4	Swastikasana	Pose auspiciosa	101	18	
4	P. 10	Sitali		92		3 veces
	A. 6	Siddhasana	Pose perfecta	103	20	
5	A. 7a	Yoga-mudra	Símbolo del yoga	104	22, 23, 24	3 veces
6	A. 18b	Matsyasana (Var. 1)	Pose del pez	113	44	3 veces
7	A. 8	Maha-mudra	El gran símbolo	106	27	3 veces
8	A. 14	Shalabhasana	Pose de langosta	110	36	3 veces
9	A. 30 con	Halasana	Pose del arado	131	66 a 69	3 veces
	E. 7	Aswini-mudra	Contracción anal	141		
10	A. 23	Ardha-matsyen-drasana	Torsión de la espina	118	50 y 51	3 veces
11	A. 31	Ardha-shirsha-sana	Pose de delfín	135	70	3 veces
12	A. 27a	Lolasana	Pose del pavo real	121	59	3 veces
13	E. 6	Shavasana	Relajamiento	195	81	Lo que quiera
14			Meditación en A. 1			Lo que quiera
	A. 1	Sukhasana	Postura fácil	100	15	

Vigésima segunda lección

N°	Desig-nación	Sánscrito	Castellano	Pá-gina	Foto	Duración
1			Tentativas y ensayos de técnicas			1 mn.
2	P. 7		Soplo Ha	90		3 veces

244

N°	Desig-nación Sánscrito	DENOMINACION EN: Castellano	Pá-gina	Foto	Duración o número de veces
3	P. 2 Sukha-purvak en	Respiración polariza-da	85	5	7 veces
	A. 5 Padmasana	Loto	102	19	
4	P. 5 Bhastrika en	El fuelle	88		3 veces
	A. 5 Padmasana	Loto	102	19	
5	A. 7b Yoga-mudra	Símbolo del Yoga	104	25	3 veces
6	A. 18 Matsyasana	Pose del pez	113	41, 42, 44	3 veces
		Pose sobre los hom-			
7	A. 29c Sarvangasana	bros	130	64	3 veces
8	A. 14 Shalabhasana	Pose de langosta	111	36	3 veces
9	A. 20 Trikonasana	Pose del triángulo	116	46 y 47	3 veces
10	A. 26 Padangustha-sana	Pose en punta de pie	120	55	3 veces
11	A. 31 Ardha-shirsha-sana	Pose del delfín	135	70	3 veces
12	E. 2 Uddiyana-bandha	Succión abdominal	139	77	3 veces
13	E. 6 Shavasana	Relajamiento	195	81	Lo que quiera
14		Meditación en A. 4			Lo que
	A. 4 Swastikasana	Pose auspiciosa	101	18	quiera

		Vigésima tercera lección			
1		Tentativas y ensayos de técnicas			1 mn.
2	P. 8	Tónico de los nervios	91		3 veces
3	P. 2 Sukha-purvak	Respiración polariza-da	85	5	7 veces
	A. 2 Vajrasana	Pose de diamante	101	16	
4	P. 4 Ujjayi en		87		3 veces
	A. 5 Padmasana	Loto	102	19	
5	A. 9 Paschimotha-				
	con sana	La pinza	106	28	3 veces
	E. 7 Aswini-mudra	Contracción anal	141		
6	A. 28				
	con Viparita-karani	Pose de guadaña	128	60	3 veces
	E. 1 Simhasana	Pose del león	138	76	
7	A. 16 Chakrasana	Pose de rueda	112	38	.5 veces
8	A. 12 Bhujangasana	Pose de cobra	109	34	3 veces
9	A. 20a Trikonasana (Var. 1)	Pose del triángulo	116	47	3 veces

245

N°	Designación	Sánscrito	Castellano	Página	Foto	Duración o número de veces
10	A. 23	Ardha-matsyendrasana	Torsión de la espina	118	50 y 51	3 veces
11	A. 27a	Lolasana	Pose del pavo real	121	59	3 veces
12	E. 6	Shavasana	Relajamiento	195	81	Lo que quiera
13	A. 10	Pedahasthasana	Pose de cigüeña	107	29	3 veces
14			Meditación en A. 1			Lo que
	A. 1	Sukhasana	Postura fácil	100	15	quiera

Vigésima cuarta lección

N°	Designación	Sánscrito	Castellano	Página	Foto	Duración o número de veces
1			Tentativas y ensayos de técnicas			1 mn.
2	P. 6		Respiración de limpieza	89		3 veces
3	P. 2 con	Sukha-purvak	Respiración de polarización	85	5	7 veces
	P. 1	Kumbhaka	Respiración rítmica	84		
	A. 5	Padmasana	Loto	102	19	
4	P. 5	Bhastrika en	El fuelle	88		3 veces
	A. 5	Padmasana	Loto	102	19	
5	A. 7a	Yoga-mudra	Símbolo del Yoga	104	24	3 veces
6	A. 18	Matsyasana	Pose del pez	113	41, 42, 44	3 veces
7	A. 30b	Halasana	Pose de arado	131	69	3 veces
8	A. 16	Chakrasana	Pose de rueda	112	38	3 veces
9	A. 23	Ardha-matsyendrasana	Torsión de la espina	118	50 y 51	3 veces
10	A. 21	Chandrasana	Pose lunar	116	48	3 veces
11	A. 27	Mayurasana	Pose de pavo real	121	56 a 59	3 veces
12	A. 29a	Sarvangasana	Pose sobre los hombros	130	62	3 mn.
13	E. 6	Shavasana	Relajamiento	195	81	Lo que quiera
14			Meditación en A. 4			Lo que
	A. 4	Swastikasana	Pose auspiciosa	101	18	quiera

Vigésimoquinta lección

N°	Designación	Sánscrito	Castellano	Página	Foto	Duración o número de veces
1			Tentativas y ensayos de técnicas			1 mn.

247

N°	Desig- nación	DENOMINACION EN: Sánscrito	DENOMINACION EN: Castellano	Pá- gina	Foto	Duración o número de veces
7	A. 7b	Yoga-mudra	Símbolo del Yoga	104	25	3 veces
8	A. 12	Bhujangasana	Pose de cobra	109	34	3 veces
9	A. 29d	Sarvangasana (Variación)	Pose sobre los hombros	130	65	3 veces
10	A. 23	Ardha-matsyendrasana	Torsión de la espina	118	50 y 51	3 veces
11	E. 2	Uddiyanabandha	Succión abdominal	139	77	3 veces
12	A. 31	Ardha-shirshasana	Pose de delfín	135	70	3 veces
13	E. 6	Shavasana	Relajamiento	195	81	Lo que quiera
14			Meditación en A. 1			Lo que quiera
	A. 1	Sukhasana	Postura fácil	100	15	

Vigesimoséptima lección

1	P. 6		Respiración de limpieza	89		3 veces
2	P. 2 con	Sukha-purvak	Respiración polarizada	85	5	7 veces
	P. 1	Kumbhaka en	Respiración rítmica	84		
	A. 1	Sukhasana	Postura fácil	100	15	
3	P. 3	Kapalabhati en		86		3 veces
	A. 3	Virasana	Postura de héroe	101	17	
4	A. 10	Padahathasana	Pose de cigüeña	107	29	3 veces
5	A. 14	Shalabhasana	Pose de langosta	110	36	3 veces
6	A. 7a	Yoga-mudra	Símbolo del yoga	104	22	3 veces
7	A. 18	Matsyasana	Pose de pez	113	41, 42, 44	3 veces
8	A. 23	Ardha-matsyendrasana	Torsión de la espina	118	50 y 51	3 veces
9	A. 20	Trikonasana	Pose de triángulo	116	46 y 47	3 veces
10	A. 27	Mayurasana	Pose del pavo real	121	56 a 59	3 veces
11	A. 32	Shirshasana	El bananero	136	71 a 75	30 seg.
12	A. 24	Ardha-vrikhasana	Media pose de árbol	119	52	3 mn.
13	E. 6	Shavasana	Relajamiento	195	81	Lo que quiera
14			Meditación en A. 5			Lo que quiera
	A. 5	Padmasana	Loto	102	19	

N°	Desig-nación Sánscrito	DENOMINACION EN: Castellano	Pá-gina	Foto	Duración o número de veces
		Vigésimoctava lección			
1	P. 7	Soplo Ha	90		3 veces
2	P. 2 con	Sukh apurvak Respiración polarizada	85	5	7 veces
	P. 1	Kumbhaka en Respiración rítmica	84		
	A. 4	Swastikasana Pose auspiciosa	101	18	
3	P. 11	Suryabhada-Kumbhaka en	92		3 veces
	A. 6	Siddhasana Pose perfecta	103	20	3 veces
4	A. 9	Paschimotana-sana La pinza	106	28	3 veces
	E. 7	Aswini-mudra Contracción anal	141		
5	A. 16	Chakrasana Pose de rueda	112	38	3 veces
6	A. 23	Ardha-matsyen-drasana Torsión de la espina	118	50 y 51	3 veces
7	A 29a	Sarvangasana Pose sobre los hombros	130	62	3 mn.
8	A. 19	Supta-vajrasana Estiramiento sobre el suelo	115	45	2 mn.
9	A. 18	Matsyasana Pose de pez	113	41, 42, 44	3 veces
10	A. 30 con	Halasana Pose de arado	131	66 a 69	3 veces
	E. 7	Aswini-mudra Contracción anal	141		
11	A. 27	Mayurasana Pose del pavo real	121	56 a 59	3 veces
12	E. 2	Uddiyana-bandha Succión abdominal	139	77	3 veces
13	E. 6	Shavasana Relajamiento	195	81	Lo que quiera
14		Meditación en A. 2			Lo que quiera
	A. 2	Vajrasana Pose de diamante	101	16	
		Vigésima novena lección			
1	P. 8	Tónico de los nervios	91		3 veces
2	P. 2 con	Sukha-purval Respiración polarizada	85	5	7 veces
	P. 1	Kumbhaka en Respiración rítmica	84		
	A. 1	Sukhasana Postura fácil	100	15	

249

N°	Desig-nación	DENOMINACION EN: Sánscrito	Castellano	Pá-gina	Foto	Duración o número de veces
3	P. 5	Bhastrika en	El fuelle	88		3 veces
	A. 5	Padmasana	Loto	102	19	
4	A. 7b	Yoga-mudra	Símbolo del Yoga	104	25	3 veces
5	A. 18	Matsyasana	Pose de pez	113	41, 42, 44	3 veces
6	A. 28					
	con	Viparita-karani	Pose de guadaña	128	60	3 veces
	E. 5		Ejercicio de ojos	141		
7	A. 20	Matsyasana	Pose de triángulo	116	46 y 47	3 veces
8	A. 15	Dhanurasana	Pose de arco	112	37	3 veces
9	A. 30	Halasana	Pose de arado	131	66 a 69	3 veces
10	A. 23	Ardha-matsyen-drasana	Torsión de la espina	118	50 y 51	3 veces
11	E. 3	Nauli	Danza del vientre	140	78 a 80	3 veces
12	A. 32	Shirshasana	El bananero	136	71 a 75	1 mn.
13	E. 6	Shavasana	Relajamiento	195	81	Lo que quiera
14			Meditación A. 4			Lo que quiera
	A. 4	Swastikasana	Pose auspiciosa	101	18	

			Trigésima lección			
1	7		Soplo Ha	90		3 veces
2	P. 2	Sukha-purvak	Respiración polari-zada	85	5	3 veces
	P. 1	Kumbhaka en	Respiración rítmica	84		
	A. 4	Swastikasana	Pose auspiciosa	101	18	
3	P. 4	Ujjayi en		87		7 veces
	A. 6	Siddhasana	Pose perfecta	103	20	
4	A. 9					
	con	Paschimotana-sana	La pinza	106	28	3 veces
	E. 5		Ejercicio de ojos	141		
5	A. 14	Shalabhasana	Pose de langosta	111	36	3 veces
6	A. 7c	Yoga-mudra	Símbolo del Yoga	104	26	3 veces
7	A. 18c	Matsyasana	Pose de pez	113	41, 42, 44	3 veces
8	A. 21	Chandrasana	Pose lunar	116	48	3 veces
9	A. 28	Viparita-karani	Pose de guadaña	128	60	3 veces
10	A. 30a	Halasana	Pose de arado	131	68	3 veces
11	A. 12	Bhujangasana	Pose de cobra	109	34	3 veces
12	A. 32	Shirshasana con cualquiera				

N°	Desig-nación	DENOMINACION EN:		Pá-gina	Foto	Dura-ción o núme-ro de
		Sánscrito	Castellano			
		de sus varia-ciones,	El bananero	136	71 a 75	2 mn.
13	A. 6	Siddhasana	Pose perfecta	103	20	Lo que quiera
14			Meditación en A. 5			Lo que quiera
	A. 5	Padmasana	Loto	102	19	quiera
			Trigésima primera lección			
1	P. 6		Respiración de lim-pieza	89		3 veces
2	P. 2					
	con	Sukha-purvak	Respiración polari-zada	85	5	7 veces
	P. 1	Kumbhaka en	Respiración rítmica	84		
	A. 4	Swastikasana	Pose auspiciosa	101	18	
3	P. 3	Kapalabhati en		86		3 veces
	· A. 4	Swastikasana	Pose auspiciosa	101	18	
4	E. 3	Nauli	Danza del vientre	140	78 a 80	3 veces
5	A. 7a	Yoga-mudra	Símbolo del Yoga	104	22 a 24	3 veces
6	A. 18	Matsyasana	Pose de pez	113	41, 42, 44	3 veces
7	A. 10	Padahasthasana	Pose de cigüeña	107	29	3 veces
8	A. 17	Pristhasana	Pose revirada	113	39 y 40	3 veces
9	E. 3	Nauli	Danza del vientre	140	78 a 80	2 mn.
10	A. 14	Shalabhasana	Pose de langosta	110	36	3 veces
11	A. 23	Ardha-matsyen-Drasana	Torsión de la espina	118	50 y 51	3 veces
12	A. 27	Mayursana	Pose del pavo real	121	56 a 59	3 veces
13	A. 29	Sarvangasana	Pose sobre los hom-bros	130	61 a 65	3 mn.
	A. 32	Shirshasana	El bananero	136	71 a 75	3 mn.
14	E. 6	Shavasana	Relajamiento	195	81	Lo que quiera
15			Meditación en A. 5			Lo que quiera
	A. 5	Padmasana	Loto	102	19	quiera

De esta última semana en adelante utilice su propia experiencia, su discerni-miento, su intuición, finalmente lo que ya sabe acerca de las diferentes técnicas. Vaya aumentando la dosis de acuerdo con la experiencia y saque provecho de la variedad y de las propiedades de las numerosas técnicas.

YOGATERAPIA

UN HECHO INDISCUTIBLE

De mi archivo de documentos:

"Puedo atestiguar los resultados obtenidos por alumnos que se beneficiaron en casos como insomnio, "nerviosismo", rinitis, "dificultades respiratorias", dismenorrea y otros disturbios menstruales, disturbios de la menopausia, impotencia sexual, desviaciones de columna, bursitis, constipación, gastritis, flatulencias, distonía neurovegetativa, obesidad, anorexia, polifagia, hipertensión arterial y ocular..." (doctor Selenócrates Marback D'Oliveira, médico que, durante años, dirigió grupos de alumnos en la Academia Hermógenes).

"Hasta en aquellas enfermedades en las que el agente etiológico fue determinado (microbiano, degenerativo...) podemos favorecer al enfermo, después de un tratamiento específico, por medio de convenientes técnicas yoguis. Puede la Medicina congratularse por contar con esta arma más, de las más eficientes, en su arsenal terapéutico" (doctor Orlando Ferreira da Costa, Adjunto de la Facultad de Medicina, de la Universidad Federal de Río de Janeiro).

"Mucho favorecería a la Medicina el estudio de la yoga-terapia; de esto no me cabe la menor duda. Por estoy soy de opinión que sería muy provechoso que los poderes públicos la introdujeran en las escuelas" (doctor José Augusto Varela, médico y practicante de Yoga a los 75 años).

Son vehementes tales palabras, pero hay quienes se manifestaron más entusiastamente aún, confirmando.

Delante de la solución *inmediata* de un caso insoluble que duraba

muchos años, escribió el doctor José Carlos Medeiros en su recetario (con firma certificada): "Certifico que D.C.F., habiendo tenido una ptosis gástrica y renal, que la obligaba a usar faja completa, quedó curada con apenas una serie de ejercicios de Yoga" (Passo Fundo, 16-3-64).
Este hecho ocurrió durante un curso que efectué en esta ciudad. Sería muy extenso transcribir las cartas de los beneficiados no médicos. Creo que ya puede ser afirmado —la yogaterapia es un hecho, un hecho indiscutible.

YOGATERAPIA Y LA CIENCIA

Los numerosos testimonios grabados y escritos, algunos documentados por exámenes clínicos y consultas médicas, no han sido rigurosa y científicamente clasificados, en razón de que carezco de la organización e instrumental necesarios para hacerlo.
El iniciador de la investigación científica en yogaterapia, fue el hindú Swami Kuvalayananda, que fundó la Universidad de Lonavla, con un hospital anexo. De allí salieron los mayores exponentes en la especialidad, destacándose Selvaraján Yesudián y Muzumdar. En la misma ciudad —Bombaim— funciona también el Yoga Institute, dirigido por Sri Yogendra.
Eminentes científicos occidentales, desde hace muchos años, están sometiendo al control de aparatos e instrumentos, los estados psíquicos alcanzados por los yoguins. Son famosos y respetables los resultados registrados por la doctora Thérèse Bross, Maryse Choisy y los doctores B. K. Anad, G. S. Chhina y Maldev Sing.
En mi opinión, no demorará mucho el momento en que nuestros centros médicos inicien actividades yogaterápicas. Lo digo porque: a) en mis conferencias para auditorios médicos, en varios estados, lo he observado por la aprobación de lo que informo y defiendo no obstante no ser médico; b) tomé parte en tres congresos médicos, habiendo escrito trabajos para los mismos (I Congreso Nacional de Geriatría y Gerontología; IX Congreso Nacional de Psiquiatría, Neurología e Higiene Mental y Congreso Sudamericano Extraordinario y Primer Congreso Colombiano de Medicina Deportiva), los dos primeros en Río y el último en Cali; c) como investigador, invitado por el

253

doctor Osmar Cerqueira, jefe de la 32ª Enfermería de la Santa Casa de la Misericordia de Río de Janeiro, actué junto a enfermos hospitalizados; d) he tenido a mi cargo a médicos, como alumnos; e) aumenta día a día el número de éstos, que me recomiendan casos; f) mis libros, éste y *Yoga para Nerviosos*, han reemplazado a drogas en las recetas; g) la clase médica debe asumir la posición y sanear el lastre de una divulgación indiscriminada y muchas veces deformada del Yoga; característica ésta de la fase pre-científica de cualquier actividad que pueda servir al público y que hasta cierto punto expone la salud de los ingenuos y necesitados que se confían a profesores autodiplomados.

YOGATERAPIA Y LAS ESPECIALIDADES MEDICAS

Aun actuando específicamente, la yogaterapia asume un papel particular en varias especialidades.

En un artículo publicado en "Tribuna Médica" (febrero 69), el psiquiatra doctor Alberto Lohmann realizó un estudio sobre las relaciones entre el tratamiento por el Yoga y las diversas especialidades de la Medicina.

Creo que puede ser confirmada la validez de la yogaterapia como actividad paralela y coadyuvante en cualquier tratamiento. Basta que haya discernimiento y un buen conocimiento del alcance, de las limitaciones y de las peculiaridades del método.

En la Academia Hermógenes, en la Santa Casa, en cursos dados por mi en varias ciudades, pude registrar la eficacia de la yogaterapia en: a) reumatología (artrosis, desviaciones de columna, problemas vertebrales. . .); b) ginecología y obstetricia (el parto sin dolor es Yoga, casos de infecundidad, disturbios menstruales. . .); c) otorrinolaringología (rinitis, sinusitis, ronquera, laringitis. . .) d) neumatología (asma, enfisema, insuficiencia respiratoria. . .); e) endocrinología (obesidad, adelgazamiento, diabetes. . .); f) psiquiatría y neurología (insomnio, distonías, ansiedad, jaquecas, angustia. . .). .

El mayor número de éxitos y los más admirables resultados fueron alcanzados en el tratamiento de los disturbios neuróticos. En seis años, tal fue el número de casos por mí observados, que pude lanzar las bases de una yogaterapia específica para nerviosos. En enero de 1969 publiqué "Yoga para Nerviosos", inmejorablemente recibido por el público, por enfermos de los nervios y principalmente por los médicos. En julio del mismo año presenté en un congreso, un trabajo titulado "Psicotropismo no Químico". Ahora más de dos años después, el mundo médico fue informado de que el doctor Bernard Auriol, de París, "después de un año de experiencias... obtuvo resultados bastante satisfactorios con un *nuevo método de tratamiento* (lo he subrayado) al que llamó Yogaterapia... extremadamente eficaz en el tratamiento de disturbios de carácter y de la personalidad, en la epilepsia, obsesiones y dudas obsesivas con debilitamiento de la personalidad (psicastenia)" ("O Globo" —24.6.71).

Esta confirmación internacional de lo que, audazmente, yo llamaba tesis, es una evidencia más de que se aproxima el día en que la Medicina hará de la yogaterapia uno de sus instrumentos fundamentales.

CARACTERISTICAS DE LA YOGATERAPIA

Es un tratamiento:

1) *Inespecífico y global*, esto es, beneficia no exclusivamente el hígado, el bazo, este o aquél órgano o esta o aquélla función, sino al hombre todo, en su unidad psicosomática;

2) *Activo*, pues no hace del enfermo un *paciente*, o sea una figura inerte sujeta a recibir *pasivamente* los cuidados, los medicamentos, la acción del médico o del enfermero. El enfermo no es tratado. El se trata. En yogaterapia, cada uno es coautor de sus mejoras o cura;

3) *Natural*, pues provoca y convoca a la propia naturaleza para promover la cura. En la naturoterapia, los medicamentos artificiales son evitados. La yogaterapia prefiere siempre los recursos de la propia naturaleza;

4) *Atóxico*, pues procura evitar la quimioterapia, o sea los productos farmacéuticos, así como corrige también los hábitos dañinos (alcohol, tabaco, dietas impropias). En realidad es *desintoxicante*;

5) *De reducidos riesgos iatrogénicos* (empeoramiento o accidentes provocados por el propio tratamiento). Por ello, es indispensable observar rigurosamente las contraindicaciones. Es por esta razón que no todo profesor de Yoga está capacitado para cuidar de los enfermos, para practicar yogaterapia;

6) Es *multifrontal*, esto es, actúa en varios frentes que simultáneamente y sinérgicamente benefician al individuo;

7) *De causas.* La remisión de los síntomas debe ser una consecuencia de la corrección de las causas y no la preocupación central del método. En otras palabras, la verdadera solución no es la analgésica, que elimina el dolor, sino la eliminación de la causa fundamental que lo provoca.

LOS DIVERSOS FRENTES

La Medicina que trata exclusivamente un determinado órgano o función afectados está sufriendo críticas por parte de los adeptos a un tratamiento integral del todo orgánico. Es la medicina psicosomática que cuida del hombre como una unidad psicofísica. La yogaterapia ve al hombre en niveles aun más sutiles que su psiquismo; por lo tanto va más allá todavía.

La *masoterapia* es el tratamiento por medio de masajes. La *fisioterapia* utiliza a los agentes físicos (agua, calor, electricidad. . .) para la restauración de la salud afectada. La *dietoterapia* cura por la alimentación adecuada. La *psicoterapia* mejorando la mente, alivia los sufrimientos del cuerpo. La *cinesioterapia* es la gimnasia como agente de cura y corrección. Cada una de estas terapias especiales tiene una indiscutible eficacia pero también sus limitaciones. La conjugación de dos o más de ellas, naturalmente, consigue incomparablemente más que una sola en forma aislada.

La yogaterapia conjuga simultáneamente todos estos frentes de acción: la masoterapia, por los masajes internos profundos autoaplicados (*bandhas*, pág. 139); la dietoterapia, tratada en el capítulo "Higiene alimentaria" (pág. 151 y siguientes); la psicoterapia, expuesta en el capítulo "Actitud Mental" (pág. 205 y siguientes); la cinesioterapia, proporcionada por muchas asanas.

Además de estos frentes, la yogaterapia moviliza todavía otras:
a) *frente filosófico*, que podríamos llamar *vidyaterapia* (cura por la sabiduría o supresión de la ignorancia) y que el doctor Viktor B. Franki ("The Doctor and the Soul"; Bantam Books) prefirió llamar *logoterapia* (cura a través de una razón de vivir, de una creencia en la vida), consistiendo en crear en el enfermo una posición filosófica capaz de

vencer el tedio, el miedo y el egoísmo, generados por la ignorancia y generadores de la infelicidad, del embrutecimiento, de la fragilidad y de la enfermedad; b) *frente pránico, energético, oxígeno-terápico*, gracias a los pranayamas y a los ejercicios respiratorios; c) *frente moral*, que, considerando el comportamiento como factor de salud o enfermedad, requiere una reeducación en el sentido de reemplazar al odio por el amor, al miedo por la serenidad, la mentira por la verdad, el resentimiento por el perdón, la violencia por la benevolencia, el pedir por el dar, la dependencia por la liberación.

CONSIGA EL MAXIMO DE LA YOGATERAPIA

Una gran mayoría de practicantes deja de conseguir en poco tiempos grandes resultados porque se limitan a hacer gimnasia, aunque sea gimnasia yogui. Tales personas no cambian sus viejos hábitos y condicionamientos alimentares, no cambian moralmente, continúan filosóficamente inseguros, mentalmente embotados... Es claro que consiguen beneficios, pero mucho menores de los que podrían. La gran eficacia del tratamiento, depende de la cooperación de muchos frentes terapéuticos.

Para conseguir el máximo, siga estas recomendaciones:

1) Tanto cuanto pueda (sin crear tensión, sin grandes sacrificios y autorepresiones), cumpla con los diversos frentes del tratamiento:

2) Sea persistente. No suspenda la práctica y el método apenas comience a mejorar. Haga del Yoga una experiencia definitiva, un caminar sin detención, retorno o desvío;

3) Prefiera seguir las instrucciones de un libro honesto, que seguir las de un instructor sin preparación;

4) Estando enfermo, consulte a su médico. Atienda su orientación y también las indicaciones y contraindicaciones que constan en las páginas siguientes,

5) Tenga siempre en mente que prevenir es mejor que curar. La profilaxia es mejor que la medicación.

Si salud es "el bienestar físico, mental y social", como la definió un órgano de las Naciones Unidas, solamente con la yogaterapia devolveremos al hombre, los tres elementos básicos que constituyen el equilibrio psicosomático: la *euforia*, la *euritmia*, y la *eutimia* (Dr. Moisés Fisch). Euforia es la sensación de bienestar. Euritmia, armonía, Eutimia, sosiego espiritual.

YOGA PARA TODAS LAS EDADES

LOS NIÑOS

La práctica de las *asanas no siempre* es aconsejable para los niños. Las mejores *asanas* para los niños son las que intuitivamente practican en sus juguetes infantiles. Una alimentación adecuada al crecimiento y al gasto normal de sus energías, el reposo suficiente, la limpieza e higiene mental administrada por los padres, constituyen el Yoga propicio para la infancia.

Un sano ambiente emocional, ejemplos dignos, orientación psicopedagógica concordante con los principios de la filosofía yogui preparan a los futuros yoguins. Para ello, los padres o los responsables deberían cultivar en el alma infantil las mejores semillas, construyendo bases sanas para la personalidad en formación. En lugar de prohibirles el mal, el miedo, el rencor, la tristeza, es mejor vincularlos al bien, al coraje, a la alegría. Lo mejor es acostumbrar a los hijos a sentir la presencia de Dios en todas sus manifiestaciones: en el atardecer, en la noche estrellada, en el piar de un gorrión, en la lluvia, en el sol, en sus semejantes, finalmente en toda esta fiesta de vida que nos rodea. Enseñarlos a amar y a deslumbrarse, pero sobre todo, a aceptar valientemente las adversidades inevitables. Deben los padres cultivarles el sentimiento de seguridad y alegría.

Este es en resumen el régimen yogui para los niños.

LOS ADOLESCENTES

Normalmente una fase de agitación psicológica y de crecimiento acelerado, la adolescencia tiene en la práctica del Yoga una ayuda de incalculable valor, no solamente en lo que se refiere a la "construcción" del físico, sino principalmente como factor de equilibrio y madurez emocional. Cuando los gobiernos descubran el beneficio del Yoga para la juventud, la política educacional oficializará su práctica en la escuela y en las actividades extraescolares. No existirán "extraviados" en una comunidad cuando los placeres de la salud, la fuerza física y la tranquilidad psicológica puedan ser disfrutadas por sus adolescentes. La delincuencia juvenil, aspecto tenebroso y vejatorio de la sociedad actual, resulta de un malsano empleo de las energías psicológicas y físicas en provecho de una autoafirmación de cada muchacho o muchacha en procura de un destino mejor que los salve del enredo de desilusiones y frustraciones que los amenaza. Todo es fruto de una visión distorsionada de las cosas, gracias a un espíritu crítico mal cultivado.

El Yoga calma los ímpetus, canaliza hacia el lado constructivo todo saldo de energías, aclara las mentes, sublima impulsos, infunde la sensación de seguridad, cultiva lo mejor de cada uno. Su doctrina, si bien enteramente dogmática, propicia explicaciones nuevas y plenamente satisfactorias.

Un adolescente puede practicar el régimen integral sugerido en este libro. Obtendrá músculos fuertes, nervios sanos, glándulas equilibradas, disposición para el estudio y para el trabajo y un natural estado de mansedumbre, revelador de seguridad y coraje.

LOS ANCIANOS

Los practicantes del Yoga comienzan a sentir el peso de la edad mucho más tarde que la persona común. Intuitivamente, van sintiendo las modificaciones que deberá introducir en su programa diario de *asanas*, a medida que sus energías y agilidad declinan. A las personas ancianas, para las que este libro sea el primero de este asunto, es necesario decirles que los tesoros del Yoga también le son accesibles, ya que el Yoga no es solamente la práctica de las contorsionísticas *asanas*. No importa la edad que tenga. Le resultará altamente benéfica la práctica de los ejercicios respiratorios, relajamiento, purificaciones, meditaciones, alimentación inteligente y, principalmente, una higiene mental que le de encantamiento, paz, fe, esperanza, coraje... La persona más anciana que tuve en la Academia tenía 87 años. He tenido un buen número de septuagenarios. Mi madre, con 78 años, solamente con buenos relajamientos, obtuvo grandes mejoras de su vieja y severa artritis reumatoidea.

En este aspecto, la filosofía yogui es de suma sabiduría, pues no ofrece consuelo a los que temen al *fin*. Los consuelos son piadoso cebo. El cebo traiciona. Lo que es bueno es conocer la verdad. ¿Qué dice la metafísica yogui sobre el *fin*?

Para ella, "lo que nace muere y lo que muere nace". La muerte es por lo tanto el epílogo de una experiencia, la ceremonia de colación de grados de un curso que se hace. Produce tanto miedo como el acostarse para descansar, pues no deja de ser un sueño necesario y prolongado, válido apenas para el cuerpo. Lo que en nosotros es inmortal, claro, no muere. El Espíritu no nace, por consiguiente no muere. Es inmortal. "El Espíritu encarnado abandona los viejos cuerpos y reviste otros, como un hombre que cambia una ropa usada por una nueva. Las armas no lo pueden herir, ni quemar el fuego, ni ser penetrado por las aguas, ni ser tocado por los vientos... Eternamente estable, inmóvil, penetrando todo, Él siempre fue, es y será (*Bhagavad Gita*)."

Un yoguin, por enfermedad o vejez, sintiendo lo que llaman *fin*, se vuelve tan sereno y jubiloso que a los ignorantes causa admiración. ¿Por qué? Porque él siente el mismo alivio que un buzo que, desde los sombríos profundos abismos del mar de la materia va a subir a la superficie, a la claridad, a la atmósfera libre de la Vida donde se desconoce la opresión, dejando atrás la ropa de acuanauta que ya prestó servicios y es ahora inservible.

Por esto es que el yoguin no conoce la nostalgia típica de los que creen en la muerte y la temen, que creen en la materia y a ella se apegan.

Es aconsejable a los ancianos la práctica de largos períodos de relajamiento, al lado de actividades creadoras suaves, de lecturas constructivas, de buena música, paseos, sesiones matutinas y vespertinas de reconfortantes *pranayamas* [1].

---

[1] Yoga geriátrico.

SOLO PARA MUJERES

Las prácticas de las *asanas*, por el acentuado efecto que provocan en el organismo, merecen atención especial por parte del bello sexo. La vida de una mujer atraviesa las fases de infancia, pubertad, adolescencia, madurez, climaterio-menopausia, senilidad.

En la práctica del Yoga las mujeres tienen el más eficiente aliado para, sin traumatismos y desequilibrios, vencer las fases dramáticas que son la pubertad y el climaterio-menopausia, verdaderos caos fisiopsíquicos, que ocurren respectivamente en la maduración y en la declinación sexual.

La crisis de la pubertad es una consecuencia del desarrollo y maduración de los órganos y las glándulas sexuales, transformando la niña en mujer, preparándola para la procreación. Los ovarios comienzan a producir la hormona llamada estrógeno (Capítulo 1), la cual, aunque en ínfima cantidad, transforma acentuadamente el comportamiento psíquico y el funcionamiento orgánico. La pubertad es la antesala de una vida adulta sana y ajustada o de sufrimiento físico y desajuste psíquico. Casi todo depende de los procesos de maduración en desarrollo.

La llamada mudanza de edad, la conocida menopausia, es la otra fase infeliz de la vida de una mujer. Corre por cuenta de la declinación acentuada de la producción hormonal así como y principalmente de la aflicción de verse camino del envejecimiento rápido y del fin. La pérdida de fuerzas, la inestabilidad emocional, el aumento o la pérdida rápida de peso son los síntomas iniciales. Algunas mujeres llegan a tocar los abismos de la alienación mental en los tiempos dramáticos de su declinación sexual y vital.

El Yoga ayuda a la mujer en ambos casos, cuando no hay remedio para su curación. El Yoga no hace otra cosa que promover un desenvolvimiento suave, natural y de tal manera que prepara al organismo y a la mente para la fase siguiente. Sea por la higiene mental, por la adecuada alimentación, higiene física, sea por los ejercicios respiratorios, *asanas* y reposo, el Yoga es el aliado de la mujer en esas crisis. Mientras tanto, en lo que concierne a los ejercicios, es necesario que atienda a una programación especial. Transcribo la sugestión de Muzumdar (op. cit.).

1) Para las púberes:

En esta fase son enteramente perjudiciales: *uddiyanabandha* (E. 2) y *nauli* (E. 3), hasta que la menstruación no se haya establecido perfectamente. Este programa diario no se debe iniciar sin un previo período de unos quince días de paseos a pie. En caso de flujo escaso, los ejercicios son inconvenientes, menos el E. 6 *(shavasana* o relajamiento) que por señal es antónimo de ejercicio y acción.

2) *Para la menopausia*

El programa de la página 265, sugerido para la menopausia, no conviene a las que sufren de desórdenes cardíacos, hipertensión o anemia, las cuales, mientras tanto, sacarán mucho provecho de *shavasana* (E. 6). Naturalmente, la mujer que ya ha practicado Yoga no estará sujeta a los sufrimientos comunes a la menopausia. Esta transcurrirá con naturalidad y por cierto en una edad más avanzada que la común.

3) *Para la mujer casada*

El programa sugerido en la página 266 evitará a la casada trastornos comunes, la ayudará a la recuperación después del parto. Si el parto fue normal, la práctica puede ser iniciada después de la sexta semana. Es completamente perjudicial la práctica de *paschimotanasana, padahastasana, mahamudra, uddiyana-bandh* y *nauli*, antes de la decimosegunda semana y sin seis semanas de práctica del programa más adelante aconsejado.

Con la práctica diaria de *uddiyana-bandha* y *nauli*, naturalmente cuando esta práctica no ofrece peligro, una señora podrá devolver a su cintura la esbeltez que la gravidez le robó.

El Yoga es el único sistema que promueve ejercicios puerperales. La práctica del *aswini-mudra*, conveniente para las mujeres casadas, no debe ser realizada por las solteras, viudas y monjas.

4) *Para las enfermedades femeninas*

a) Desórdenes menstruales (en la pubertad): *sarvangasana, matsyasana, halasana, bhujangasana* y *paschimotanasana.*

b) Desórdenes menstruales (mujer adulta): todos los anteriores más *uddiyana-bandha, nauli*, prohibido para las impúberes.

c) Insuficiencia ovárica: *sarvangasana, matsyasana, paschimotanasana, shalabhasana* y *viparita-karani.*

1) SERIE PARA LAS PUBERES

Nº	Desig-nación	Denominación en sánscrito y en castellano	Pág.	Foto	Duración mínima	Aumento quincenal	Límite de duración
1	A. 5	Padmasana (Loto)	102	19	1 min.	1 min.	20 min.
2	A. 29	Sarvangasana (Pose sobre los hombros)	130	61 a 65	30 seg.	30 seg.	12 min.
3	A. 18	Matsyasana (Pose de pez)	113	41, 42, 44	10 seg.	10 seg.	4 min.
4	A. 30	Halasana (Pose de arado)	131	66 a 69	15 seg.	15 seg.	3 min.
5	A. 12	Bhujangasana (Pose de cobra)	109	34	5 seg. 3 vec.	5 seg. 3 vec.	20 seg. 5 seg.
6	A. 14	Shalabhasana (Pose de langosta)	111	36	5 seg. 3 vec.	5 seg. 3 vec.	12 seg. 5 vec.
7	A. 9	Paschimotanasana (Pose de pinza)	106	28	10 seg.	10 seg.	3 min.
8	E. 6	Shavasana (Relajamiento)	195	81	10 min.	10 min.	1 hor.

2) SERIE PARA LA MENOPAUSIA

N°	Desig-nación	Denominación en sánscrito y en castellano	Pág.	Foto	Duración mínima	Aumento quincenal	Límite de duración
1	A. 5	*Padmasana* (Loto)	102	19	1 min.	1 min.	20 minutos
2	A. 28	*Viparita-karani* (Pose de guadaña)	128	60	30 seg.	30 seg.	8 minutos
3	A. 12	*Bhujangasana* (Pose de cobra)	109	34	5 seg. 3 vec.	5 seg. 3 vec.	25 segundos 5 veces
4	A. 9	*Paschimotanasana* (Pose de pinza)	106	*28*	*15 seg.*	10 seg.	3 minutos
5	E. 7	*Aswini-mudra* (Contracción anal)	141		15 vec.	5 vec.	60 veces
6	A. 13	*Ardha-shalabhasana* (Media pose de langosta)	110	35	30 seg.	15 vec.	3 minutos
7	A. 8	*Maha-mudra* (El gran símbolo)	106	27	15 seg.	10 seg.	3 minutos
8	A. 7	*Yoga-mudra* (Símbolo del Yoga)	104	21 a 26	15 seg.	20 seg.	10 minutos
9	E. 6	*Shavasana* (Relajamiento)	195	81	30 min.	3 veces al día	

3) SERIE PARA LA MUJER CASADA

N°	Desig- nación	Denominación en sánscrito y en castellano	Pág.	Foto	Duración mínima	Aumento quincenal	Límite de duración
1	A. 5	Padmasana (Loto)	102	19	1 min.	1 min.	20 minutos
2	A. 29	Sarvangasana (Pose sobre los hombros)	130	61 a 65	1 min.	30 seg.	12 minutos
3	A. 18	Matsyasana (Pose de pez)	113	41, 42, 44	20 seg.	15 seg.	4 minutos
4	A. 12	Bhujangasana (Pose de cobra)	109	34	5 seg. 3 vec.	5 seg. 3 vec.	30 segundos 5 veces
5	A. 14	Shalabhasana (Pose de langosta)	111	36	5 seg. 3 vec.	5 seg. 3 vec.	15 segundos 5 veces
6	A. 9	Paschimotanasana (La pinza)	106	28	15 seg.	10 seg.	3 minutos
7	E. 7	Aswini-mudra (Contracción anal)	141		15 vec. p. min.	5 vec. p. min.	60 veces p. minuto
8	E. 2	Uddiyana-bandha (Succión abdominal)	139	77	5 seg. 3 vec.	5 seg. 3 vec.	11 segundos 5 vec.
9	E. 3	Nauli (Danza del vientre)	140	78 a 80	5 seg. 3 vec.	5 seg. 3 vec.	11 segundos 5 veces
10	E. 6	Shavasana (Relajamiento)	195	81	20 min.	10 min.	1 hora

APÉNDICE

APLICACIONES DE YOGATERAPIA

Tomando como base los efectos yogaterápicos que se encuentran especificados en el estudio de cada técnica, hecho en páginas precedentes, mi asistente, el ingeniero doctor Antonio Rodrigues Coutinho, perfeccionó para la presente edición las indicaciones terapéuticas que figuraban en las ediciones anteriores. Es una contribución valiosa. Es un favor más de los muchos que este amigo me ha prestado.

a) Indicaciones	Páginas	Fotos
1. *Aerofagia* (Deglución de aire atmosférico) Mayurasana. Pose del pavo real	121	56 a 59
2. *Amenorrea.* (Ausencia anormal de menstruación). *Bhujangasana.* Pose de cobra (A. 12)	109	34
3. *Amigdalitis.* Inflamación de las amígdalas) *Matsyasana.* Pose de pez. (A. 18)	113	41, 42, 44
Viparita-karani. (A. 28). Asociada con *Simhasana.* (E. 1).	138	
Viparita-karani. Pose de guadaña	128	60
Simhasana. Pose de león	138	76
Sarvangasana. Pose sobre los		

tiende desde la región del sacro hasta los músculos de la parte superior de la rodilla).

273

de la fonación. Está formada por cartílagos, portadores de músculos, y por membranas que forman las cuerdas vocales, separadas por una hendidura triangular alargada, la glotis, que puede ser cerrada por la *epiglotis*).

Enfermedades:

1. Anemia
2. Angina de pecho
3. Colitis
4. Enfermedades del corazón
5. Hipertensión temporal
6. Enfermedades psicosomáticas

Nota: En períodos prolongados, dos veces por día

d) Miscelánea

1. *Adiposidad.*

Paschimotanasana. La pinza. (A. 9)	106	28
Padahastasana. Pose de cigüeña. (A. 10)	107	29
Shalabhasana. Pose de langosta. (A. 14)	111	36
Dhanurasana. Pose de arco. (A. 15)	112	37
Chakrasana. Pose de rueda. (A. 16)	112	38

2. *Estatura* (Aumentar)

Paschimotanasana. La pinza. (A. 9)	106	28
Padahastasana. Pose de cigüeña (A. 10)	107	29
Trikonasana. Pose de triángulo. (A. 20)	116	46 y 47
Halasana. Pose de arado (A. 30) .	131	66 a 69
Uddiyana-bandha. Succión abdominal (E. 2)	139	77
Nauli. Danza del vientre. (E. 3) .	140	78 a 80
Suryanamaskar. Salutación al sol (A)	96	7 a 14

283

3. *Energía y agilidad.* (Ganar).

e) Contraindicaciones

(por orden alfabético de las técnicas)

Las *asanas* arriba enumeradas y
sus variaciones no deben ser
practicadas por quienes sufran

de lordosis lumbar (personas
"ensilladas", con una espina
recurvada al final de la espalda,
lo que hace proyectar hacia adelante al abdomen).

2. *Nauli.* Danza del vientre. (E. 3) . . .   140   78 a 80
   Contraindicada para los que sufren
   de:

   Apendicitis crónica
   Colitis
   Corazón
   Hipertensión
   Ulceras

3. *Sarvangasana.* Pose sobre los hom-
   bros. (A. 29)   130   61 a 65
   No debe ser practicada por quien
   sufre de:
   Corazón
   Oídos
   Pecho

4. *Shirshasana.* El bananero. (A. 32)   136   71 a 75
   Contraindicada para los que sufren
   de:
   Catarro nasal crónico
   Corazón
   Estreñimiento con heces copro-
   líticas
   Problemas de columna cervical

5. *Uddiyana-bandha.* Succión abdomi-
   nal. (E. 2)   139   77
   Contraindicada para los:
   Cardíacos
   Gestantes
   Impúberes
   Portadores de perturbaciones ab-

dominales serias (colitis y úlcera).
Tuberculosos.

Las *asanas* arriba mencionadas
no las deben practicar los que
sufren de cifosis (personas gibo-
sas).

ELECTROTERAPIA

El doctor Antonio Carlos Navarro Martins es una de esas personas de corazón limpio, sano entusiasmo, inteligencia brillante y ávido de investigar y conocer. Como ingeniero electrónico de profundo saber, se dedica a la electroterapia. Ve al cuerpo humano como un deslumbrante aparato eléctrico. La carta que me escribió merece ser divulgada debido a la contribución que ofrece a nuestro estudio. Es sin duda una valiosa corroboración científica de las enseñanzas del Yoga.

"Querido coronel Hermógenes:

Objeto de la presente es poner a su consideración una serie de observaciones que vengo haciendo desde el año pasado cuando, después de asistir a su conferencia sobre Yoga, pronunciada en el auditorio de la ACM [1], me detuve con mayor atención en los estudios de esta maravillosa educación psicosomática, cuya amplitud se acentúa por la transformación del binomio "cuerpo-alma" en el monomio "hombre" a semejanza de Dios.

Soy un permanente estudiante de la electroterapia y, como consecuencia, de la electricidad humana.

Practicando las enseñanzas del Hatha Yoga, sumergido en los libros de entre los cuales sobresale el de su autoría, frecuentando conferencias y cursos como los realizados en el "Diario de Noticias", con su orientación, aquí estoy como un *chela* dirigiéndose a su *guru* [2],

---

[1] ACM: Asociación Cristiana de Jóvenes — Brasil.

[2] Es una expresión indebida del que me escribe. Solamente su inmensa bondad explica el llamarse *chela* (discípulo) y llamarme *guru* (maestro). Ni él ni yo merecemos lo que arriba está escrito.

trayendo a su juicio mis observaciones y algunas conclusiones. Para una mayor facilidad en la comunicación separaré en subtítulos, tales como: Sonido, Corrientes Eléctricas, Terapéutica y Rejuvenecimiento, los parágrafos de mis estudios preliminares.

Sonido: Procurando la razón de los beneficios de las normas yoguis para el cuerpo y la mente, me detuve, al empezar, en el sector *sonido.* Todos conocemos, y también la técnica aplicada moderna, los efectos benéficos de los sonidos, ya sean agrupados en melodías o aisladamente seleccionados en sus frecuencias. El efecto de una vibración sonora es tan profundo sobre el sistema nervioso humano, que actualmente es utilizado como elemento de anestesia en el llamado *sonido blanco,* un sonido semejante a aquel percibido en las grandes caídas de agua. El efecto terapéutico de la música clásica como calmante es utilizado en las grandes clínicas psiquiátricas.

De entre los sonidos aislados, los de baja frecuencia son los indicados para efectos de bloqueo nervioso y consecuentemente de relajamiento general. Por su lado, los maestros de Yoga aconsejan y usan la expresión *om* en una emisión prolongada. En una conferencia del *Swami Bhaskarananda,* durante el curso citado del "Diario de Noticias", el conferencista emitió al comenzar, este sonido. El *om* Yoga es un sonido de baja frecuencia, semejante al usado en técnica sonoterápica. Es por lo tanto un sonido de bloqueo.

Su utilización, en el comienzo de una práctica yogui, es como un relajamiento general, preparación previa del cuerpo y de la mente para una mejor asimilación de la enseñanza. Es como una amplia limpieza inicial para recibir la Perfección.

Nosotros fabricamos y ponemos a su disposición un aparato electrónico para reproducir el sonido *om* del cual estamos haciendo experiencia que comprueban lo arriba dicho [1].

Corrientes eléctricas: Nadie que estudia el cuerpo humano tiene dudas sobre la acción electroquímica del cerebro.

---

[1] En un libro a salir trataremos del papel del sonido en la práctica yogui. Hablaremos especialmente del "OM", que es un "mantran" universal de extraño poder, tan bien estudiado por el doctor Navarro y que realmente, encabeza cualquier trabajo de cultura espiritual en la India, inclusive la lectura de los textos sagrados. Su poder pacificador es un tesoro. Todas las sesiones de nuestra Academia se inician con la emisión vocal de Om.

Vivimos gracias a una fábrica divina —el cerebro— que a través de su sistema transmisor —la médula— y su circuito distribuidor —los nervios— responde por todo el conjunto de operaciones de nuestro cuerpo: nutrición, reproducción, crecimiento, defensa, raciocinio, memoria, sentidos, y que nos coloca en la cumbre de la escala animal. Del equilibrio de ese conjunto de células de irradiación (Van der Neilen), resulta un estado armónico, perfecto, justo, que genera la satisfacción interna y explota exteriorizándose en forma de felicidad. La felicidad personal es, pues, un estado y, en el terreno puramente técnico, diremos que es un estado de equilibrio de voltaje entre la usina y la distribución.

Analizando las posturas yoguis en primer plano, verifiqué la preocupación y la determinación firme de todos los instructores sobre la verticalidad de la columna vertebral. Desde el punto de vista eléctrico, este es el ramal de transmisión, al circuito principal, digamos. De su verticalidad resulta una perfecta disposición de las vértebras y una consecuente uniformidad del canal raquidiano, electroducto protector de la médula, de lo que resulta un perfecto conductor eléctrico sin nódulos de resistencia óhmica. La profunda disertación sobre el sistema nervioso, contenida en su libro *Autoperfección con Hatha Yoga*, me ayudó mucho en mis observaciones, pues la figura 4 de la página 52 es un verdadero diagrama eléctrico. De este examen surge la parte lógico-eléctrica de las posturas de apoyo sobre la cabeza. Sabemos que la conductibilidad eléctrica de la médula proviene de una solución líquida. Sabemos que toda solución tiende, principalmente aquellas de acción eléctrica, a depositar el elemento activo. Los yogas llaman *kundalini* a la energía potente localizada en la base de la columna vertebral. ¿No le parece, mi querido *guru*, que las posturas de cabeza provocando la distribución homogénea de este depósito en toda la solución por medio de la gravedad, son la causa de tanto beneficio que de estas prácticas obtenemos?

Las posiciones de "loto", etc., ¿no serán una forma de, reduciendo la resistencia óhmica. del circuito general, promover una alta de

---

[1] Evidentemente estamos delante de una interpretación completamente nueva para el fenómeno. Suscitada por una autoridad de la ciencia, merece admiración e investigaciones que el propio doctor Navarro por cierto realizará.
En principio veo en ella una hipótesis plausible.

voltaje en la usina (cerebro) por disminución de carga en el circuito? Estamos construyendo un circuito amplificador para que, captando las corrientes epidérmicas, lleguemos a la comprobación experimental de esta conclusión. No tenemos dudas, por experiencia propia, que algo benéfico, sucede con esta práctica, pues no se podrá negar el estado casi de euforia que ocurre después de una realización yogui *pensada, reflexionada* y *sentida* por todo el conjunto del comando mental.

Terapéutica: Del valor terapéutico de la práctica yogui no tengo dudas, pues en convivencia con varios médicos, dada mi línea de electroterapia, he escuchado referencias constantes sobre la eficiencia de la "Yogaterapia", rama científica que la clase médica acredita como establecida y en franca ampliación de su uso. En nuestra modesta actividad verificamos día a día el valor de los ejercicios yoguis en fisioterapia.

Rejuvenecimiento: Para aquellos que reciben tal aserto con escepticismo e incredulidad, del efecto rejuvenecedor del Yoga, basta recordar que en todo aparejamiento eléctrico, la vejez se caracteriza por el bajo voltaje. Así ocurre con las pilas, los acumuladores, los transformadores que, cuando están obsoletos, provocan bajas de tensión, los motores que por deficiencia en la aislación producen una baja en el voltaje aplicado, los circuitos electrónicos, etc. Ahora bien, ¿si de la práctica yogui se desprende la normalización del voltaje motriz de accionamiento general del cuerpo humano, comprobado como está, por la uniformidad del latido cardíaco y bienestar general, cómo no aceptar su efecto frenador sobre el proceso del envejecimiento?

Nadie deja de reconocer la forma en arco de la columna vertebral como indicadora del "peso de los años". Si el Yoga corrige tal postura, manteniendo recto el dorso, ¿cómo no aceptar su efecto benéfico como conservador de la apariencia juvenil?

Son éstas las observaciones y conclusiones que quería llevar a su conocimiento y al mismo tiempo comunicar que dentro de la línea de investigaciones que me propuse seguir volveré a traer para su consideración los futuros resultados obtenidos.

Afectuosamente, su amigo y seguidor

Navarro"

YOGA Y CIENCIA PSICOLOGICA OCCIDENTAL

La ciencia occidental después de muchos siglos de especulaciones, de dualismos, de pluralismos, de atomismos, solamente en el siglo presente ha adquirido la visión real de la globalidad psicofísica del ser humano, gracias al perfeccionamiento de los métodos de estudio e investigación utilizados por las ciencias del hombre. La ciencia hindú, mientras, hace milenios que se basa en esta totalidad.

En cúanto en Occidente se separó la cultura física de la cultura intelectual, se crearon sistemas parciales de desarrollo y del conocimiento mismo de la experiencia plena. Partiendo de una visión integral del cosmos, presenta como ideal de realización del ser humano su pleno desarrollo, su reintegración en la energía cósmica, presente en todos nosotros.

En cuanto muchas religiones occidentales indicaban al sufrimiento como el camino de salvación eterna, creando una oposición entre el alma buena y el cuerpo malo, la filosofía hindú pregona la purificación a través del desenvolvimiento integral aquí y ahora, desenvolvimiento físico, psíquico, emocional y moral.

El Hatha Yoga es el sistema que tiene por finalidad este desenvolvimiento a través de prácticas de gimnasia integral, de hábitos de higiene y alimentación y de cultivo de actitudes morales emocionalmente maduras.

De esta forma representa un "entrenamiento integral" de elevada significación, pues desenvuelve los recursos de la personalidad para la solución de los problemas existenciales, estableciendo el condicionamiento de los comportamientos resolutivos.

291

Es claro que las prácticas yoguis no representan una panacea. No pueden resolver los problemas de inmadurez afectivo-emocional, de inseguridad, de desajuste intra o extraindividual tan generalizados en nuestra cultura occidental. Para obtener los beneficios del sistema es necesario que el individuo ya presente cierto grado de seguridad, de visión de la realidad objetiva, para que no procure en estas prácticas resultados mágicos que ellas no pueden dar.

Aquellos que no presentan todavía este nivel de madurez tendrán que recurrir a las técnicas de asistencia psicológica [1]. Esto no quiere decir, sin embargo, que cada uno pueda juzgar si está en condiciones de hacer Yoga. Solamente la experiencia podrá informar hasta qué punto el individuo aprovechará estas prácticas.

Considerada, a la manera occidental, como una gimnasia --en sus primeras fases— el Hatha Yoga es muy superior a cualquier sistema nuestro de cultura física por su carácter progresivo y por el encadenamiento científico de los ejercicios, lo que evita la fatiga. Después de una sesión bien conducida de Hatha Yoga, la persona se siente *mejor que antes.* Esto en contraposición a la gimnasia occidental que procura el desarrollo por la acentuación más o menos directa del esfuerzo.

El libro del profesor Hermógenes se destaca dentro de la vasta bibliografía existente sobre el tema en los siguientes puntos:

— En primer lugar el autor pertenece al grupo de aquellos que con humildad científica respetan la autenticidad y el carácter integral del sistema, en lugar de tratar de "perfeccionarlo", dentro del etnocentrismo occidental.

— El libro representa una tentativa de integración de las prácticas Yogas y de la ciencia hindú con la ciencia occidental y con nuestras costumbres.

— Finalmente, el autor establece una comunicación intensa, especialmente con el lector exigente, demostrando alta capacidad de empa-

---

[1] Es cada día mayor el número de psicólogos que envían sus clientes a profesores de Hatha Yoga. En mi Academia (R. Uruguaiana, 118 12º), en Río de Janeiro, estoy atendiendo a un buen número de esas personas. Los resultados han confirmado la confianza.

tía. Su estilo se asemeja al de una larga carta personal. Revela preocupación de motivar al lector para el desenvolvimiento lento y progresivo. Esto recomienda especialmente al profesor que lo escribió.

Dr. José Silveira Pontual
(Psicólogo, médico y profesor)

"Espero que este libro continúe siendo
lo que ha sido: una convocación, una
guía, un instrumento redentor para todos,
no importa la edad. Deseo que muchos
otros puedan transformarse, enriquecer
sus personalidades, y armonizar sus conflictos, vencer la enfermedad e irradiar
amor y alegría en el mundo. Deseo que
este libro pueda ofrecerles una pequeña
ventana hacia la luz perenne, un camino
abierto para su tesoro íntimo — el Omnipresente, el Cristo Cósmico".

HERMOGENES

294

BIBLIOGRAFIA

TEXTOS CLASICOS

1. "A Biblia Sagrada". Tradução Brasileira; Sociedades Bíblicas Unidas.
2. "Hatha Yoga Pradipika"; Theosophical Publishing House; Adiar (India).
3. "Science and Health With Key to the Scriptures"; Mary Baker Eddy; Trusties Under The Will of Mary Baker G. Eddy; Boston.
4. "Srimad Bhagavad Gitá"; Swami Swarupananda; Advaita Ashrama; Calcutá.
5. "La Bhagavad Gitá"; Shri Aurobindo; Éditions Albin Michel; Paris.
6. "L'Enseignement de Râmakrishna"; Éditions Albin Michel.
7. "A Imitação de Cristo"; Edições Paulinas.

HATHA YOGA

1. Behanan, Kovoor, T., "Yoga — A Scientific Evaluation"; Dover Publication; N. York.
2. Bernard, Theos; "Hatha Yoga"; Arrow Books, Londres.
3. Blay Fontcuberta, Antonio; "Fundamento y Técnica del Hatha Yoga"; Editorial Iberia; Barcelona.
4. Day, Harvey; "El Yoga — Teoría y Práctica"; Editorial Iberia, Barcelona.
5. Devi, Indra; "Hatha Yoga — Paz e Saúde"; Civilização Brasileira, Rio.

6. Dunne, Desmond; "Práctica de Yoga"; Ediçoes de Ouro. Rio.

7. Dunne, Desmond; "Yoga ao Alcance de Todos"; Editora "O Pensamento". São Paulo.

8. Ferrer, L.; "Etud et Pratique du Hatha Yoga Par l'Image" (4 volumes); Gérard Nizet, Paris.

9. Goswami, Shyam Sundar; "Hatha Yoga"; L. N. Fowler, Londres.

10. Muzumdar, S.; "Ejercícios de Yoga Para el Sano y el Enfermo"; Aguilar.

11. Kerneiz, C.; "Le Hatha Yoga" (12 volumes); Editions Jules Tallandier, Paris.

12. Kirschner, M. J.; "Yoga — Método de Rejuvenecimiento Para Occidentales"; Editorial Hispano Europea, Barcelona.

13. Lange, Edouard; "Yoga Pour Soi"; M. C. L., Paris.

14. Patrian Carlo; "Yoga"; Sperling & Kupfer, Milão.

15. Ramacharaka, Yogi; "Hatha Yoga"; Editora "O Pensamento", São Paulo.

16. Rele, V. G., L. M. & S.; "Yogic Asanas For Health and Vigor"; Taraporevala's, Bombaim.

17. Rele, V. G., L. M. & S., F. C. P. S., "The Mysterious Kundalini", Taraporevala's, Bombain.

18. Sivananda Sri Swami; "Hatha Yoga"; Editorial Kier, Buenos Aires.

19. Sivananda Sri Swami; "Ciência del Pranayama", Editorial Kier, Buenos Aires.

20. Vishnoudevânanda. Swami: "Yoga Asanas"; Edition J. Oliver, Paris.

21. Yesudian, Selvarajan et Elisabeth Haich; "Sport et Yoga"; Editions Santoza; Géneve, Suiça.

22. Yoguin du Christ; "Lo Voie du Silence"; Besclée de Brouwer; Bruges, Bélgica.

YOGA

1. Avalon, Artur; "Serpent Power" Ganesh & Co.; Madras, India.

2. Akhilananda, Swami; "Mental Health and Hindu Psychology"; Harper & Brothers, N. Y.

3. Cherenzi-Lind, O. M.; "Kundalini"; Editorial Acuaro; Santiago, Chile.
4. Evan-Wentz. W. Y.; "Tibetan Yoga and Secret Doctrines"; Oxford University Press, Londres.
5. Janeiro, Iglesias; "Autosuperación Integral"; Editorial Kier, Buenos Aires.
6. Kerneiz, C.; "La Yoga de la Connaissance"; Editions Jules Tallandier. Paris.
7. Miranda, Caio; "Só Envelhece Quem Quer"; Livraria Editora Freitas Bastos, Rio.
8. Miranda, Caio; "Libertação pela Yoga"; Livraria Editora Freitas Bastos, Rio.
9. Mishra, Rammurti, M. D.; "Fundamentals of Yoga"; the Julian Press, N. York.
10. Padmananda; "Os Aforismos da Yoga de Patanjali"; Editora Brand, Rio.
11. Padmananda; "Yoga — Ciência do Homen Integral"; Editora Brand, Rio.
12. Sadhu, Mouni; "Concentração"; Editora Civilização Brasileira, Rio.
13. Sivananda, Sri Swami; "La Pratique de la Méditation"; Editions Albin Michel, Paris.
14. Tenan, C. Luiz; "O Mendigo de Sabará — Uma Novela Yogui"; Editora Lidador, S. Paulo.
15. Vivekananda, Swami; "Filosofía Yoga"; Editorial Kier, Buenos Aires.
16. Vivekananda, Swami, "Jnana Yoga"; Editions Albin Michel. Paris.
17. Vivekananda, Swami, "Bakti Yoga"; Editorial Kier, Buenos Aires.
18. Vivekananda, Swami, "Karma Yoga"; Editorial Kier, Buenos Aires.
19. Wood, Ernest E.; "Yoga Práctico-Antiguo y Moderno"; Editorial Orion, México.
20. Yogananda, Paramahansa; "Las Condiciones del Exito"; Editorial Kier, Buenos Aires.
21. Yogananda, Paramahansa; "Susurros de Eternidad"; Editorial Kier, Buenos Aires.

22. Yoganada, Paramahansa; "Afirmaciones Científicas para la Curación"; Editorial Kier, Buenos Aires.

RELIGION Y ORIENTALISMO

1. Alfonso, Eduardo; "La Religión de la Naturaleza"; Ediciones Ercilla; Santiago, Chile.

2. Burtt, E. A.; "The Teaching of the Compassionate Buddha"; The American Library.

3. Coomaraswamy, Ananda, K.: "O Pensamento Vivo de Buda"; Livraria Martins Editora. São Paulo.

4. Deodato de Morais, Pedro; "Biosofia"; Edições Melhoramentos. S. Paulo.

5. Herbert, Jean; "Spiritualité Hindoue"; Editions Albin-Michel, Paris.

6. Humphreys, Christmas; "Buddhism"; Penguin Books, Londres.

7. Huxley, Aldous; "Perenial Philosphy", Fontana Books, Londres.

8. Guenon, René; "Introducción General al Estudio de las Doctrinas Hindúes"; Editorial Losada, Buenos Aires.

9. Kanga, D. D., I. E. S.; "Where Theosophy and Science Meet"; The Adiar Library; Adiar, India.

10. Ramatis; "Fisiologia da Alma"; Livraria Freitas Bastos, Rio.

11. Rohden, Huberto; "O Espíritu da Filosofia Oriental"; Livraria Freitas Baston, Rio de Janeiro.

12. Rohden, Huberto; "Idolos ou Ideal"; Livraria Freitas Bastos, Rio.

13. Underhill, Evelyn; "Mysticism"; Meridian Books, N. York.

14. Woodward, F. L.; "Some Sayings of Buddha"; Oxford University Press; Londres, N. York, Toronto.

15. Yoganada, Paramahansa; "La Ciencia de la Religión"; Editorial Kier, Buenos Aires.

16. Yutang, Lin; "Sabedoria da China e da India"; Civilização Brasileira, Rio.

CIENCIA OCCIDENTAL

1. Adler, Alfred; "A Ciéncia da Natureza Humana"; Editora Nacional, S. Paulo.

2. Aitoff, Dr. V.; "Le Problème de l'Alcoolisme"; Ligue Nationale Contre l'Alcoolisme, Paris.

3. Alencar, F. Rodrígues, "Erva-Mate"; Serviço de Informação Agrícola do Ministério da Agricultura, Rio, 1960.

4. Amaral, Afránio de; "A Soja na Alimentação Popular do Brasil"; SAPS, Rio.

5. Austregésilo, Prof. A.; "A Cura dos Nervosos"; Editora Guanabara, Rio.

7. Baruk, Henri; "Thérapeutiques Psycriatriques"; Presses Universitaires de France, Paris.

8. Canon, Walter B.; "A Sabedoria do Corpo"; Editora Nacional, São Paulo.

9. Castanho, Dieno; "Como Ter Boa Saúde e Prolongar a Mocidade"; Difusora Cultural Editorial, S. Paulo.

10. Castro, José: "Alimentación Moderna y Salud Completa"; Editorial Kier, Buenos Aires.

11. Carnegie, Dale; "Como Evitar Preocupações e Começar a Viver"; Companhia Editoria Nacional, S. Paulo.

12. Carrel, Alexis; "L'Homme cet Inconnu"; Le Livre de Poche, Paris.

13. César, Dr. Hermínio da Cunha; "Lenda da Erva-Mate Sapecada"; Gráfica Olímpia, Rio, 1943.

14. Chaves, Túlio; "Medicina Cosmo-Psicossomática"; Irmãos di Giorgio, Rio.

15. Chauchard, Paul; "Physiologie dis Moeurs"; Presses Universitaires de France, Paris.

16. Chauchard, Paul; "La . Fatigue"; Presses Universitaires de France, Paris.

17. Chauchard, Paul; "Médicine Psychossomatique"; Presses Universitaires de France, Paris.

18. Chauchard, Paul; "Physiologie de la Conscience"; Presses Universitaires de France, Paris.

19. Chêne, P.; "Regimes Alimentares"; Publicações Europa-América, Lisboa.

20. Delay, Jean; "La Psycho-Physiologii"; Presses Universitaires de France, Paris. '

21. Fink, David H., M. D.; "Valorize Sua Personalidade"; Editora Científica, Rio.

22. Fink, David, H., M. D.; "Domine Seu Sistema Nervoso"; Editora Científica, Rio.

23. Fromm, Erich; "O Medo à Liberdade"; Zahar Editores, Rio.

24. Fromm, Erich; "Análise do Homem"; Zahar Editores, Rio.

25. Fromm, Erich; "A Arte de Amar"; Cultrix, S. Paulo.

26. Fromm, Erich; "Psicanálise e Religião"; Zahar Editores, Rio.

27. Hauser, Gayerlord; "Pareça Mais Jovem. . . Viva Mais Tempo"; José Olímpio Editora, Rio.

28. Hubbard, Ron; "Science of Survival"; Hubbard Association of Scientologist International, Londres.

29. Jacobson, Edmundo; "Sua Vida em Suas Mãos — Relax, Relax, Relax"; Editora Fundo de Cultura, Rio.

30. Kahn, Fritz; "O Corpo Humano" (2 volumes); Companhia Editora Nacional, S. Paulo.

31. Mason, A. Stuart; "Health and Hormones"; Pelican Books, Londres.

32. Mira y López, Emilio; "Roteiro da Saúde Mental"; José Olimpio Editora, Río.

33. Mottram, V. H.; "The Physical Basis of Personality"; Penguin Books, Londres.

34. Pauchet, Dr. Victor; "Conservai a Mocidade"; Civilização Brasileira, Rio.

35. Perestrelo, Danilo; "Medicina Psicossomática"; Editora Borsoi, Rio.

36. Ramalho Cramer, Edelweis e outros; "Valor Vitamínico de Alimentos Brasileiros"; SAPS, Rio.

37. Sanford, Agnes; "A Luz Divina nos Cura"; União Cultura Editora, S. Paulo.

38. Sargente, S. Stanfeld; "Basic Teachings of the Great Psychologists"; Barnes & Moble, N. York.

39. Schindler, John A.; "Como Viver 365 Dias Por Ano"; Editora Cultrix, São Paulo.

40. Shirra Gibb, Andrew; "Buscando la Salud Mental"; Edit. Losada, Buenos Aires.

41. Sproud, E. E.; "Maravilhas do Corpo Humano"; Editora Cultrix. São Paulo.

42. Sokoloff, Dr. Boris; "Doenças da Civilização"; Edições O Cruzeiro, Rio.

43. Walker Kenneth; "Human Physiology"; Pelican Books, Londres.

44. Wolfe, W. eran; "How to be Happy Though Human"; Penguin Books, Londres.

LIBROS DE ESTA BIBLIOGRAFIA
PUBLICADOS EN ESPAÑOL POR EDITORIAL KIER, S. A.

HATHA YOGA

YOGA

RELIGION Y ORIENTALISMO

INDICE

Este libro se terminó de imprimir en
los Talleres MUNDO GRAFICO
E. Zeballos 885, Avellaneda, Pcia. Bs. As.
En el mes de Enero 2004
Tirada: 1000 Ejemplares